リウマチ

改訂版

患者のための最新医学

監修 竹内 勤
慶應義塾大学医学部教授

高橋書店

はじめに

高齢社会を迎え、関節リウマチの患者さんは年々増える傾向にあり、日本での患者数は約70万人といわれています(すでに100万人を超えているという見方もあります)。ただ、ポピュラーな病気のわりに、実態はあまり理解されていないようです。お年寄りの病気と思われたり、いったんこの病気になったら治ることはない、といわれることもあります。

関節リウマチは比較的女性に多い病気で、発症のピークは40代ですが、20代の患者さんもかなり見られます。また、治療面で見れば、関節リウマチの医療は劇的に変化しています。免疫抑制薬のメトトレキサートや生物学的製剤など、高い効果のある薬が次々と登場し、現在もいくつかの新薬が開発中です。検査法も進み、早い段階での確実な診断が可能となっています。痛みをやわらげたり、失った機能を取り戻す治療だけでなく、関節破壊が進む前に病気を抑え、治ったように症状がおさまる「寛解《かんかい》」の状態を維持する治療が現実のものとなっているのです。

私は長年、リウマチ専門医として治療にあたる中で、患者さん自身が病気に前向きに取り組むこと、病気への正しい知識や理解を持つことがいかに重要であるかを実感してきました。本書の監修は、そのよい機会になると思いお引き受けしました。

2010年に刊行された旧版は、幸い多くの患者さんに支持され、「関節リウマチの療養ガイド」として活用していただきました。今回は、その後の新しい情報を加え、さらに巻末には患者さんの悩みに答えるQ&Aのページを設け、より充実した内容となっています。さらに、日常生活で患者さんに行っていただきたい運動やケアなどにも多くのページを割いています。

本書が関節リウマチへの理解を深め、前向きに治療に取り組むための一助となれば、監修者としてこんなにうれしいことはありません。

慶應義塾大学医学部リウマチ・膠原病内科教授　竹内　勤

患者のための最新医学　リウマチ　改訂版　目次

第3章 関節リウマチの診断法は？検査にはどんな意味があるか？

第6章 関節リウマチの治療3 機能を維持するリハビリテーション療法 127

第7章 関節リウマチの治療4 新しい治療法 143

第8章　日常生活のケアと福祉制度　153

企画・編集／海琳社
カバーデザイン／尾崎利佳（フレーズ）
カバーイラスト／てづかあけみ
本文デザイン・図表／あおく企画
本文イラスト／柳沢昭子　花澤真一郎　堀込和佳
編集協力／吉田由季子
プロデュース／高橋インターナショナル
※本書の情報は基本的に2018年1月現在のものです。

第1章

なぜ？　いつごろから？
関節リウマチについて
知ることからはじめよう

リウマチのはじまりは謎につつまれている

Point

- リウマチの語源は、ギリシャ語の「流れる」
- 昔は痛風の一種と考えられていた関節リウマチ
- 関節リウマチという病名がついたのはわずか159年前

ヒポクラテスが記した「リウマチ」という病名

ギリシャ・ローマ神話に登場するパンドラの物語は、だれでも一度は耳にしたことがあるでしょう。

わざわいを閉じ込めてあった壺《つぼ》のふたをパンドラが開けてしまったため、地上にあふれ出た災禍《さいか》。その中にはリウマチもあったとされます。

確かに、リウマチの激しい痛みは、神が人間にあたえた業苦《ごうく》を思わせますが、しかしこれはあくまでも神話の中のエピソード。実際のところ、リウマチはいつごろから人々を悩ませるようになったのでしょう。

それを考える前に、まずリウマチという言葉の語源から見てみます。

リウマチは、ギリシャ語の「rheuma（リューマ）」からきており、日本語では「流れ」という意味です。2500年前のギリシャの医師ヒポクラテスは、脳から悪い液体が全身に〝流れ出て〟関節などにたまって痛みを起こす病気（rheumatismos）のことを著作に記しましたが、これが「リウマチ」という病名の語源となりました。

ただし、ヒポクラテスが記述したのは、今日の痛風《つうふう》やリウマチ熱、強直性脊椎炎《きょうちょくせいせきついえん》、変形性関節症など広い意味でのリウマチ性疾患《しっかん》のことで、ここに関節リウマチが含まれていたかどうかは定かではありません。

関節炎の代表は中世までは「痛風」だった

そもそも、関節リウマチがいつごろから存在したのかについては、いまだに謎《なぞ》なのです。

関節が痛む病気として、痛風などは、ヨーロッパ大陸を中心とする地域で紀元前からはじまっていたことが多くの史書に記され、古代エジプトのミイラにも痛風の痕跡《こんせき》があります。またリウマチ熱も、古代ギリシャ時代からよく知られていた病気です。

しかし、関節リウマチは、文献を探しても17世紀くらいまでのものには、この病気に関する記述がまったく見あたらないのです。中世ヨーロッパ医学では、関節炎の代表的な病気は痛風であり、関節リウマチも痛風の一種ととらえられていました。関節リウマチについて書かれた文献がないのには、こういった事情も関係していると考えられます。

ただ、当時さかんに描かれた肖像画を見ると、17世紀のルーベンスの絵には関節リウマチの特徴を示す手指が描かれていますので、この時代のヨーロッパには関節リウマチが存在していたことは確かでしょう。

また、近年は、古代人の骨の研究が進み、約４５００年前のアメリカ先住民の遺骨に、関節リウマチ特有の「骨《こつ》びらん」が発見されたと報告されています。関節リウマチは、古代においてもまったく存在しない病気ではなかったようです。

関節リウマチの解明は19世紀になってから

関節リウマチの研究は17世紀ごろからはじまり、１６７１年には英国の医師シデナム博士が関節リウマチに関する論文を発表しています。

しかし、本格的な研究は19世紀になってからです。１８１８年にブロディ博士が「慢性に進行し、関節、滑膜《かつまく》、腱鞘《けんしょう》にも痛みが走る」と、病状を詳しく記述し、１８５９年にはギャロッド博士によって関節リウマチ（Rheumatoid Arthritis、ＲＡと略すこともある）という病名がはじめて使われました。

19世紀から20世紀にかけては、近代西洋医学が大きく発展した時期で、細菌学や細胞病理学などの発達によって、関節リウマチはようやくその姿が明らかにされたのです。

なお、リウマチという名は、現在、関節や筋肉が痛む病気の総称として使われています。ひと口にリウマチといっても、その種類は２００以上もあり、関節リウマチはその中の一つの病気なのです（詳しくは12ページ参照）。

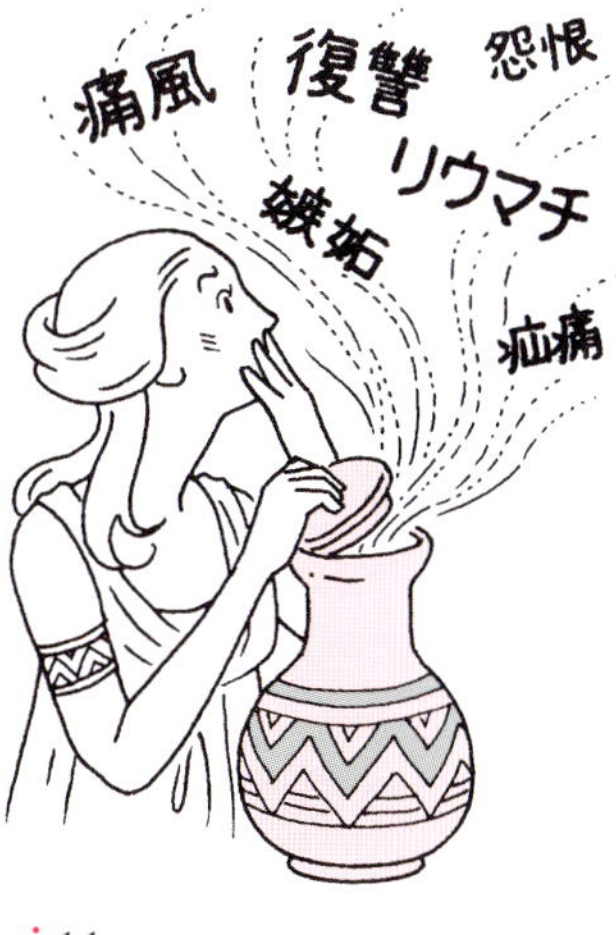

関節リウマチだけが「リウマチ」ではない

Point
●リウマチは、関節や筋肉が痛む病気の総称
●関節リウマチは、リウマチの代表的疾患の一つ
●リウマチに含まれる病気は、原因によって分けられる

共通点は「痛み」メカニズムは異なる

よく関節リウマチは、単に「リウマチ」と呼ばれます。しかし、リウマチ（専門的にはリウマチ性疾患《しっかん》といいます）というのは、運動器（関節、筋肉、靭帯《じんたい》、腱《けん》など）が痛む病気の「総称」で、一方、関節リウマチは「病名」です。

関節リウマチとリウマチとは別個のものですので、使い分けたほうがよいでしょう。

関節リウマチはリウマチの一つで、リウマチに含まれる病気はほかにも200以上あります。

左ページに、リウマチの主な病気を原因別に一覧にしました。痛みという共通の症状はあるものの、病気のメカニズムはそれぞれ異なります。

たとえば、関節リウマチが属する膠原病《こうげん》グループの病気を見てみます。膠原病とは1942年、米国のクレンペラー博士が提唱した疾病《しっぺい》概念。博士は、関節リウマチや全身性エリテマトーデスなど一群の病気では、細胞どうしを結びつけている結合組織（膠原線維《こうげんせんい》）や血管に炎症が起こり、病変は全身におよぶことを示しました。それまで医学界では、「病気は特定の臓器に存在する」として、病気は個々の臓器別にとらえられていましたが、膠原病の登場は、こういった臓器別の考え方を一変させました。また、相前後して、痛風《つうふう》は「代謝《たいしゃ》の異常」が原因であることも明らかになりました。

かつて痛風の一種と考えられた関節リウマチですが、病気の成り立ちはまったくちがう病気であることが医学的に解明されたのは、わずか70年ほど前のことだったのです。

■リウマチの主な原因と、その代表的な病気

原因	痛みのメカニズム	代表的な病気	関節の変化
免疫の異常	本来なら外敵（細菌やウイルス）から自分を守る免疫機能が、異常をきたし、自分の体を攻撃するようになり、関節に炎症を起こして痛みが出る。	●膠原病グループの病気（関節リウマチ、全身性エリテマトーデス、全身性強《きょう》皮《ひ》症など）	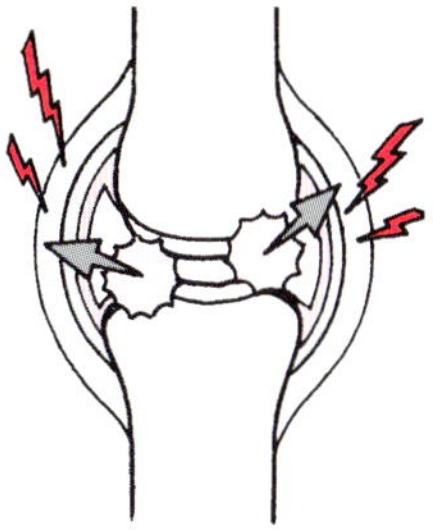
代謝の異常	代謝とは、さまざまな物質を体内で利用しやすいように分解・合成するプロセス。その機能が異常になり、物質（痛風の場合は尿酸）が関節にこびりついて炎症や痛みを起こす。	●痛風・偽《ぎ》痛風 ●糖尿病性関節炎 など	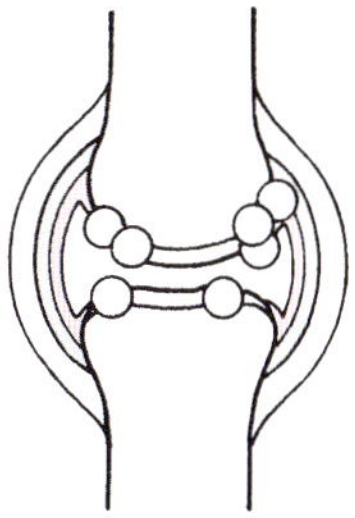
細菌やウイルスによる感染	細菌やウイルスが入り込み、関節に炎症を起こしたり、免疫異常をもたらして、痛みが出る。	●感染性関節炎 ●リウマチ熱 ●ライター症候群 など	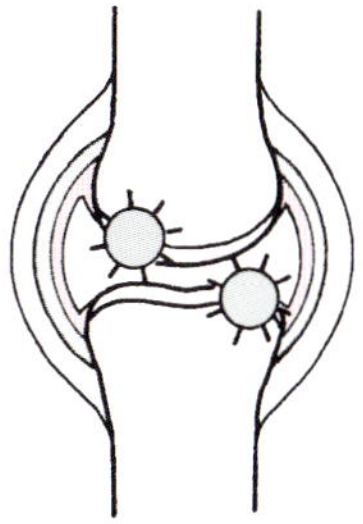
骨や軟骨の変形	加齢（老化）、外傷、体質などさまざまな因子が引き金になり、関節の軟骨が破壊されて関節全体に退行性の変化が起こり、痛みが出る。	●変形性関節症（ひざ、股《こ》関節に多い） など	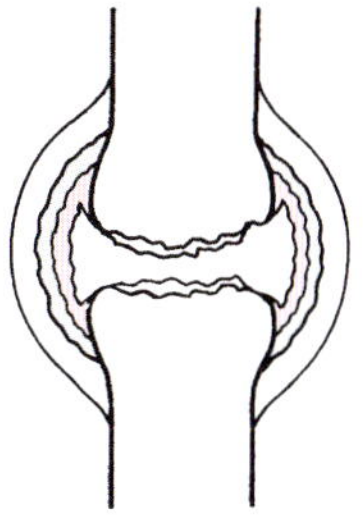

リウマチの主な病気を知っておきましょう

関節リウマチについて詳しく見ていく前に、リウマチの主な病気を紹介します。同じ「痛みの病気」でも、それぞれに特徴があります。

※リウマチを、大きく膠原病のグループとそれ以外の病気に分け、膠原病に属するものには★マークをつけてあります。

●関節リウマチ★

膠原病グループの病気の中では飛びぬけて患者数が多く、日本には70万〜100万人の患者さんがいるといわれます。世界中、どの民族にもある病気で、有病率は0・3〜1・5%。米国とヨーロッパ諸国に多く見られる傾向があります。

●全身性エリテマトーデス★

蝶《ちょう》が羽を広げたような赤い発疹《ほっしん》（蝶形紅斑《ちょうけいこうはん》）が知られていますが、ほかにも、熱が出る、疲れやすい、だるいといった全身症状をはじめ、内臓障害による症状など、多様です。一人の患者さんにすべてが出るわけではなく、あらわれ方も人によってさまざまです。

関節の痛みやはれも起こりやすく、関節リウマチとまちがえられることもあります。また、関節リウマチや全身性強皮《きょうひ》症、多発性筋炎など、ほかの膠原病との併発《へいはつ》（オーバーラップ症候群）も多く見られます。

国の特定疾患（病因が不明で有効な治療法が確立されていない病気。医療費が援助される）に認定されていて、登録患者数は6万1528人（2013年度）。医療機関を受診していない人を含めると、この2倍になると推定されています。

●全身性強皮症★

皮膚がかたくなる病気ですが、〝強い〟という言葉からは遠く、病変が起こった部分は線維《せんい》化して〝傷つきやすく〟なります。手指に出るレイノー症状（寒冷刺激や痛みの刺激で白から紫、赤へと変色する）は、発病の数年前からはじまることもあり、病気に気づくきっかけになります。

関節にも痛みやこわばりがあらわれ、関節破壊がないまま、手指に高度の変形（屈曲拘縮《くっきょくこうしゅく》、曲がったまま固まる）が起こることもあります。

内臓に病変がおよぶことがあり、特に肺線維症は、発症してから4年以内に肺活量がいちじるしく低下し、ときには生命にかかわります。

やはり国の特定疾患に認定されており、登録患者数は次に述べる多発性筋炎／皮膚筋炎と合わせて約3万8000人（2008年度）です。

●多発性筋炎／皮膚筋炎★

体を動かす骨格筋（横紋筋《おうもんきん》）に炎症が起こり、筋力が低下するのが多発性筋炎。この症状に加えて、特有の皮膚症状が起こるのが皮膚筋炎です。筋肉症状のほかに、関節痛や呼吸器症状（間質《かんしつ》性肺炎）、心症状（不整脈、心不全など）が起こることもあります。なお、皮膚筋炎では相前後してがんが合併《がっぺい》することがあります。ほかの膠原病との併発が多いのも特徴です。この病気も国の特定疾患（登録患者数は全身性強皮症の項参照）で、有病率は全身性エリテマトーデスの半分ほどとされています。

●リウマチ熱

のどに溶連菌《ようれんきん》（溶血《ようけつ》性連《れん》鎖《さ》球菌《きゅうきん》）という細菌が感染し、扁桃腺炎《へんとうせんえん》などにかかったあと、高熱とともに関節炎や心炎など特徴的な症状があらわれます。ときには後遺症として、心臓弁膜症を起こすこともあります。6～15歳の子どもに多く、成人でも見られますが、4歳以下の小児にはまれな病気です。

　早期発見、予防、抗生物質による治療が発達し、日本での発症例は激減しましたが、開発途上国ではいまだに猛威をふるっています。当初は膠原病の一つと考えられましたが、感染に続発《ぞくはつ》するものとわかり、現在は原因が明らかになりました。

●痛風

　血液に含まれる尿酸は、腎臓から尿にとけて排泄《はいせつ》されますが、排泄量が少なかったり、体の中でつくられすぎると、血液中の尿酸が増え高《こう》尿酸血症《にょうさんけつしょう》になります。高尿酸血症の状態が長期化すると、尿酸塩という結晶になり関節に沈着していきます。尿酸の結晶は針状で、痛覚《つうかく》神経を刺激し、激しい痛みを起こします。これが痛風です。

　日本では現在、1000万人以上の高尿酸血症の患者さんがいると推測されており、特に30代、40代の男性の発症がよく見られます。女性は痛風患者全体の1～2％で、圧倒的に男性に多い病気です。

●変形性関節症

　関節の軟骨がすり減ったり、関節の骨が変形し、しだいに痛みが出てくる病気です。症状が関節リウマチと似ているため混同されがちですが、まったく異なる病気で、膠原病でもありません。変形性関節症は、ひざ関節がもっとも多く、股《こ》関節、手指、脊椎《せきつい》にもよく起こります。

　発病には加齢、過体重、運動による負荷《ふか》などの因子《いんし》がかかわりますが、股関節では（日本においては）、先天性脱臼《だっきゅう》や股関節の屋根（臼蓋《きゅうがい》）の形成不全で起こる場合が多く、ひざ関節よりも若い年齢で発症します。

　関節は年齢とともに変化し、60歳以上になると80％以上の人に何らかの変形が見られるとされます。高齢社会の中、患者数は増えており、ひざ関節症の場合は約1000万人にのぼると推計されています。

患者数は？男女比は？患者さんの生活実態

Point
- 30～50代の働き盛りの年代で発病
- 男女比は1対4で、比較的女性に多い
- 生活が不自由になった患者さんが9割近く

日本では100～200人に1人が発病患者数は70万～100万人

関節リウマチは、日本ではよく「リウマチ・神経痛」とひとくくりで語られます。

関節（骨）の痛みなのに神経痛と混同され、関節リウマチもお年寄りの病気と考えられがちですが、実際に病気がはじまるのは**40代がピーク**で、次いで50代、30代が多くなっています（下のグラフ参照）。

患者さんの男女比は、男性1に対して女性は4。**関節リウマチは比較的女性に多い病気**です。これは関節リウマチだけでなく、自己免疫疾患全般にあてはまります。女性に多く発病する理由ははっきりしませんが、女性ホルモンや免疫《めんえき》のしくみが関係すると考えられています（24ページで改めて述べます）。

関節リウマチは世界中に広く見られる病気で、特に欧米諸国に多いのですが、日本の患者数も決して少なくありません。

患者さんは年々増える傾向にあり、現在約70万人といわれますが、すでに100万人を超えているという見

■関節リウマチと診断された年齢

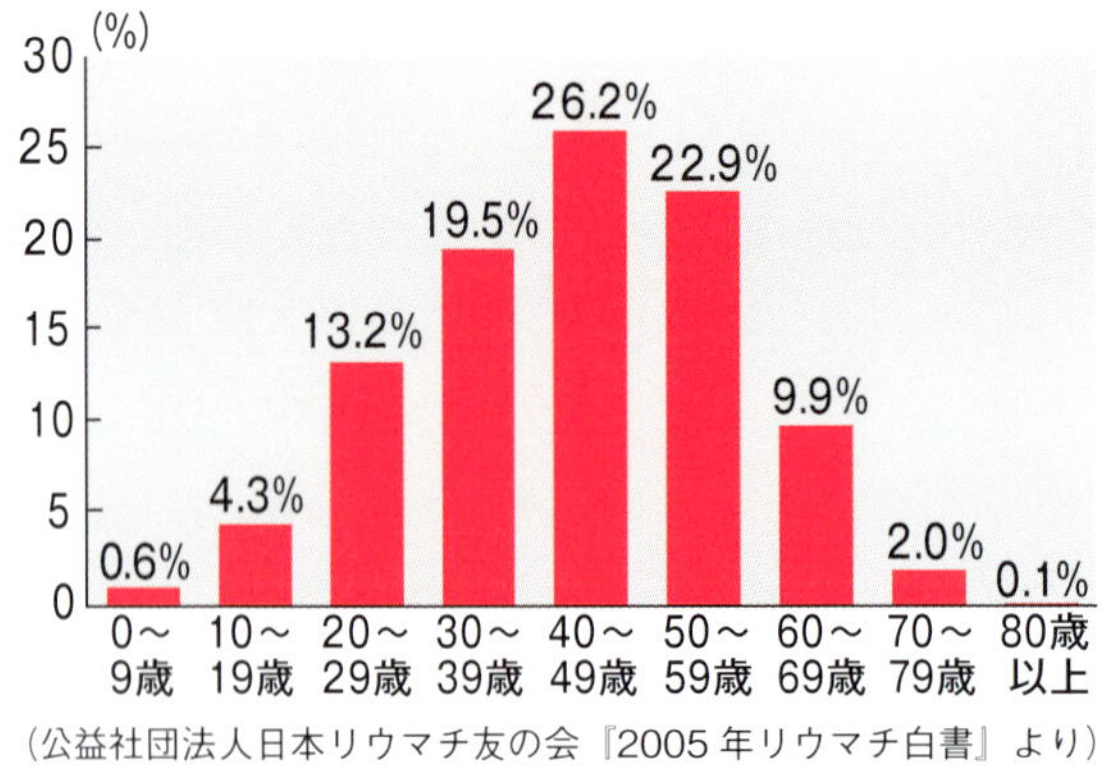

（公益社団法人日本リウマチ友の会『2005年リウマチ白書』より）

方もあります。

日本での有病率は0・5～1・0％です。つまり100～200人に1人が、関節リウマチになっていることになります。

患者さんはさまざまな不安、悩み、困難をかかえている

関節リウマチは30～50代の女性に多く発病しますが、この年代の女性は、育児、家事、仕事、介護と、人生の中ではいちばん忙しく、働き盛りといえます。

その大切な時期に、長い療養生活を余儀《よぎ》なくされるのです。病気ゆえに、身体機能もおびやかされます。そのため、患者さんはさまざまな不安、悩み、困難をかかえます。

関節リウマチの患者会「日本リウマチ友の会」（173ページ参照）では、会員の患者さん1万人へのアンケート結果を発表しています（下の「リウマチ患者の生活実態」参照）。

これを見ても、生活の不自由や家事ができない、といった日常の苦労だけでなく、進学をあきらめる、仕事をやめる、外出できず親類や近所づきあいがしづらいなど、社会的にも疎外《そがい》される状況になっています。

関節リウマチは、生命がおびやかされる危険性は少ないために、あまり重大視されませんが、ときに患者さんの人生を大きく左右する病気であり、決して軽く見ることはできません。

■リウマチ患者の生活実態アンケート

生活	関節リウマチになって受けた影響	回答率
日常生活	毎日の生活が不自由になった	86.8（%）
	家事ができない	53.9
	出費がかさみ家計が苦しくなった	29.1
	家族に気兼ね・関係悪化	26.3
職業生活	リウマチのため休職・退職・廃業	62.4
	仕事をつづけているが、身体的苦痛や周囲の無理解などに悩む	18.0
	就職したかったがリウマチのために断念	16.6
結婚生活	夫婦生活が困難	30.3
	結婚しなかった	9.6
	出産をあきらめた	8.8
社会生活	親類・近所づきあいの外出ができなくなった	70.3
	いわれのない差別を受けた	9.5
学校生活	休学・留年・退学した	55.7
	進学できなかった	22.4

（公益社団法人日本リウマチ友の会『2005年リウマチ白書』より）

関節リウマチは、どんな原因で起こるのか

Point
- ●決定的な原因は、いまだに不明
- ●異常な自己免疫反応がベースになる
- ●遺伝、感染、ストレスなどもリスク因子になる

原因不明の病気だが、わかってきていることもある

自分はどうして関節リウマチになってしまったのだろう。関節リウマチは、どんな原因で起こるのだろう。関節リウマチと診断されると、多くの人が一度はこういった疑問を持つようです。

関節リウマチは、進行性のやっかいな病気というイメージがつきまとうため、「なぜ、そんな病気に」という思いから、つい犯人探しをしてしまうのかもしれません。

関節リウマチの原因について、明快な答えはいまだに出ていません。たとえば感染症のように、原因となる細菌をつきとめればよい、といった病気ではないからです。ただし研究が進み、だいぶわかってきています。それを見てみましょう。

異常な自己免疫反応がベースになっている

免疫《めんえき》とは、本来は自分を守るために体に備わっているシステムです。このシステムがあるおかげで、私たちは、細菌やウイルスなどが外部から侵入してきても、それを攻撃・排除して病気にならないようにできるわけです。

外から入ってくる外敵は「抗原《こうげん》」、それを攻撃し排除する物質は「抗《こう》体《たい》」と呼ばれます。抗体は白血球でつくられ、血液や体液中に存在しています。おかしなものがあると自分のものではない異物（非自己《ひじこ》ともいいます）かどうかを見きわめ、異物だけを排除するよう働きます。

ところが、まちがって自分の体を形づくっている細胞や成分を異物と見なして、それに反応する抗体（自

己抗体）やリンパ球（自己反応性リンパ球）ができてしまうことがあります。こうなると、自分で自分の体の成分を攻撃したり、排除するようになり、その結果さまざまな病気が起こるようになります。

　これが**自己免疫疾患**《じこめんえきしっかん》で、関節リウマチをはじめ膠原《こうげん》病グループの病気はみな、自己免疫による病気です。

　ではなぜ、このような異常な免疫反応が起こってしまうのでしょう。それには、次のようなリスク因子《いんし》がかかわるとされます。

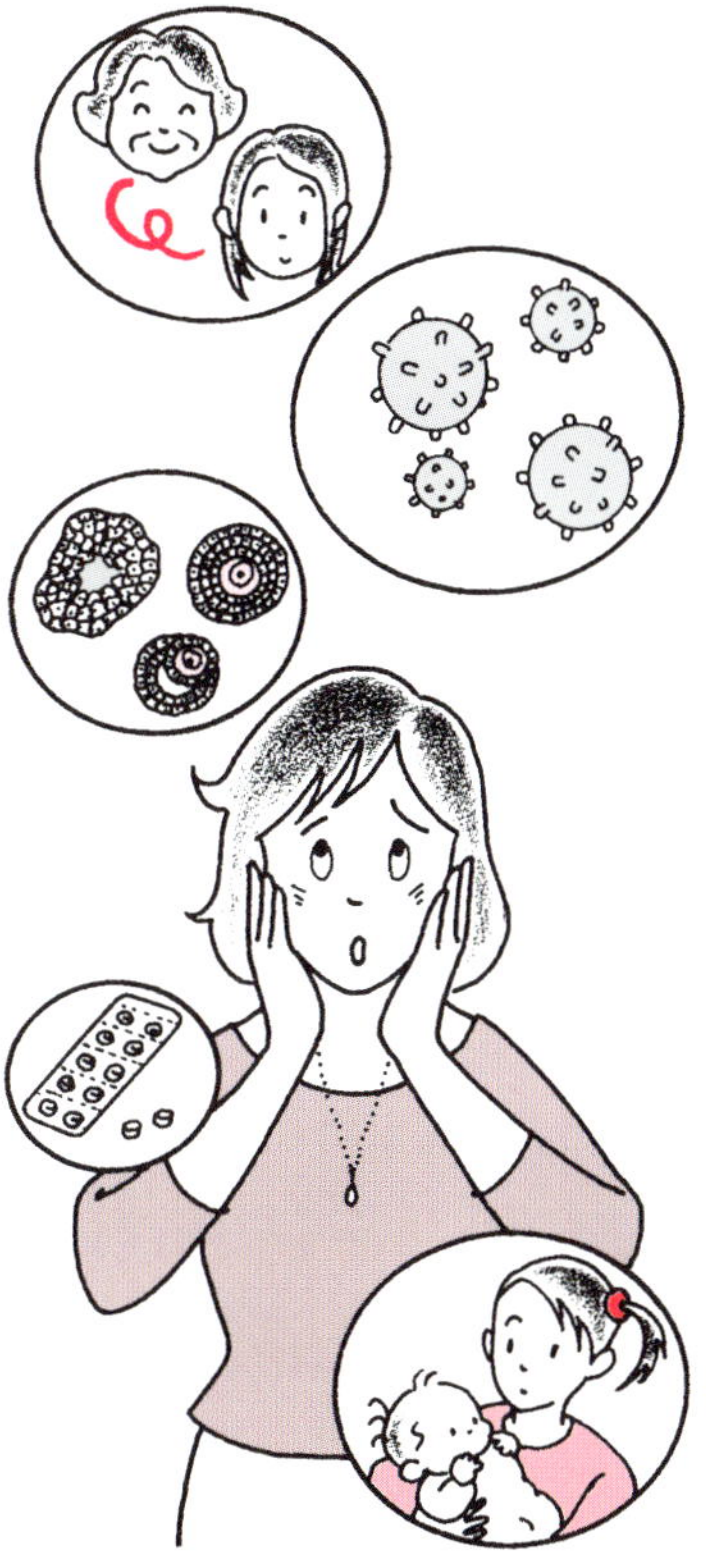

関節リウマチには、
さまざまなリスク因子がある

いくつものリスク因子が複雑にからみ合う

　免疫にトラブルを起こすものとして、いくつかのリスクがあげられていますが、これらが複雑にからみ合って発病すると考えられています。

●**遺伝**　関節リウマチは、血友病《けつゆう》のような遺伝《いでん》性の病気ではないのですが、遺伝とまったく無関係ともいえません。なりやすい体質や素因《そいん》を受け継ぐことがあります。ただし、同じ遺伝子を持つ一卵性双生児《いちらんせいそうせいじ》を見ると、一人が関節リウマチになっても、もう一人が同じ病気になる確率は24%程度。たとえ関節リウマチの遺伝子を持っていたとしても、4人に3人は発病しないのです。

●**感染**　ある種のウイルスに感染《かんせん》すると、抗体をつくるリンパ球の活動が活発になると考えられています。

●**女性ホルモン**　女性ホルモンは、自己抗体の働きや、免疫反応を促す物質（サイトカイン）を活性化させやすいと考えられています。

●**薬物や化学物質**　体内に入った物質が体の成分と結合し、その成分が変化すると、自分の成分なのに異物として認識されてしまい、自己免疫反応が起こることがあります。

●**ストレス**　精神的なストレスだけでなく、外傷や外科的手術、妊娠・出産などの身体的ストレスも、自己免疫反応のリスク因子になる場合があります。

関節リウマチと深くかかわるのが免疫システム

Point
- 自分を守るはずの免疫細胞が、攻撃役に回る
- ターゲットは関節内にある滑膜
- 解明が進む、サイトカインなどとのかかわり

前項でも述べたように、関節リウマチは、異常な免疫反応がベースとなって発症する病気です。そこで、免疫システムと関節リウマチとのかかわりについて、もう少し詳しく見ていきます。

関節の滑膜で起こる免疫細胞の反乱

■痛みやはれの元になる炎症

関節リウマチの発症の場となるのは、関節の内側をおおう「滑膜《かつまく》」（詳しくは30ページ参照）です。この滑膜が炎症を起こすのが滑膜炎で、関節リウマチの痛みや変形の元になります。

炎症とは、免疫システムによる防御作用で、本来は体内に発生した異常を修復するためのものです。しかし、関節リウマチの場合は、自分を攻撃する異常な免疫活動が滑膜に起こり、炎症を起こすのです。

■免疫細胞が入り込み活性化

まず、ウイルス感染などの刺激をきっかけにして、自己反応性のリンパ球が滑膜へと流れつくところからはじまります。自己反応性リンパ球は、滑膜のたんぱく質を抗原《こうげん》とし、それに対する抗体を生み出して抗原・抗体複合体をつくります。これが免疫細胞の標的になります。

滑膜には、T細胞を中心とするリンパ球やマクロファージなどの免疫細胞（23ページの解説参照）が入り込んできます。

そこでは新たな血管がつくられ、その血流に乗って、さらに多くの免疫細胞がやってきます。

T細胞は、滑膜のたんぱく質成分の受容体を持っているため活性化されて勢いづき、滑膜の細胞と刺激し合って、「炎症性メディエーター」

■免疫のメカニズム

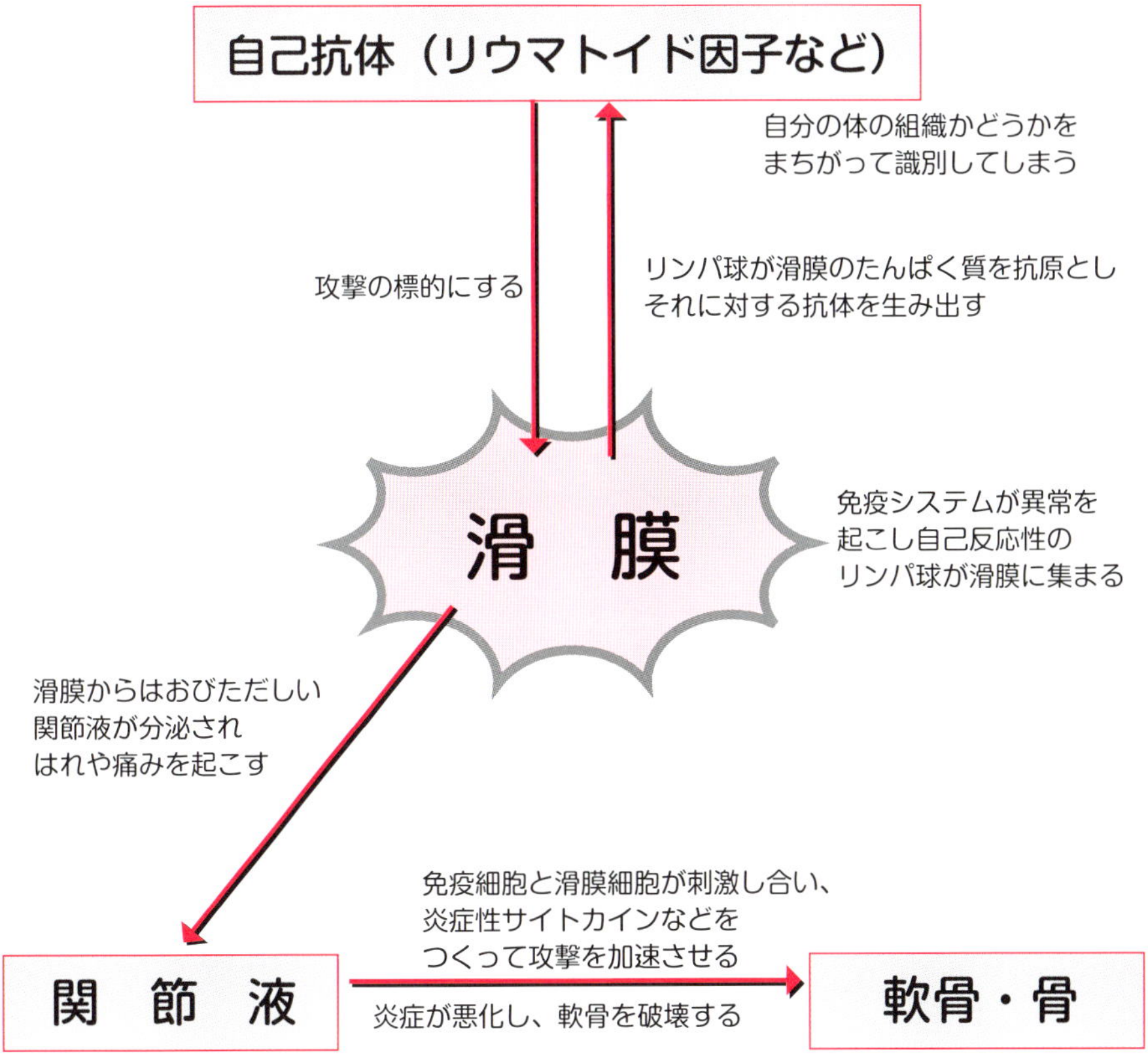
自己抗体（リウマトイド因子など）
自分の体の組織かどうかをまちがって識別してしまう
攻撃の標的にする
リンパ球が滑膜のたんぱく質を抗原としそれに対する抗体を生み出す
滑　膜
免疫システムが異常を起こし自己反応性のリンパ球が滑膜に集まる
滑膜からはおびただしい関節液が分泌されはれや痛みを起こす
免疫細胞と滑膜細胞が刺激し合い、炎症性サイトカインなどをつくって攻撃を加速させる
関　節　液
炎症が悪化し、軟骨を破壊する
軟骨・骨

MEMO

免疫の安全装置

　ふつう人間は、自己免疫反応を起こさないようになっています。リンパ球は、自分の成分には反応しないように、自己と非自己（異物）とを見わける教育を受けているからです。この教育は、新生児期から幼児期にかけて行われ、教育を受けたリンパ球だけが体をめぐります。

　それでも、まちがって自己と反応してしまうリンパ球があらわれたときは、アポトーシス（自然に消えていく細胞死）のしくみによって抹消されます。

　このような「安全装置」が人間の体にはそなわっているのですが、この装置が何らかの理由で働かなくなることがあり、それが自己免疫疾患の原因の一つと考えられています。

と呼ばれるサイトカインなどの物質を大量につくり出します（炎症性メディエーターは、関節リウマチの炎症に重要なかかわりがあるため、次の項で詳しく述べます）。

■しだいに骨が破壊されていく

こうした活動によって傷つき炎症を起こした滑膜《かつまく》からは、おびただしい量の炎症を悪化させる物質が分泌され、関節全体がはれ上がり、痛みを起こします。

症状が進むと、軟骨《なんこつ》の破壊がはじまります。また、炎症細胞やサイトカイン、骨をとかす酵素《こうそ》などの有害な物質は、関節の骨や靭帯《じんたい》、筋肉へ広がり、さらには血液に乗って全身におよび、さまざまな障害を起こすようになります。これが関節リウマチの大まかな進行プロセスです。

炎症、痛み、破壊を促す炎症性メディエーター

炎症性メディエーターは、傷ついた組織や炎症部分に浸潤《しんじゅん》したT細胞やマクロファージから放出される生理活性物質のことで、さまざまな種類があります。

メディエーターとは調停者、媒介《ばいかい》者といった意味で、近年、そのメカニズムの解明が進み、関節リウマチでは、炎症性メディエーターをターゲットにした治療法（生物学的製剤、95ページ参照）が、めざましい進歩を見せています。関節リウマチにかかわる炎症性メディエーターには、次のようなものがあります。

●サイトカイン

細胞から分泌されるたんぱく質で、免疫システムにかかわります。多くの種類がありますが、特に関節リウマチの炎症に関係する重要なサイトカインは、「TNF－α《アルファ》（腫瘍壊死《しゅようえし》因子《いんし》）」「IL（インターロイキン）－1」「IL－6」の3つです。

炎症性のサイトカインには、血管をつくらせたり、リンパ球を関節に向かわせたり、T細胞や滑膜細胞を活性化する、といった働きがあります。免疫細胞や滑膜細胞の働きを強めますので、痛みは増し、関節は熱を持ってはれてきます。

さらに、このサイトカインは破骨《はこつ》細胞を活性化するので、関節の骨が過剰に削り取られ、関節リウマチ特有の骨《こつ》びらんや強直《きょうちょく》（33ページ参照）をまねくことにもなります。

●プロスタグランディン

炎症や痛みにかかわる物質です。アスピリンなどの鎮痛解熱《ちんつうげねつ》薬は、このプロスタグランディンの生成を抑えることで、痛みをやわらげる働きをします。

●補体《ほたい》

抗体《こうたい》がつくり出す血中たんぱく質で、滑膜の細胞膜を壊し、炎症性サイトカインを出す作用があります。

■免疫とかかわる細胞の多くは血液にある

血　液

血　漿

（形のない液体成分）

成分の 90%は水分。残りはさまざまなたんぱく質や栄養分。たんぱく質の中には、免疫にかかわる抗体たんぱく（免疫グロブリン）や、血液凝固因子が含まれている。

血球細胞

●血小板

血管が破れ出血が起こると、血小板が活性化されて傷ついた部分にはりつく。こうしてできた血栓が、出血を止めたり、血管などを修復する。

●赤血球

ヘモグロビン（血色素）というたんぱく質と鉄が結合した成分が、酸素を取り込み組織へ運ぶ。

●白血球

赤血球以外の血球で、色がないもの。免疫にかかわる細胞は、すべて白血球。顆粒球、リンパ球、単球に分けられ、それぞれ形や性質が異なる。

■顆粒球

・好中球

白血球の中でもっとも数が多い細胞。細菌などの異物を食べ、処理する。

・好酸球

アレルギーにかかわる。

・好塩基球

化学物質をたくわえる。

■リンパ球

異物の認識と攻撃を行う、免疫の働きの中心。

・T細胞（Tリンパ球）

胸骨の裏にある胸腺（Thymus）というところで、自己・非自己を見わける教育を受ける（21ページのメモ参照）。T細胞という名は、Thymus のTからきている。リンパ球の中でもっとも多く、働きも多様。非自己（抗原）の情報を流したり、抗体をつくるようにしむける働きもする。刺激を受けると、サイトカインをつくって放出する。

・B細胞（Bリンパ球）

T細胞から指令を受け、異物（抗原）を攻撃するための抗体をつくる。

・NK（ナチュラルキラー）細胞

T細胞やB細胞のような抗原レセプターを持たず、がん細胞や感染細胞（細菌）を取り除く特殊な働きをする。

■単球／マクロファージ

血液中にあるときは単球、血管の中から組織へ出ていくとマクロファージと呼ばれる。大型の細胞で、細菌やウイルスを飲み込み、処理する。

■樹状細胞

木の枝のような突起を出しているので、こう呼ばれる。単球／マクロファージと似た働きをする。

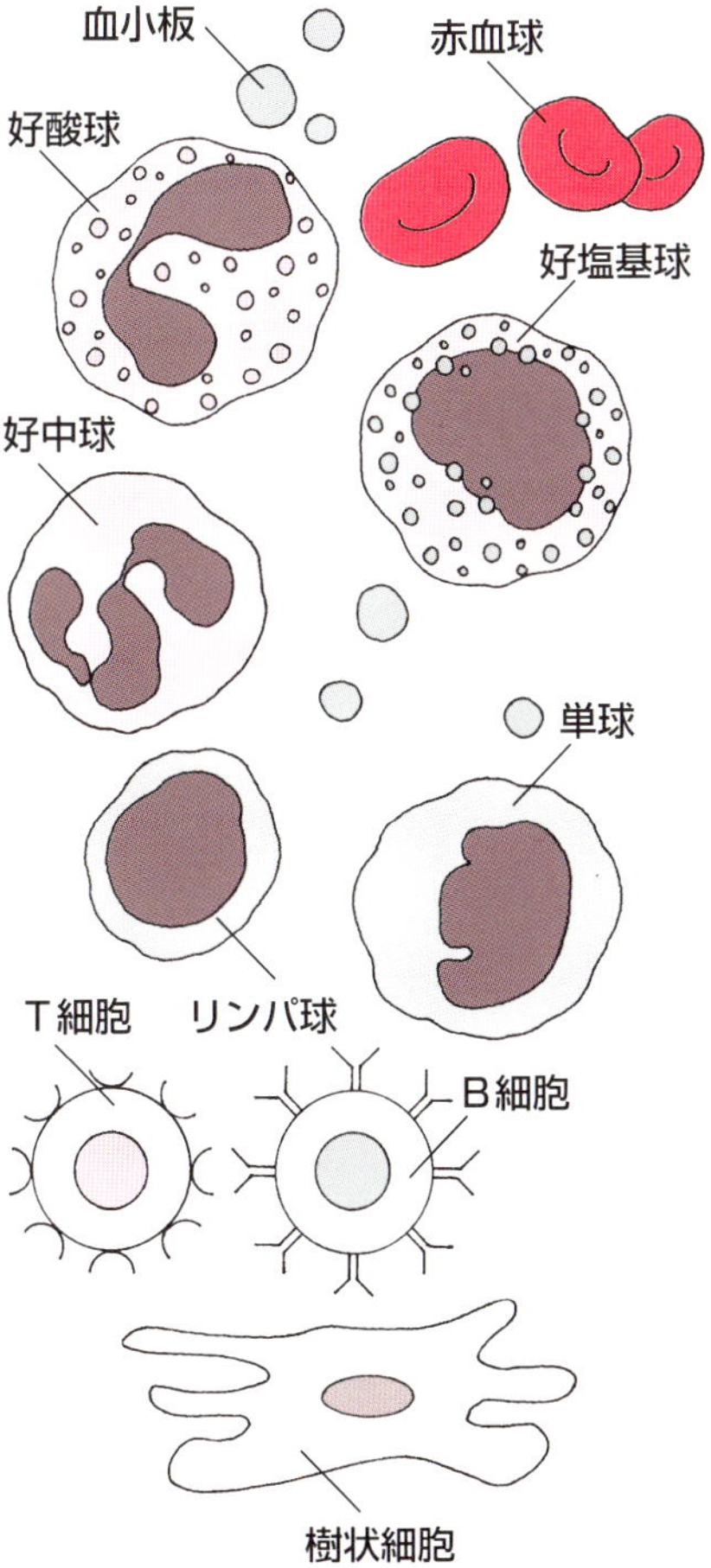

関節リウマチは、なぜ女性に多いのか

Point

- 女性ホルモンの影響で、自己免疫反応が高まる
- 妊娠・出産の機能も、免疫系に影響する
- 女性は男性より、免疫力が強く、複雑

月経や授乳にかかわるホルモンが影響する

関節リウマチの患者さんの男女比は、男性1に対して女性が4で、比較的女性に多い病気です。

これは関節リウマチだけのことではなく、自己免疫関係の病気は全体的に女性の患者さんのほうが多い傾向があります（左ページの表参照）。なぜ、女性に多くなるのでしょうか。はっきりとはしていないのですが、一つ考えられるのが、**女性ホルモン**とのかかわりです。

女性ホルモンが直接、病気を引き起こす原因になることは考えられません。ただし、女性ホルモンは、自己抗体の働きや、免疫反応を促すサイトカインなどの物質を活性化させやすいと考えられています。

女性ホルモンのうち、卵胞《らんぽう》ホルモン（エストロゲン）と乳腺《にゅうせん》刺激ホルモン（プロラクチン）に、こういった働きがあるとされています。

実際、関節リウマチは、特に月経《げっけい》のある年代で発症しやすい病気です。エストロゲンは、閉経《へいけい》すると分泌されなくなりますので、関連性が考えられます。

また、関節リウマチの女性が出産して、産後に授乳をつづけていると、症状が悪化するケースはよくあります。これにも、プロラクチンの影響が考えられています。

妊娠・出産の機能が免疫の働きを複雑にする

もう一つ、女性が持つ妊娠・出産の機能も、自己免疫反応とかかわりがあると考えられます。

たとえば、妊娠中は免疫の働きが抑えられます。男性の精子や、胎児《たいじ》

の細胞は、女性にとっては一種の異物となりますので、これを非自己として排除しないように、免疫系があまり働かないようにするのです。

一方、出産後には、この免疫抑制は解除されますが、それが急激に行われると、反動で免疫の働きが一気に高まってしまうことがあります。このようなときは、自己免疫反応も過剰になりやすいのです。

女性の免疫システムは、このように、男性よりも複雑でデリケートな対応をするため、自己免疫の病気を起こしやすいのだと考えられます。

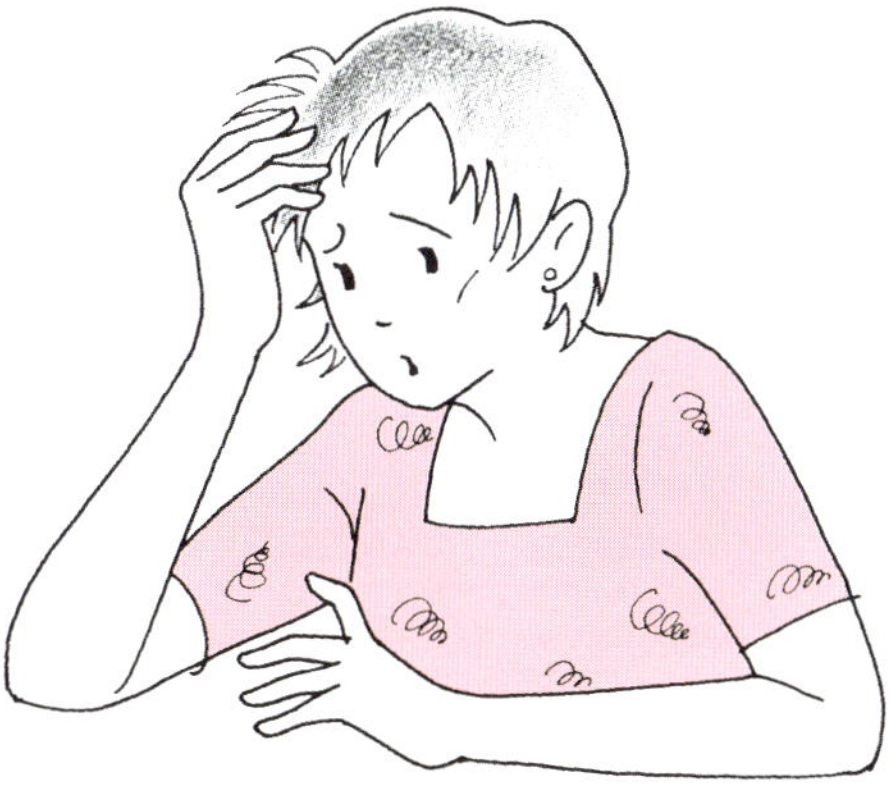

■自己免疫の病気は女性に多い

	病　名	患者の男女比
膠原病グループ	関節リウマチ	1：4
	全身性エリテマトーデス	1：9
	全身性強皮症《きょうひ》	1：7
	混合性結合組織病	1：9
	シェーグレン症候群	1：14
その他	バセドウ病（甲状腺機能亢進症《こうしん》）	1：4
	橋本病（甲状腺機能低下症）	1：17

MEMO

女性は免疫力が強い？

生物としてのヒトの歴史は、感染症との闘いの歴史でした。最初の抗生物質であるペニシリンが発見されたのは、1928年。まだ、100年もたっていないのです。

抗生物質がなかった時代、女性は、感染を排除できる強い免疫システムをそなえ、子孫を残すために生殖年齢まで健康で生き抜くことが重要で、そういう人だけが生き残ってきました。

その力を引き継いでいる現代女性は、男性より強い免疫力を持つといえるでしょう。しかし、強すぎると、相手をまちがえ、自己へ向かってしまうことも。女性の自己免疫疾患には、こんな背景があることも考えられます。

関節リウマチはどの関節に起こりやすいのか

Point
- ●手指の関節は、ほとんど全員がおかされる
- ●手や足など、あまり大きくない関節に起こりやすい
- ●ひじ、ひざ、股など、比較的大きな関節にも起こる

滑膜のある関節ならどこでも起こりうる

■関節の構造

関節は、骨と骨とが接続するところで、関節リウマチでは全身の68関節に起こりやすいとされています。動かない不動性の関節（頭《ず》蓋《がい》骨など）もありますが、関節リウマチが起こるのは、動かせる関節です。手足の指、ひじ、ひざ、股《また》などの関節で、基本的な構造はみな同じです。「2つの骨」「関節腔《くう》（骨と骨の間のすき間）」「軟骨《なんこつ》（骨の端をおおうやわらかな骨）」「滑膜《かつまく》（関節包《ほう》の内側や軟骨の周囲をおおう薄い膜）」「関節液（滑液《かつえき》）」、これら全体を包む「関節包」で構成されています（左ページの図参照）。

■おかされやすい関節

関節リウマチは、一般的には骨や軟骨に炎症が起こると思われがちですが、実際は、滑膜の炎症がこの病気の本体です。

病変は、滑膜のある関節ならどこにでも起こる可能性がありますが、おかされる頻度は、関節によってちがいがあります（左下の表参照）。起こりやすいのは手（手指や手首）の関節で、特に手指の第2、第3関節。ほとんどの人は、ここから病気がはじまります。

また、足の指の付け根にもよく炎症が起こりますが、この場所の炎症は、関節リウマチ以外の関節炎ではあまり見られません。

このように、手や足の中小の関節がおかされやすいのですが、ひじ、ひざ、足首、股《また》など、比較的大きな関節に病変が起こることもまれではなく、歩行や日常動作が困難になり、生活にも支障が出てきます。

病変が起こりやすい関節

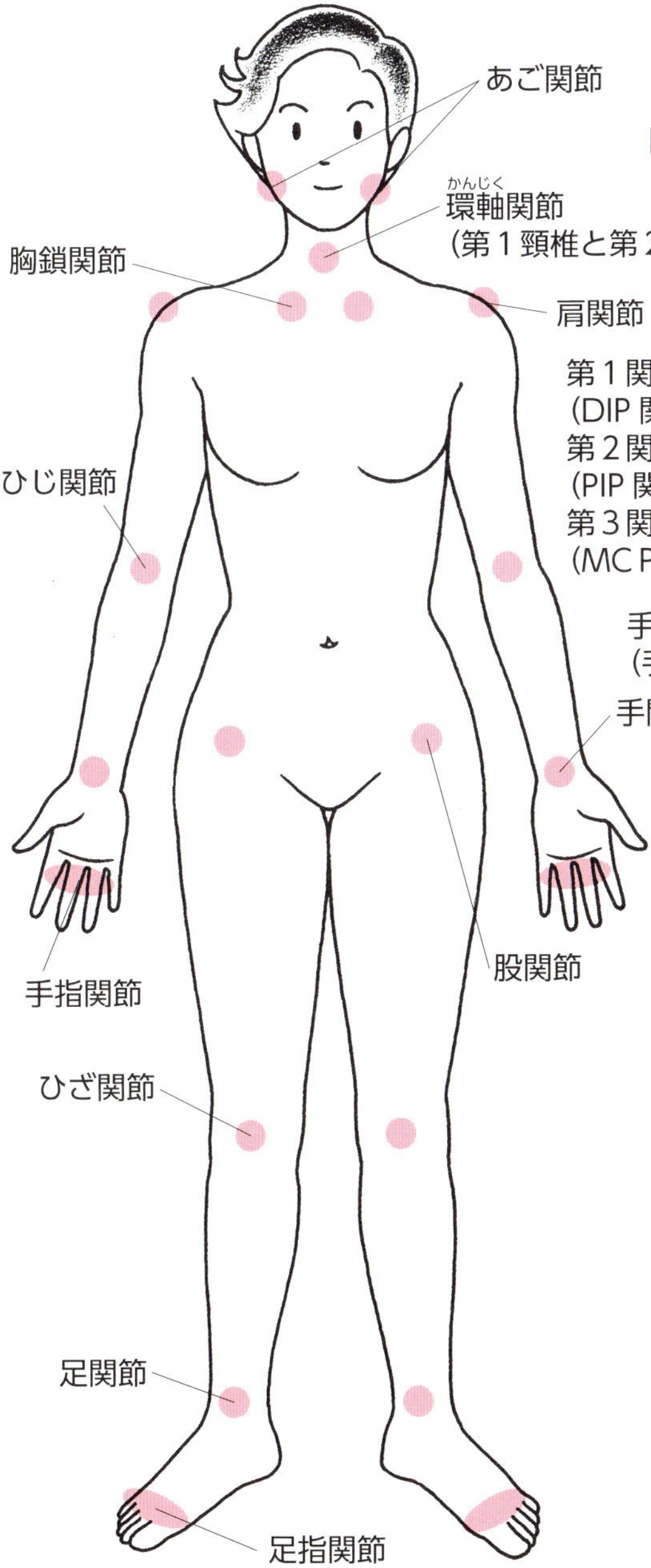

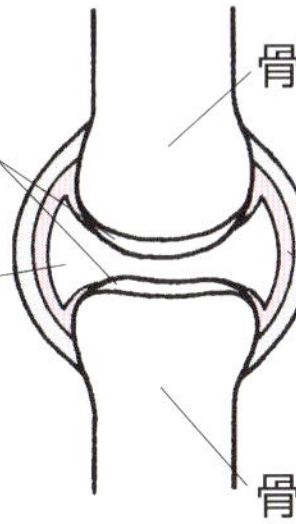

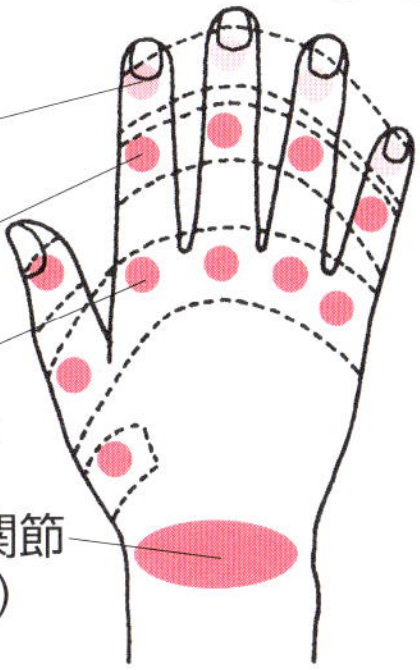

関節	罹患頻度《りかんひんど》（平均％）
手の指の第2、第3関節	91
手首の関節	78
肩の関節	65
ひざの関節	64
脊椎《せきつい》（頸椎《けいつい》）	50
足首の関節	50
足の指の関節	43
ひじの関節	38
股《こ》関節	17
あごの関節	8

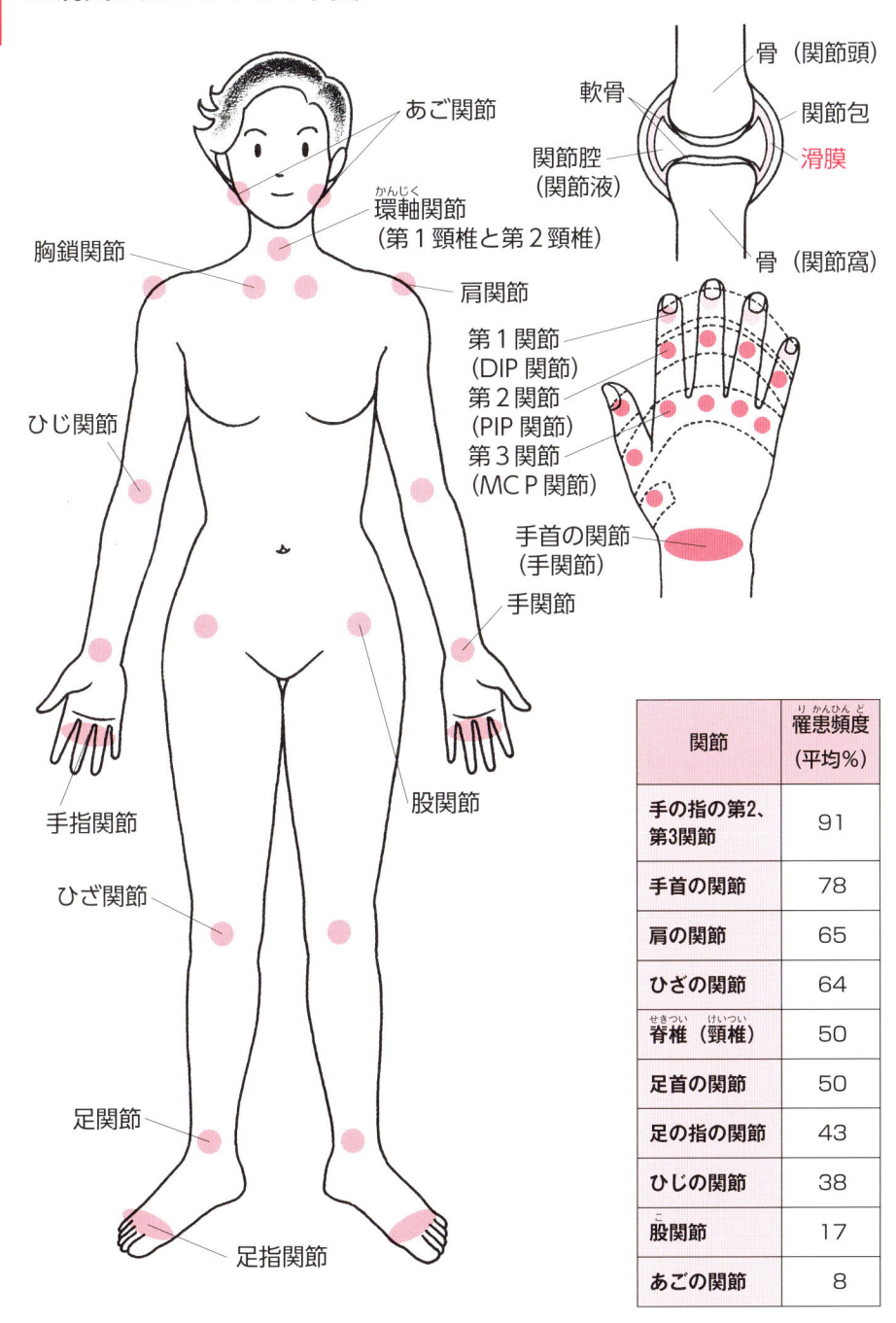

ルノワールもピアフも関節リウマチだった

絵筆を指にくくりつけ、描きつづけたルノワール

欧米の歴史を見ると、関節リウマチで苦しんだ人物がかなり登場します。16～17世紀に活躍したフランドルの画家ルーベンス、18世紀の米国の政治家ベンジャミン・フランクリンなどです。

中でも、もっとも知られているのがフランス印象派の画家ルノワール（1841～1919）です。彼は、画家として絶頂期にあった39歳で発病。10年後には車イスの生活になりました。左手の指はすべて亜脱臼《あだっきゅう》を起こし、右手も尺側偏位《しゃくそくへんい》の変形になっていたようです。それでも、絵筆を指と指の間にはさみテープで固定して、傑作を次々と描いたのでした。治療法は、鎮痛薬のアスピリンくらいしかない時代でした。その痛みは、どれほどのものだったでしょう。しかし、痛みへの悩みよりも、美しいものを求める気持ちのほうが強かったようです。

ルノワールは、こんな言葉を残しています。「世の中には、あり余るほどの不愉快なことがあるのだから、芸術という本当に素晴らしいものがあって、なぜいけない」……彼の作品を見る目が、少し変わってくるようなエピソードです。

関節リウマチだったことを感じさせないピアフの歌声

「愛の讃歌《さんか》」や「ばら色の人生」などの名唱で知られるフランスのシャンソン歌手、エディット・ピアフ（1915～1963）が関節リウマチだったことは、あまり明らかにされていません。彼女の写真を見ても、手の指がさりげなく隠されています。

しかし、2007年に日本でも公開された映画「エディット・ピアフ～愛の讃歌」では、ピアフの日常の折々に病気の気配が描かれていて、画面に陰影をそえていました。

短い一生を、関節リウマチとともに駆け抜けるように生きたピアフ。残された録音の、力強く情感のこもった歌声からは、病気だったことはみじんも感じられないのですが……。

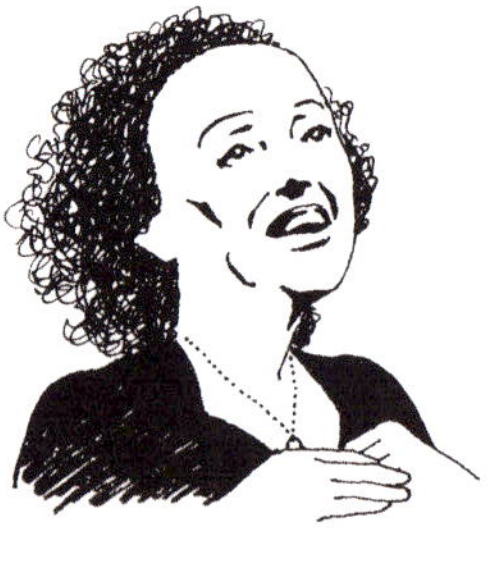

第2章

症状はどんなふうに
あらわれ、どう進むのか

つらい症状のもとになる滑膜の炎症

Point
- 本来の滑膜には、関節をスムーズに動かすための役割がある
- 滑膜の炎症が、はれや痛みをもたらす
- 炎症が慢性化すると、まわりの組織も破壊するようになる

滑膜は、軟骨とともにクッションのような役をしている

関節リウマチは滑膜《かつまく》に炎症が起こる病気です。しかし、関節を構成しているものの中でも滑膜は、軟骨などとくらべても、一般的にはその存在があまり知られていません。

関節の中を、少しのぞいてみましょう。

関節は骨と骨を連結する部分で、多くの関節は広い範囲で動かせるようになっています。滑膜は、この「動かす」機能のために大切な役割をになっています。

関節の骨と骨が向き合う面は、軟骨でおおわれています。軟骨は、コラーゲン（膠原線維《こうげんせんい》）に富み、水分が70～80％も含まれている弾力性のある組織で、関節をなめらかに動かす働きをしています。

それを助けるのが滑膜です。滑膜は、厚さ1ミリにもみたない薄い膜で、関節の内側をおおっています。滑膜からは関節液が分泌されていて、軟骨がこすれ合うときの潤滑油になったり、軟骨へ栄養を補給したりしています。

滑膜は、関節液がもれないように閉じられたビニール袋のような組織で、骨と骨の間につくられた〝水まくら〟ともいえるクッションです。関節を動かすとき、かたい骨どうしがぶつかって傷ついたり、痛みが出ないようにしているのが、軟骨と滑膜なのです。

滑膜の炎症が引き起こすはれ、痛み、骨破壊

しかし、20ページで述べたような異常な免疫活動によって滑膜に炎症が起こるようになると、クッション

おかされていく関節

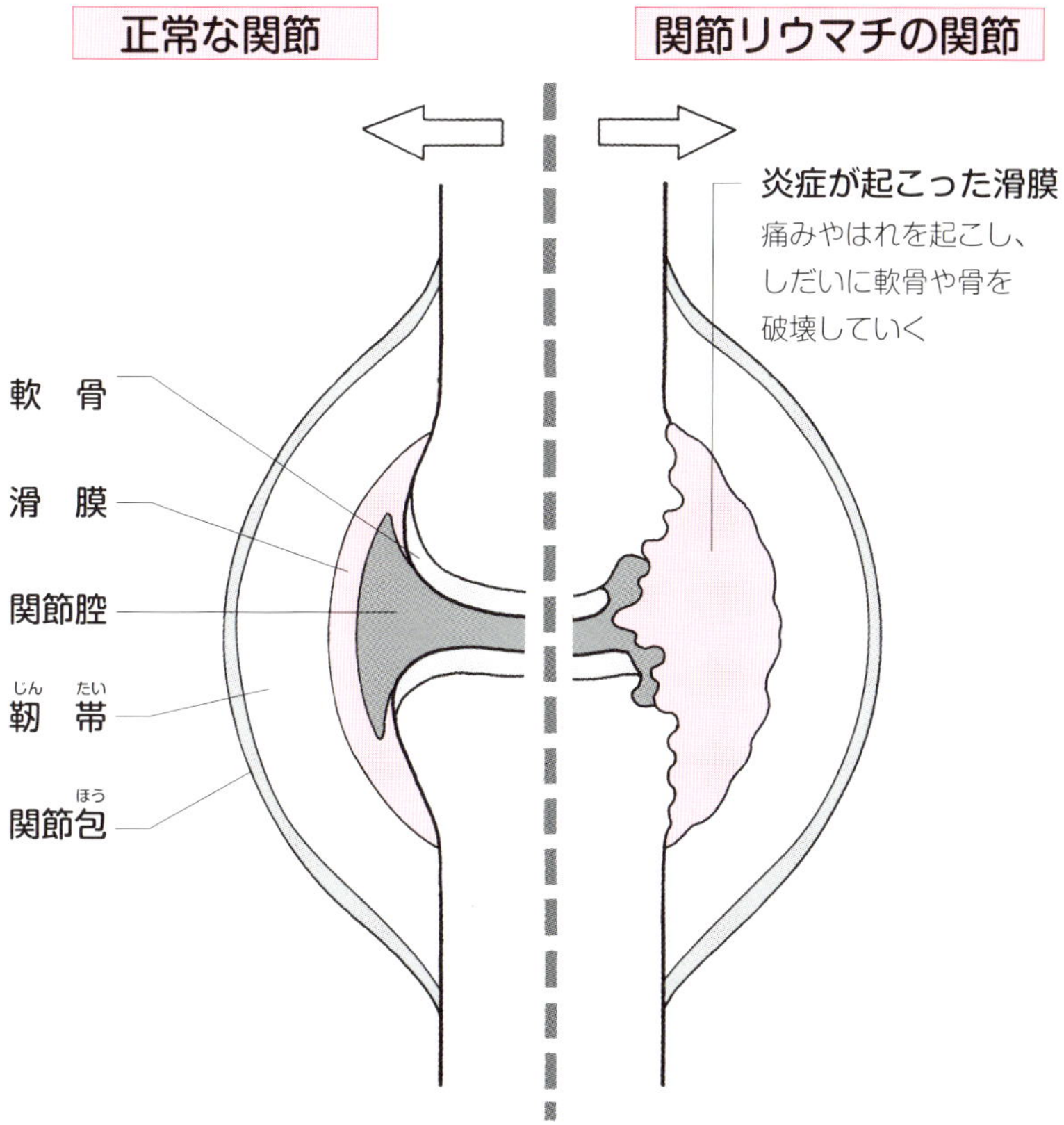

役どころではなくなります。

滑膜は充血してはれあがり、元の厚さの何倍にもふくれ上がります。滑膜細胞は増殖し、膜の表面は絨《じゅう》毛《もう》（細かい毛のような突起）状になります。

関節液もさかんに分泌されて関節腔《くう》にたまり、関節リウマチ特有の「はれ」が起こります。

また、炎症性サイトカインや、プロスタグランディン（22ページ参照）といった発痛《はっつう》物質も、たくさんつくられます。滑膜には多くの神経が分布しており、発痛物質がとけ込んだ関節液にふれ、くり返し刺激されて「痛み」の信号を送ります。滑膜には浮腫《ふしゅ》（むくみ）も起こっているため、神経が圧迫されてさらに痛みます。

滑膜の炎症が自然によくなることは少なく、しだいに慢性化し、増殖性の病変はまわりの軟骨や骨に入り込んで「破壊」していきます（関節の破壊については、32ページからの項で見ていきます）。

関節の病変は段階を追って進む

Point
- 関節の変形は、発病後1～2年ではじまる
- まず軟骨がおかされ、骨へと進む
- 末期には骨と骨がくっついて、関節の機能を失う

治療しなければ、関節はじわじわと破壊されていく

関節リウマチでは、滑膜に炎症が起こっても、いきなり関節が破壊されたり、変形したりするわけではありません。

関節に傷がつくのは、大体のところ、発病後1～2年ではじまるといわれています。それが積み重なって5～10年で変形が起こりますので、変形が起こる前の早期に病気を見つけ、治療することが非常に重要です。

治療をしないと、滑膜の炎症はじわじわと、着実にまわりの組織を破壊し、そうなるともう元には戻せないからです。

滑膜炎が起こった関節の変化を整理すると、次の4段階になります。

ステージ1　初期

炎症によって滑膜の細胞が増殖し、表面が絨毛状《じゅうもう》になります。関節液もたまりはじめます。たまった関節液がカルシウム分を奪い、骨は「す」が入ったようになり、関節炎の部位は骨粗しょう症になります。ただし、軟骨や骨の破壊はまだありません。

【症状】　関節の紡錘状《ぼうすい》のはれ、こわばりや痛み、熱っぽさがあります。

ステージ2　進行期

滑膜細胞の増殖によって形成された肉芽《にくげ》が、軟骨にとりつきます。肉芽は軟骨をおおうように広がって、パンヌスという膜状の組織をつくり、軟骨を破壊します。パンヌスとは「一枚の布」という意味です。肉芽の一部は骨にまで侵入し、骨の組織を侵食して嚢胞《のうほう》（袋状のもの）を形成します。ただし、まだ骨が変形するほどではありません。

ステージ3　高度期

軟骨が失われ、関節を動かすと骨

と骨が直接こすれ合うようになります。また、骨の表面が欠けること（骨《こつ》びらん）もあります。骨の破壊がさらに進むと、関節がうまくかみ合わなくなり、脱臼《だっきゅう》や亜《あ》脱臼が起こることもあります。関節の動きが悪くなり、まわりの腱《けん》や筋肉の伸縮も悪化して、関節を支えることができず、関節の変形が起こります。

【症状】関節がきしむ音をたてたり、痛みのために曲げのばしができなくなります。

■ステージ4　末期・荒廃期

パンヌスが線維《せんい》化してかたくなり、骨と骨がくっついて1つの骨のようになることがあります。これが「強直《きょうちょく》」で、関節はまったく動かせなくなります。あるいは骨がとけて、骨と骨が離れ、ぶらぶらと不安定になることもあります（ムチランス変形）。いずれにしても、関節としての機能は完全に果たせなくなります。

【症状】ここまで来ると、痛みはやわらいでくるようです。

■手と指の関節

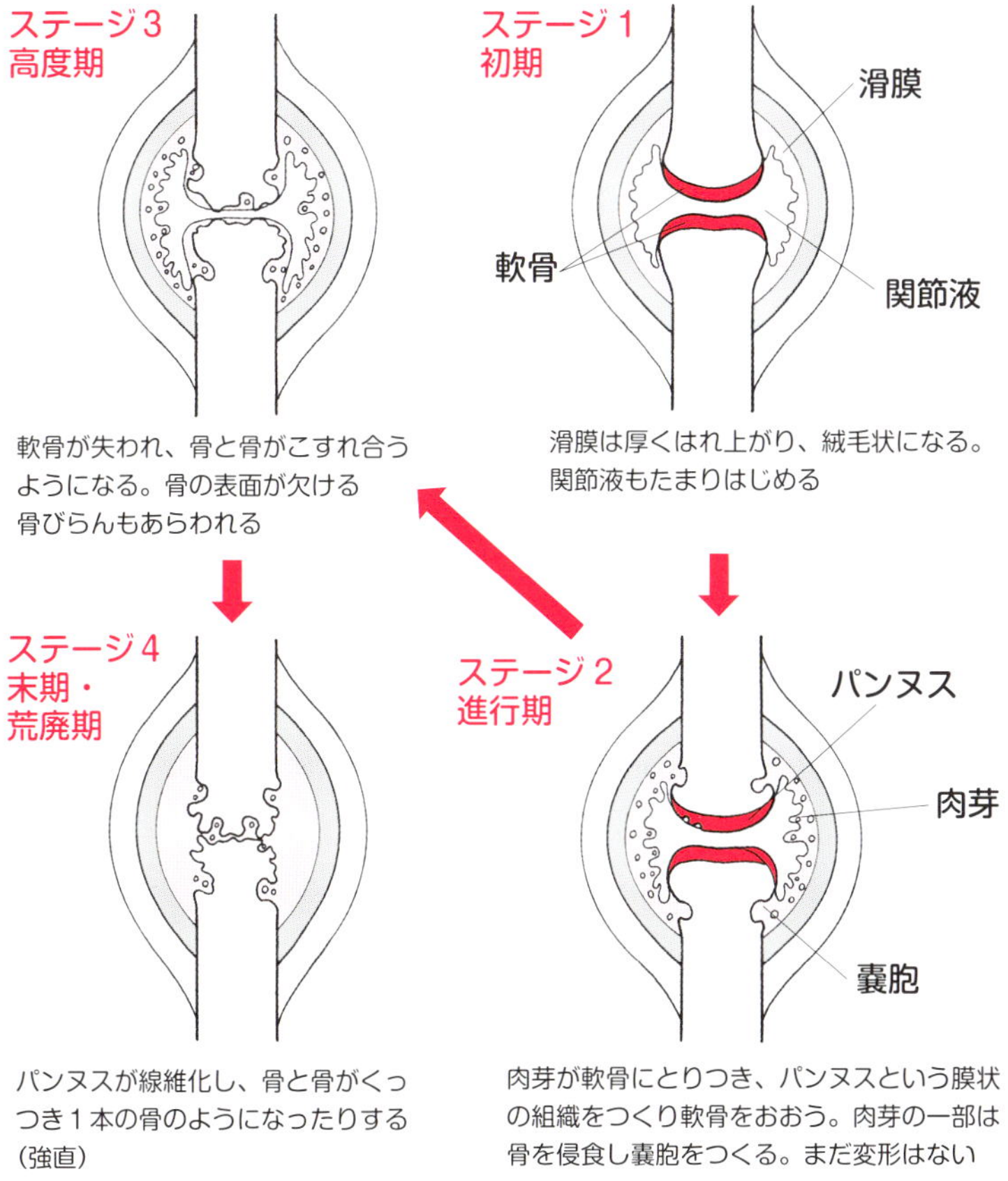

滑膜は厚くはれ上がり、絨毛状になる。関節液もたまりはじめる

肉芽が軟骨にとりつき、パンヌスという膜状の組織をつくり軟骨をおおう。肉芽の一部は骨を侵食し嚢胞をつくる。まだ変形はない

軟骨が失われ、骨と骨がこすれ合うようになる。骨の表面が欠ける骨びらんもあらわれる

パンヌスが線維化し、骨と骨がくっつき1本の骨のようになったりする（強直）

こわばり、はれ―初期のシグナルを見逃さない

Point
- ごく初期の症状は、単なる疲労と見すごしやすい
- 起きぬけの体のこわばりは、重要な自覚症状
- 第2、第3関節がはれ、先細りになった指を要チェック

気をつけてチェックしたいポイントとなる初期症状

関節リウマチは、いきなり激しい症状が出る病気ではありません。

ごく初期は、食欲がない、だるい、熱っぽい、体重が減る、といった漠然とした症状が、まずあらわれます。しかし、こういった症状は、単なる疲れのためとやりすごしてしまいがちですし、いつのまにか消えることも多く、この段階で関節リウマチに気づくのは困難です。

初期のシグナルとして気を配りたいのは、「こわばり」と「はれ」です。

■起きたときの「朝のこわばり」

「こわばり」は、関節リウマチの代表的な初期症状の一つです。朝、起き上がるときにあらわれやすく、「朝のこわばり」と呼ばれます。

眠っている間に炎症によって体液がたまり、むくむためと考えられています。朝に限らず、昼寝のあとでも起こります。

手が握りにくい、手足が動かしにくくぎこちない、体が重い、関節が自由に曲げのばしできない、など人によって感じ方はさまざまです。

健康な人には、この名状しがたい不快感が理解しにくく、いっしょに暮らす家族からも「怠《なま》けている」と誤解されることがあるようです。

こわばりは、体を動かしているうちに（体液が移動して）、徐々に消えていきますが、炎症の度合いによってちがいが見られます。炎症が軽い場合は、指を数回曲げのばしするだけで、数秒で取れますが、ひどくなると午前中いっぱい、さらには一日じゅうつづくこともあります。

こわばりは、全身性エリテマトーデスなどほかの病気でも見られます。

目安としては、こわばりが15分から1時間もつづく場合は、関節リウマチの可能性が高いと考えられます。

■指の第2、第3関節の「はれ」

関節リウマチの「はれ」は、多くの場合、はじめは指の関節に出ます。

指がはれて指輪がはめられなくなり、病気に気づく人もいます。

指先から数えて2つ目の第2関節と、付け根の第3関節がはれますので、関節のところはふくらみ、先細りの、糸巻きの心棒のような独特の形（紡錘状腫脹《ぼうすいじょうしゅちょう》と呼ぶ）になります（上の図参照）。はれている部分は赤みを帯び、熱を持って、さわるとゴムのような弾力があります。

このように、関節リウマチのはれは、手の指や手首、足の指など小さな関節からはじまり、しだいに足首、ひざ、ひじ、肩、股《こ》関節など四肢《しし》の大きな関節がはれてくるのが典型的なケースです。

なお、関節リウマチでは、**関節炎は「左右対称」に起こり**、そのため関節のはれも左右対称にあらわれるとされています。

多くの場合は左右に出るのですが、必ずしも鏡に映したように左右対称になるわけではなく、片側だけの場合もあります。

左右対称ではないから関節リウマチではないと自己判断せず、一方だけのはれでも気づいたら、医師を受診し、診断してもらいましょう。

■指の紡錘状の「はれ」と「朝のこわばり」

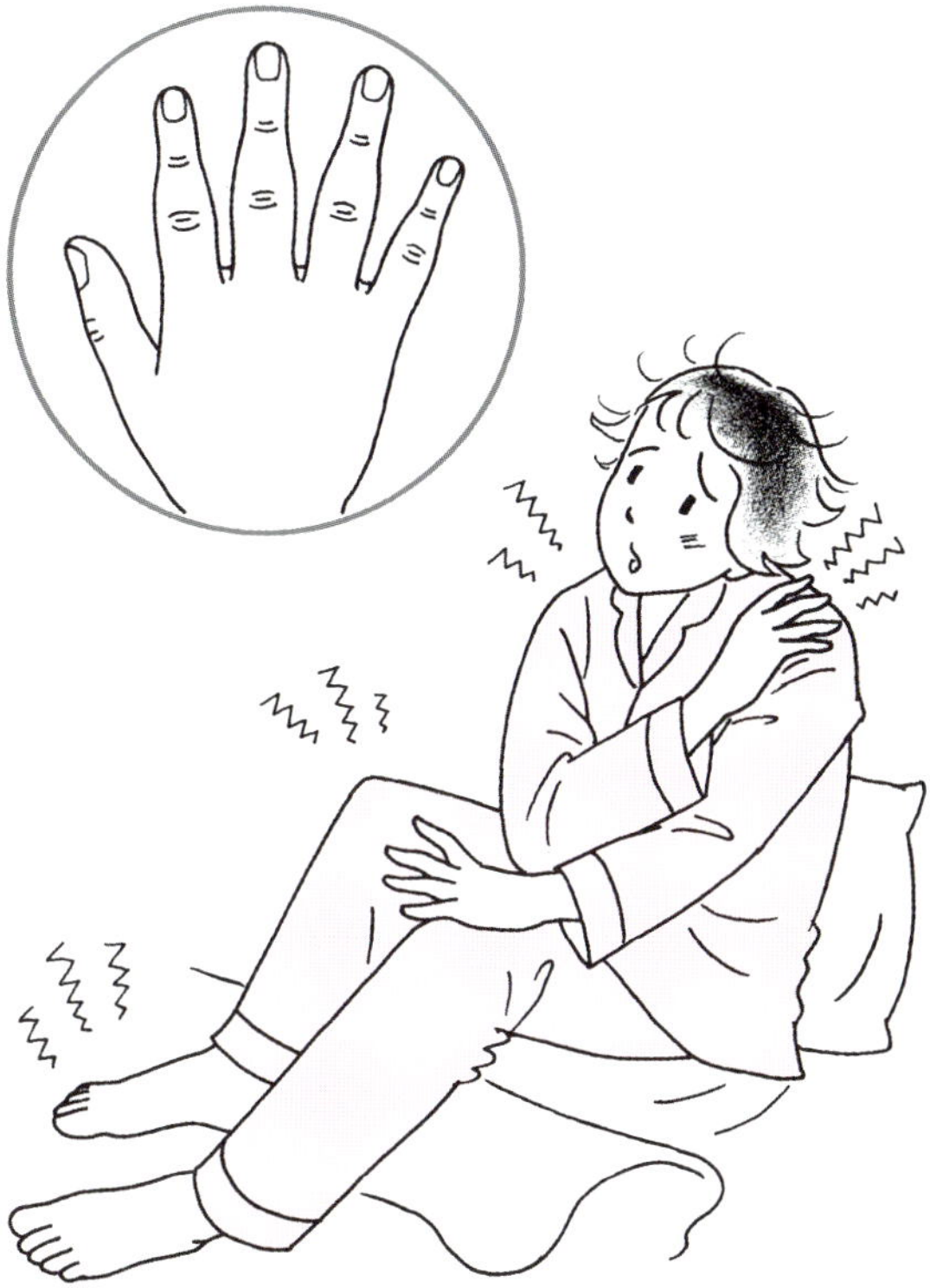

関節リウマチの痛みにはどんな特徴があるのか

Point
●最初は、押すと痛む、動かすと痛む
●だんだん、じっとしていても痛むようになる
●骨の破壊が進むと、新たな痛みが加わる

じわじわと進む炎症性の痛み

関節リウマチは「痛み」の病気ですが、痛風《つうふう》のように短時間のうちに激痛が加速していくものとは、あられ方がちがいます。

初期の痛みは、常に持続するわけではなく、よくなったり悪くなったりしながら、じわじわと進むケースが大多数です。

当初は、じっとしているときはほとんど痛みません。はれている部分を押すと痛んだり（圧痛《あっつう》）、物を動かす、タオルをしぼる、水道の蛇口をひねるなど、動かしたときに痛み（運動痛）を感じます。

しかし、病状が進むと、しだいにじっとしていても痛む（自発痛《じはつ》）ようになります。それは、刃物で切ったような鋭い痛みではなく、〝万力《まんりき》でしめつけられるような〟と表現される痛みです。

これらは炎症性疼痛《とうつう》と呼ばれるもので、滑膜に起こる炎症がもたらす痛みです。

炎症が起こった関節には、炎症細胞（リンパ球など）から放出されたサイトカインや発痛《はっつう》物質が充満し、関節液を増やして、痛覚《つうかく》神経を刺激したり圧迫して痛みを起こすのです（31ページ参照）。

痛みは精神的ストレス、湿気、気圧の低下などの影響を受けると強くなります。また、天候がくずれる前は、痛みやこわばりが強くなることが多いようです。

なお、若い女性で、関節の痛みが中心にあり、はれることがない場合は、全身性エリテマトーデスや多発性筋炎など、ほかの膠原《こうげん》病がないかを確かめる必要があります。

骨や神経に問題が起こっても、痛みがあらわれる

関節リウマチでは、骨の破壊などが進むと、炎症性ではない別の原因による痛みが生じます。

●阻血《そけつ》性疼痛

これは、血流が阻害《そがい》されるために起こる痛みです。

関節の破壊が進むと、動かすことが不自由になり、関節を曲げのばしする筋肉や周囲の組織が萎縮《いしゅく》します。その部分は血流が悪くなり、慢性的な酸素不足の状態になります。

こういった状態にある筋肉や組織は、寒さなどで血管が収縮すると酸素不足がさらに進み、痛覚神経が刺激されて痛みを感じます。

●機械的疼痛

関節リウマチによって、骨が弱くなるために生じる痛みです。

軟骨《なんこつ》が薄くなったり消失したりすると、関節を動かすときの衝撃が直接、骨にかかって痛みます。さらに骨と骨がかみ合う面が壊れても、動くたびに摩擦《まさつ》が起こり、痛みます。

これらの痛みは、安静にしているとおさまりますが、それだけでは根本的な解決にはなりません。

関節リウマチの患者さんの多くが、骨粗しょう症を合併しますが、そういった場合、この機械的な痛みは避けられなくなります。

●絞扼《こうやく》性の神経障害

関節の近くには、狭いトンネル状の部位があり、その中を神経が通っています。関節のはれが大きくなり、周囲を圧迫するようになると、この神経が締めつけられるように押され、痛みやしびれが起こります。関節の中だけでなく、外にある神経も痛むようになるのです。

手根管《しゅこんかん》症候群（腕から手先にのびる神経の障害。しびれ感や、ピリピリ、ヒリヒリした痛みがある）は、代表的な症状です。

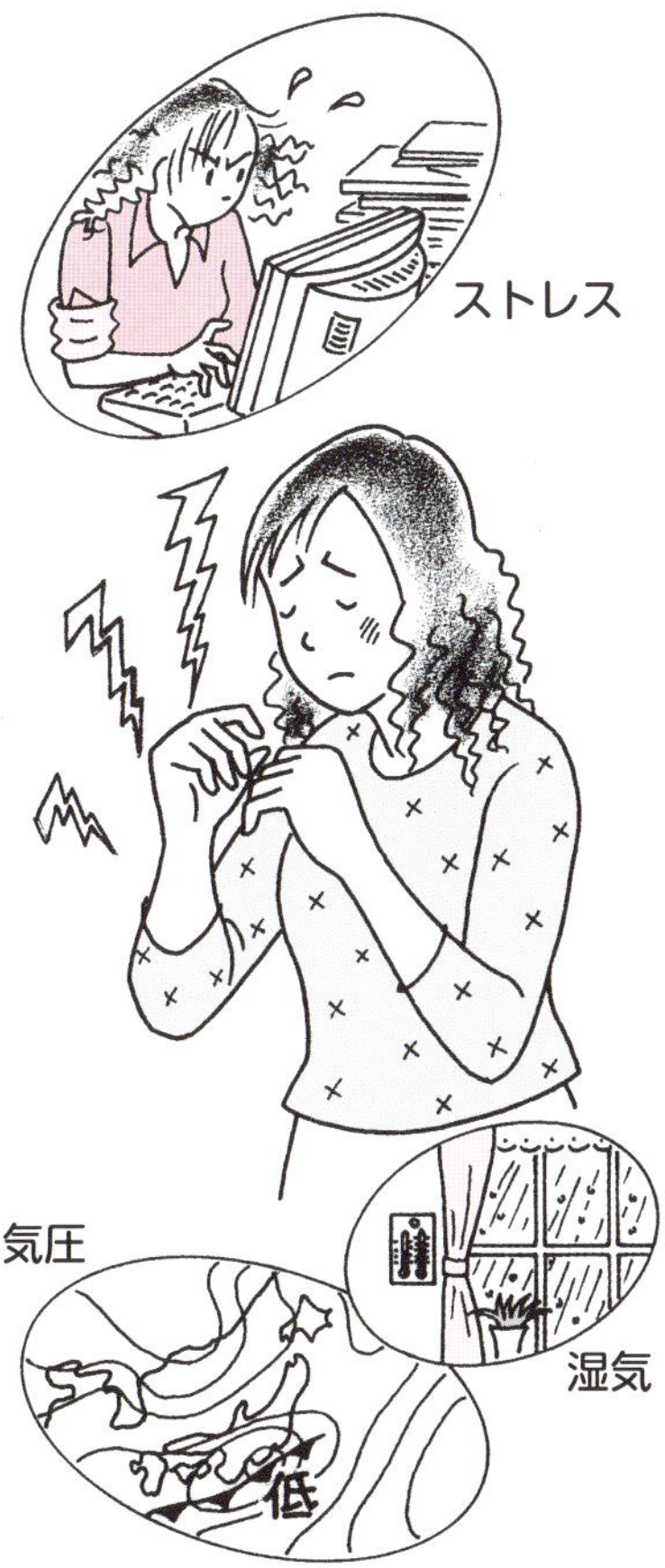

痛みは、いろいろなものに影響される

手、足──小さな関節はおかされやすい

Point
- 手や足の指は構造が簡単で、骨のずれが起こりやすい
- 手指だけでなく、手首も初期からおかされやすい
- 足指の付け根の病変は、関節リウマチの特徴

関節リウマチは、手の指からはじまるケースが多い

手の関節は、関節リウマチのはじめからおかされやすいところです。手には指関節と手首の関節がありますが、特に指の第2、第3関節は、リウマチ患者のほぼ全員に病変が起こるといっていいほどの部分です。

手指の関節は、親指を除き、それぞれ3個の関節があり、医学的には、先のほうから第1関節は「DIP」(遠位指節《えんいしせつ》間関節)、第2関節は「PIP」(近位指節《きんいしせつ》間関節)、第3関節は「MCP」(中手指節《ちゅうしゅしせつ》関節)といいます(左ページの図参照)。

むずかしい専門用語ですが、医師からの説明を受けるときに必要ですので、知っておくといいでしょう。

手指の関節は、骨と骨とが向かい合い、関節包《ほう》がつないでいるだけのシンプルな構造になっています。そのため関節のはれが長くつづくと関節包がゆるみ、骨と骨は簡単にずれてしまいます。そうして関節リウマチ特有の変形が起こります。手指の変形については、次の項(40ページ)で詳しく述べます。

次は手首です。前腕の2本の骨(橈骨《とうこつ》と尺骨《しゃっこつ》)の端と、手根骨の間にある、橈骨手根関節(左ページの図参照)も初期からおかされやすいところです。手首の関節は、物をつかんだり持ったりするとき、手指の働きの要《かなめ》となる重要な部分ですので、ここが障害されると手を使うときに大きな支障が出てきます。

足の指の付け根の病変は、関節リウマチの特徴

足も、手と同じように、初期から病変があらわれやすいところです。

手の関節

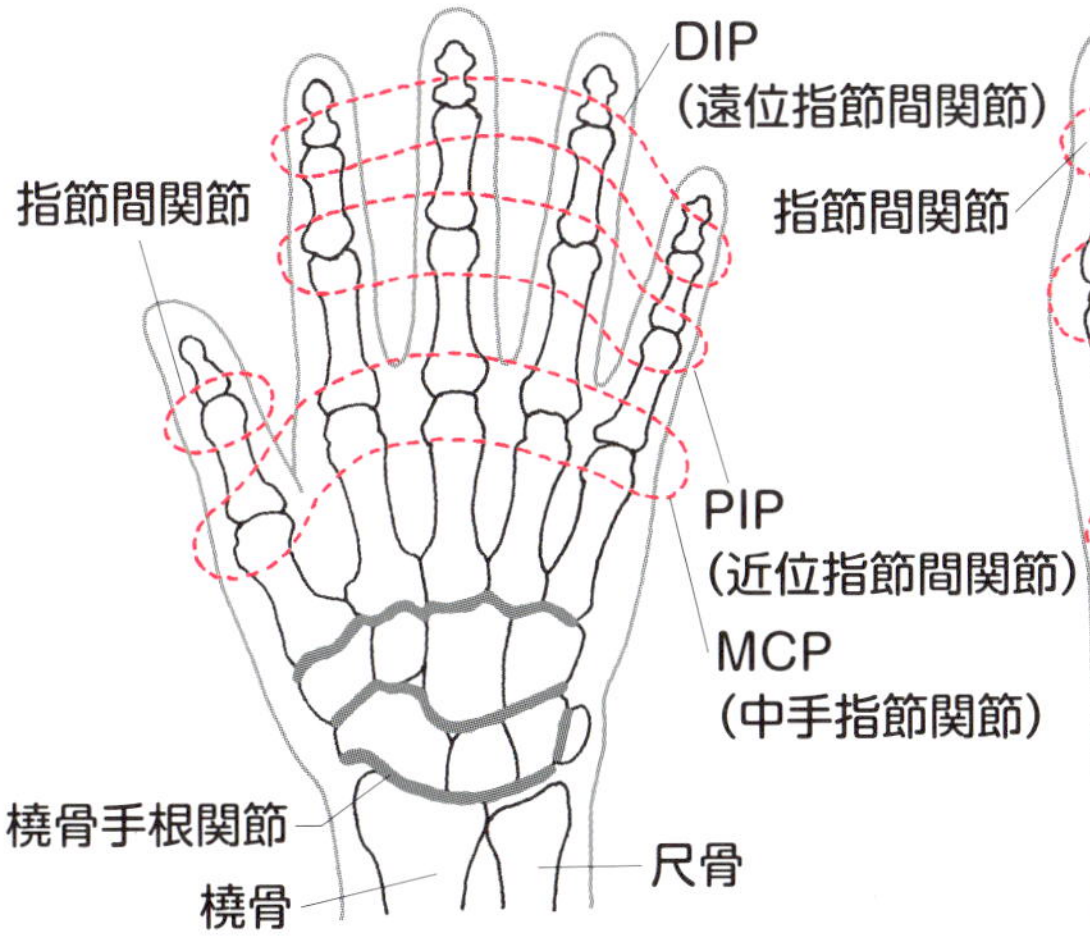

足の関節

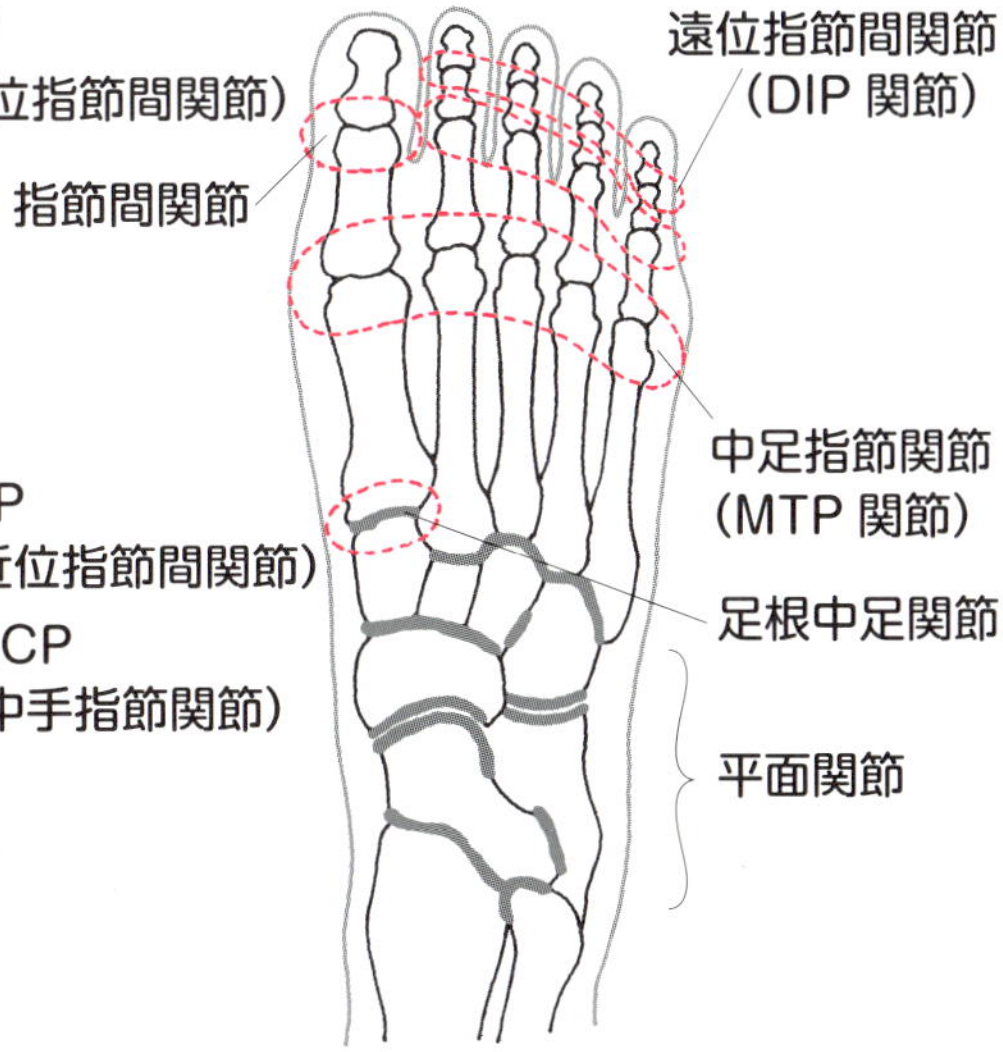

足指の変形

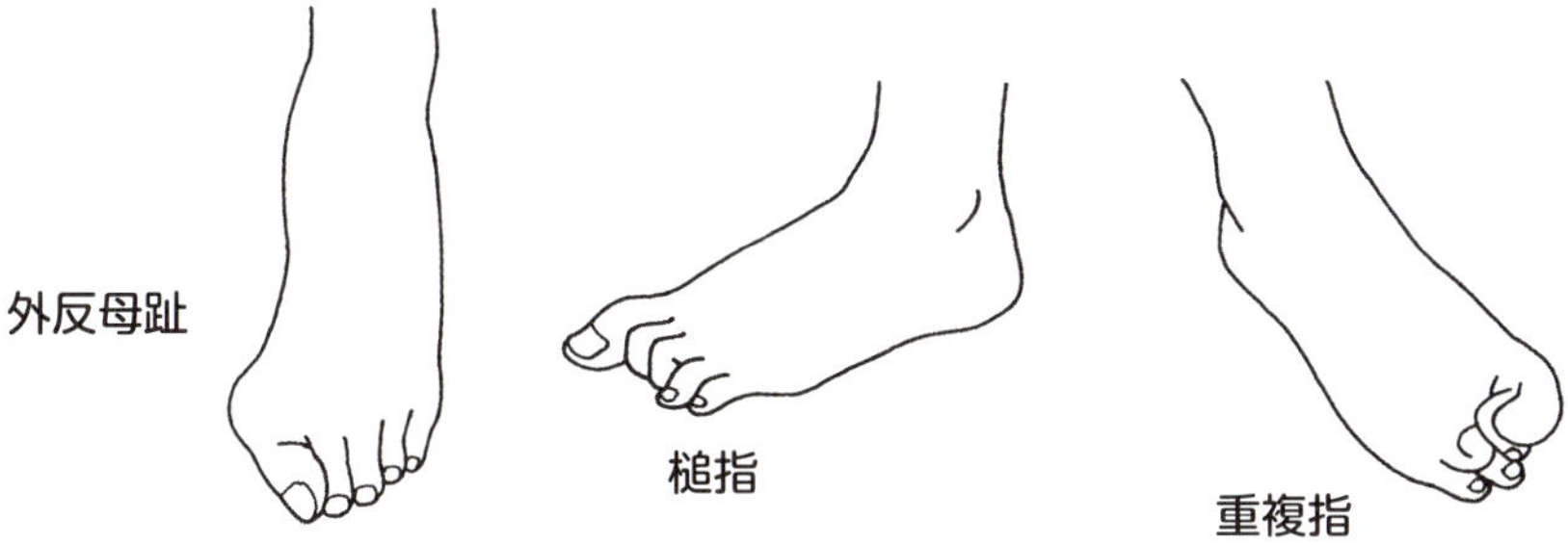

特に、指の付け根の関節（ＭＴＰ関節）のはれです。朝起き上がって歩き出すとき、足の裏に砂利道を踏むような不快な痛みを感じます。関節リウマチの特徴的な症状で、ほかの関節炎ではあまり見られません。

足の指は、手指と同じように構造が簡単なため、骨と骨がずれやすいといえます。足の平面関節の部分は小さな骨が集まり、モザイクのような複雑な構造です（上図参照）。

この小さく複雑な関節に全体重がかかるため、最初はちょっと指が曲がった程度でも、歩く動作が変形を加速させてしまいます。

外反母趾《がいはんぼし》、槌指《つちゆび》（親指以外の４本の指先が曲がり、浮いたようになる）、重複指（指が重なり合ってしまう）、強い痛みをともなう足底の頑固なタコといった変形があらわれ、はける靴がなくなったり歩行も困難になる、やっかいな症状です。

手指に起こる特有の変形

Point
- 独特な指の変形は、〝患者の顔〟といわれる
- 変形によって「つまむ」「握る」などの動作が不自由になる
- 徐々に進む変形は、慣れるため、不便を感じない場合もある

いったん変形するとそのままの形で固まる指

手の指の病変は、最初はこわばりや、はれとなってあらわれますが、病気が進むにつれ特有の変形が起こってきます。変形した指はひと目で関節リウマチとわかる独特な形で、「リウマチの手は、リウマチ患者の顔である」といわれるほどです。

●尺側偏位《しゃくそくへんい》

親指を除く4本の指の、付け根の関節がずれたり亜脱臼《あだっきゅう》を起こし、指が外側（小指側）に曲がってしまいます。進行が遅いため、患者さんは徐々に慣れていき、機能障害はあまり感じないようです。

●ボタン穴変形（ボタン・ホール変形）

指の第2関節の炎症がつづくと、指の背側の関節包《ほう》が引きのばされ、腱《けん》が裂けて、骨が飛び出ます。そのため、第2関節は出っぱって内側へ曲がり、第1関節は外側へそって、ボタン穴のような形になります。

●スワン・ネック変形（白鳥の首変形）

第3関節の炎症がつづくと、指をのばす「すじ」が手のひら側にずり落ち、第3関節が曲がり、第2関節がそり、指先の第1関節は曲がって、形が白鳥の首のようになります。

●Z字変形

親指に起こる変形です。第1関節が曲がり、ヒッチハイクをするときのような形になります。物をつまむ動作が不自由になります。

●ムチランス変形

骨が破壊されてとけ、指が短くなります。また、筋肉や皮膚がたるんで指に力が入らなくなります。指を引っぱると、オペラグラスのように伸びちぢみするため、オペラグラス変形とも呼ばれます。

■手指の変形

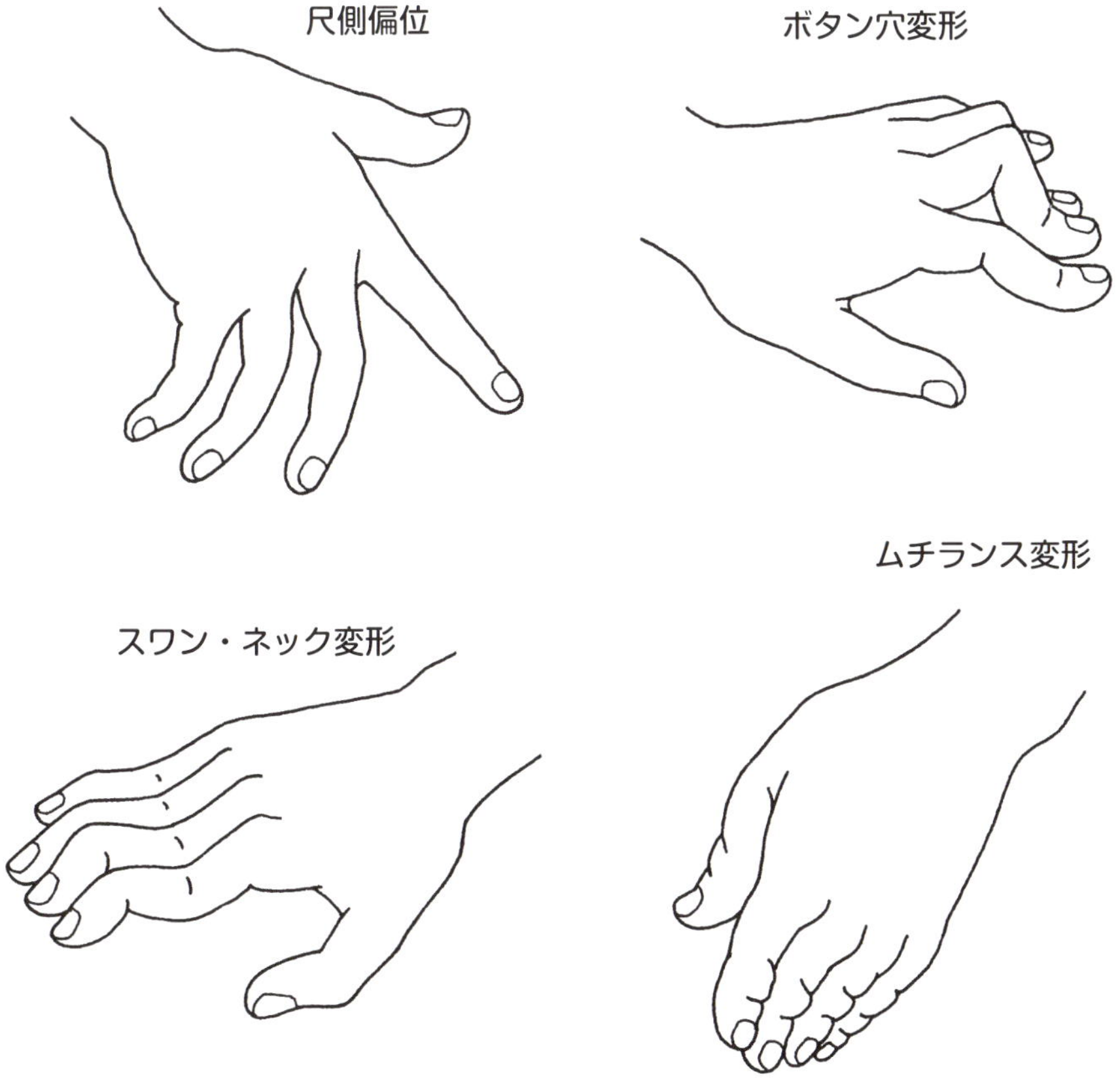

MEMO

サイトカインが破骨細胞を活性化する

関節リウマチは、進行すると骨が破壊される病気です。病気の本体は滑膜にあるのに、なぜ骨まで破壊されるのでしょうか。これには、滑膜の炎症によって大量に生まれる、炎症性サイトカインがかかわります。

骨は本来、骨を削り取る破骨《はこつ》細胞と、骨をつくる造骨《ぞうこつ》細胞とがバランスよく働き、骨形成と骨吸収（骨破壊）をくり返しながら、新旧を入れかえることで質を維持しています。

しかし、炎症性サイトカインは、破骨細胞だけを活性化してしまうので、形成と吸収のバランスがくずれ、破壊だけが進んでしまうのです。

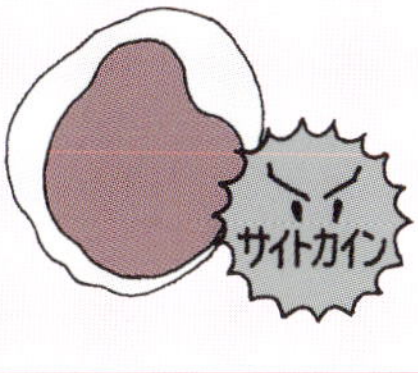

ひざ、肩、ひじなど全身の関節におよぶ

Point
- ●日本人は、ひざがおかされやすい
- ●初期は少ないが、数年たつと増える股関節の破壊
- ●頸椎の病変は、生命にかかわることもあり要注意

日本人は、ひざに病変があらわれやすい

ひざの関節は、立つ、座る、歩くなど、日常生活のさまざまな動作にかかわる重要な働きをする、体の中ではもっとも大きな関節です。

太もも側の大腿骨《だいたいこつ》、その前のひざ小僧の皿の部分である膝蓋骨《しつがいこつ》、すねの側の脛骨《けいこつ》からなっています（左ページの図参照）。

関節リウマチの病変は小さな関節からはじまることが多いのですが、ときには、いきなり、ひざのような大きな関節からはじまることがあります。日本人はひざがおかされやすく、手指・手首に次いで、罹患《りかん》率の高いところです。

ひざ関節の滑膜に炎症が起こると、関節液が大量にたまり（関節水腫《すいしゅ》）、ひざ全体がはれ上がります。さらに軟骨がおかされると、動かすたびに激痛が走るようになります。

また、関節ばかりでなく、ひざの周囲の組織にも影響が出てきます。筋肉の力が衰えたり、靭帯《じんたい》の断裂《だんれつ》などもあり、立ち居や歩行がますます困難になっていきます。

手指ほど目立ちませんが、ひざ関節にも変形は起こり、次のようなタイプがあります。

●**内反膝**《ないはんしつ》　ひざの内側が破壊されると、外側へと変形します。片側だけのこともありますが、左右両方のひざに出ると、O脚になります。

●**外反膝**《がいはんしつ》　内反膝とは逆に、膝関節の外側が破壊されると、内側へと変形します。左右のひざが破壊されると、X脚になります。

●**波形膝**　足をそろえて立つと、両方のひざが左右のどちらか一方に向いてしまう変形です。内外反膝とも

■ひざの関節

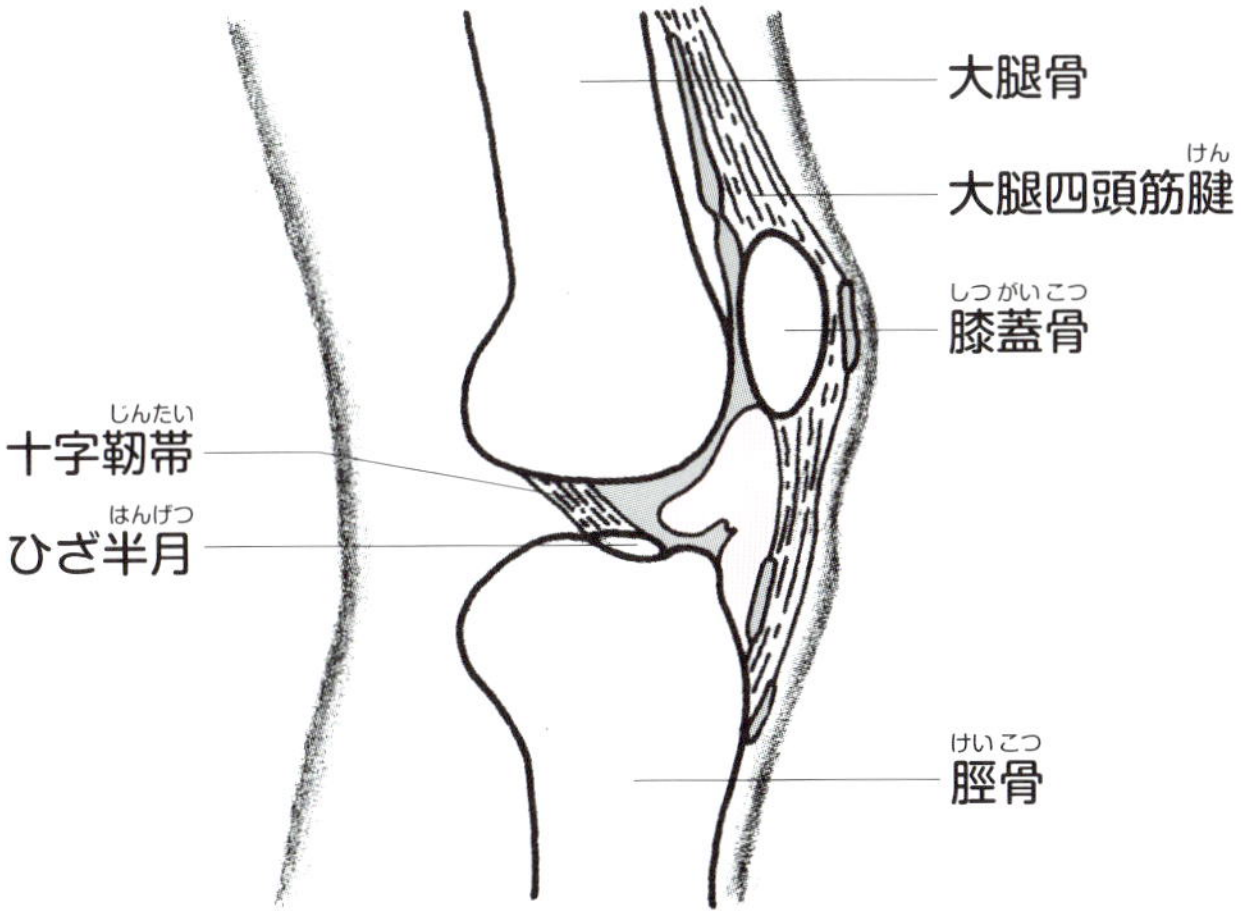

ひざの関節は、大腿骨、膝蓋骨、脛骨からなっていて、運動は屈曲、回旋《かいせん》、すべりなど複雑です。関節面は、円柱形の凸と、それにかみ合う凹面との組み合わせでできている蝶番《ちようつがい》関節です。

■股関節

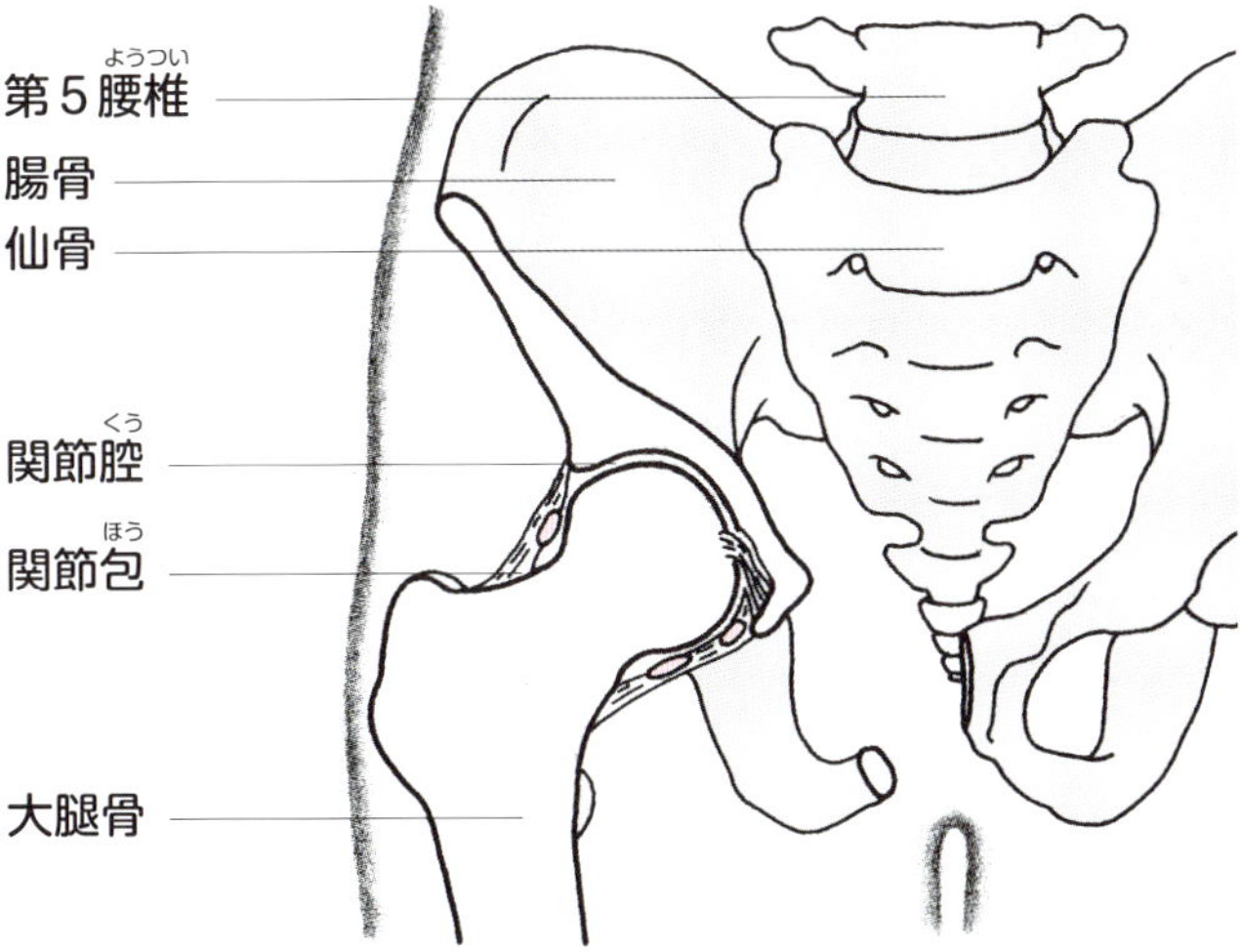

股《こ》関節は、腸骨、坐《ざ》骨、恥《ち》骨からなる寛《かん》骨の中央に位置する寛骨臼《かんこつきゆう》（関節の屋根部分）と、大腿骨頭《だいたいこつとう》とで構成されています。大腿骨頭は球形をしていて、寛骨臼は大腿骨頭を深く収納するようにできています。大腿骨頭は、簡単には脱臼しないようなしくみになっています。

いいます。

股関節の破壊は進行が速い

股《こ》関節は、体幹《たいかん》と下肢《かし》をつなぐ関節で、太もも側の大腿骨頭《だいたいこっとう》と、それとかみ合う骨盤側の臼《うす》のような寛骨《かんこつ》臼《きゅう》からなっています（43ページの図参照）。球《きゅう》関節で、運動の種類が多く、あらゆる方向に動きます。

股関節の障害は、関節リウマチの初期は少ないのですが、病気がはじまって3～10年ほどの間に、15～40％の人に起こるとされています。

関節リウマチの股関節障害は、2種類に分けられます。

一つは、滑膜の炎症によって関節破壊が進む場合です。もう一つは、ステロイド薬治療の副作用、あるいは血管炎によって、大腿骨頭壊死《えし》が起こる場合です。

股関節は、いったん破壊がはじまると進行が速く、強い痛みが出ます。この関節は、日常のさまざまな動作で力が加わるところで運動範囲も広いため、おかされると歩行はもちろんのこと、体全体の動きが不自由になります。悪化すると、寝たきりの原因になることもあります。

生活動作が不自由になる肩・ひじの変形

肩の関節は、手指や手首に次いで、関節リウマチにおかされやすいところです。肩甲骨《けんこうこつ》と上腕骨《じょうわんこつ》で構成されていて、あらゆる方向に動かすことが可能な、人体でもっとも可動域《かどういき》の広い関節です(左ページの図参照)。

肩関節に滑膜炎が起こると、周囲の組織にも影響し、関節を動かす筋肉と骨をつなぐ腱《けん》が薄くなっていきます。

初期は、肩が痛んだり腕が上げにくいといった五十肩のような症状があらわれます。骨の破壊が進むと、腕が上がらなくなっていきます。

ひじの関節は、腕橈《わんとう》関節、腕尺《わんしゃく》関節、上橈尺《じょうとうしゃく》関節の3種類の関節が、共通の関節包に包まれて構成されています。

ここに炎症が起こり長くつづくと、骨と骨がずれやすくなり、また関節包やまわりの組織もゆるんできます。そのため、関節はまわりの筋肉に引っぱられて曲がっていきます。

いったんこの変形が起こると、曲がる方向に力が働き、ついにはひじが曲がったままのびなくなることもあります。肩やひじの関節症状がつづくと、上半身の運動能力が制限され、洗髪、洗顔、服の脱ぎ着などの生活動作が不自由になります。

頸椎の障害は生命にかかわることも

脊椎《せきつい》（背骨）は26個の骨で構成さ

■肩の関節

肩の関節は、人体の中でもっとも「可動域」が広い関節ですが、それだけに、同じ球《きゅう》関節である股関節とくらべて、衝撃を受けたときなどにはずれやすいという特徴があります。そのため、周囲の筋肉や靭帯《じんたい》がしっかり支えるしくみになっています。

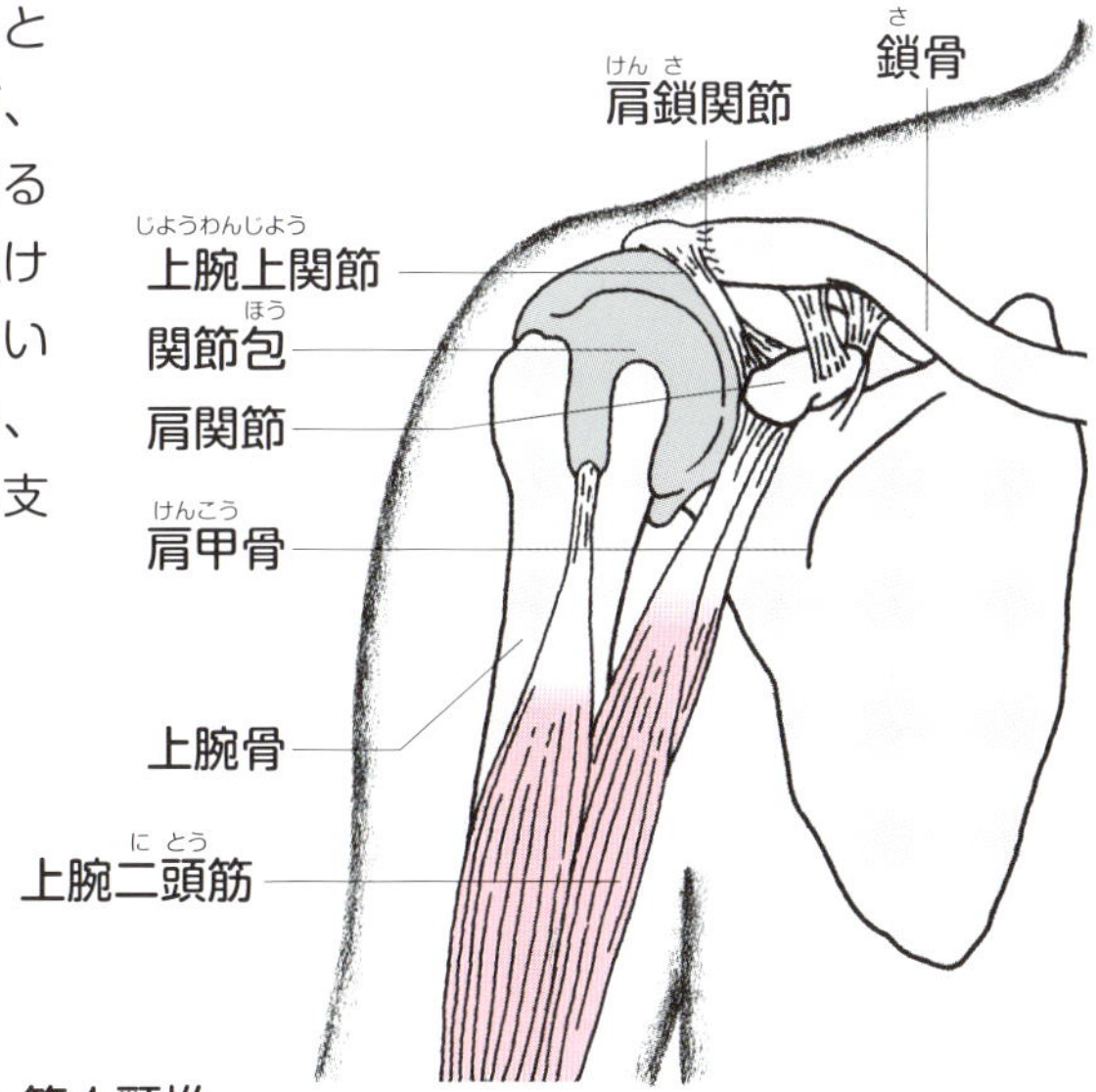

■頸椎

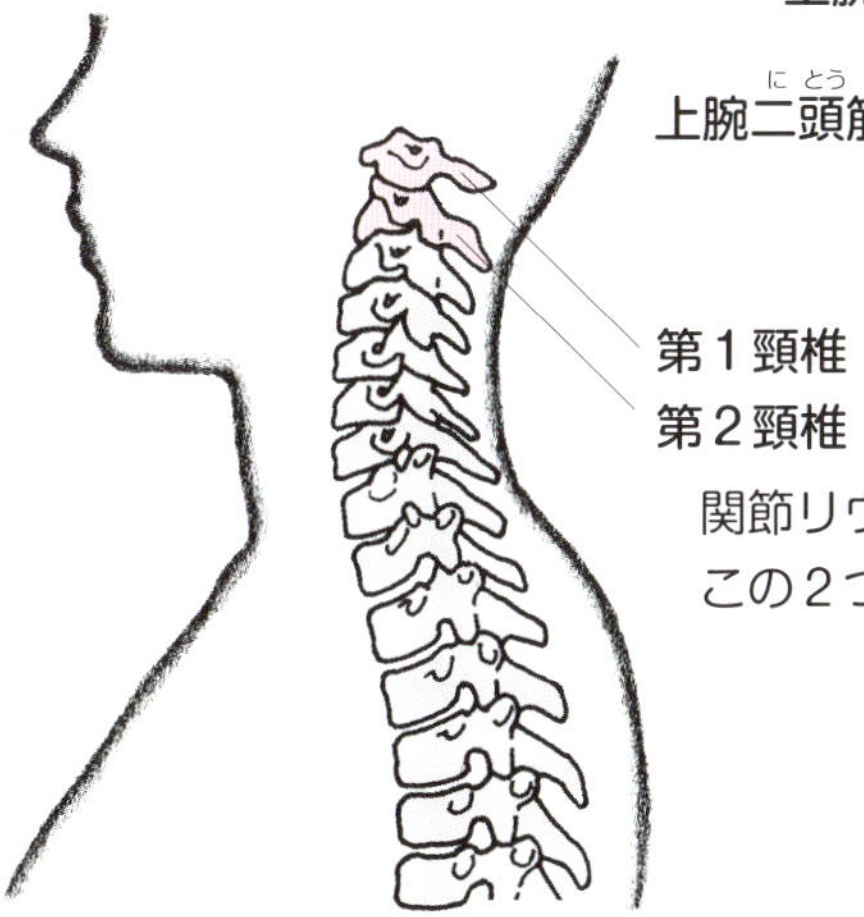

関節リウマチでは、この２つに病変が起こりやすい。

れていますが、そのうち上部7個が頸椎《けいつい》（首の骨）。頭を支えたり、動かしたりする働きがあります。もっともよく動かすのは上から1番目と2番目（上図参照）。おかされやすいのもこの部分で、骨がずれたり、亜脱臼《あだっきゅう》を起こすことがあります。

　このような病変が起こると、はじめは、後頭部が痛む、雑音が聞こえるなどの症状があらわれます。

　さらに進むと、神経が圧迫され、しびれ感や脱力感があらわれます。たとえば、手足の変形は変わらないのに、以前はできた動作ができなくなったり、食事のときにスプーンや箸が使いにくくなったら、背景に頸椎の障害がひそんでいないか、確かめたほうがよいでしょう。

　特に延髄《えんずい》（呼吸などにかかわる脳）が圧迫されると、生命にかかわることもありますので、早く気づいて対処する必要があります。

関節以外にも全身に症状があらわれる

Point
- 関節リウマチは、結合組織や血管にも炎症が起こる全身病
- 眼、皮膚、肺など、さまざまな臓器に症状が出る
- 骨粗しょう症や貧血は、高頻度で起こる

関節リウマチでは、全身の結合組織（細胞と細胞の間にある組織）や、そこを走っている血管も炎症の場となります。そのため、関節だけではなく、ほかの臓器にも症状があらわれていないか、全身を見ていく必要があります。

関節リウマチで起こりやすい、関節外症状を見ていきます。

骨が出っぱり、物にあたる部分にできやすいリウマチ結節

関節リウマチの患者さんには、ひじの外側などにかたいコブのようなものができることがあります。

関節の近くにできると、骨や軟骨とかんちがいすることがありますが、これはコブ状のしこりで、比較的よく見られる関節外症状です。**リウマトイド結節《けっせつ》**ともいいます。

後頭部、ひじやひざの外側（伸側《しんそく》）、かかと、アキレス腱《けん》、坐骨《ざこつ》結節部（臀部《でんぶ》）など、骨が出っぱっていて物にあたりやすい部分の皮下《ひか》にできます。いずれの場合も、感染を起こさない限り、痛みはありません。

リウマチ結節は関節リウマチ特有の症状で、これができていると、ほ

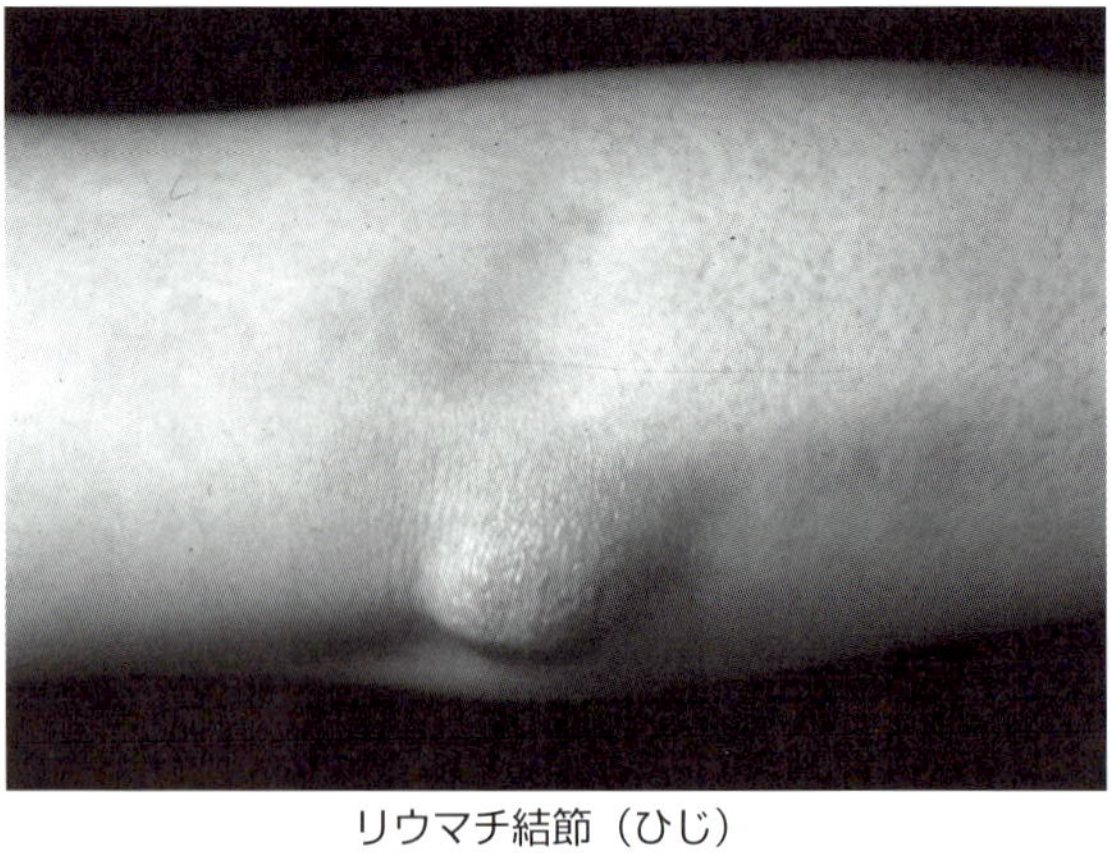

リウマチ結節（ひじ）

かの病気と区別する目印になります。関節リウマチの活動性と関係があるとされていて、リウマトイド因子《いんし》の値が高い患者さんに多く見られます。炎症が激しくなると大きくかたくなり、炎症がおさまり症状が落ち着くと小さくやわらかくなります。

なお、結節は、体表だけでなく肺や心筋にあらわれる場合があり、重い症状を引き起こすこともあります。

肺に炎症が起こり、しだいに線維化する間質性肺炎

間質《かんしつ》性肺炎は、関節リウマチの患者さんの約10～30％に見られ、昔からよく知られている合併症です。

肺には、肺胞《はいほう》という袋状の組織がびっしり詰まっていて、酸素と二酸化炭素のガス交換を行っています。この肺胞と肺胞の間を埋め、肺胞の骨格的な部分を形成するのが「間質」です（下図参照）。

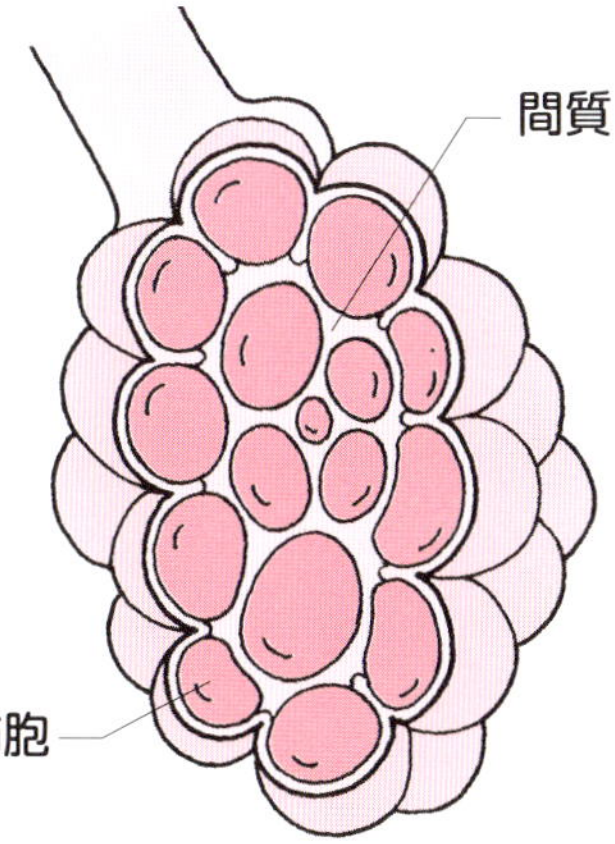

この間質に炎症が起こり、しだいに線維《せんい》化（細胞や原形質が分化し糸状になった繊維成分が増える）していくのが間質性肺炎です。

線維化が進むと、肺は弾力を失ってかたくなり、肺胞の容積が減って呼吸の効率が悪くなります。そのため、息切れや呼吸困難を起こします。

関節リウマチに合併する間質性肺炎は、重症化するケースは少ないのですが、発症の頻度は高いため、患者さんは定期的に胸部X線検査を受けることをすすめられます。

出血、壊死などを起こすリウマトイド血管炎

血管炎とは、血管の壁に炎症が起こるもので、関節リウマチにともなってあらわれる血管炎は、リウマトイド血管炎と呼ばれます。

血管炎が起こると、血管が破れて出血します。また、血流が悪くなり周囲の組織に酸素や栄養が十分に届かなくなるため、組織障害や壊死《えし》になることもあります。

主な症状を見てみましょう。まず皮膚の病変があります。

つめの周囲に見られる「点状出血」は、指の血管内膜の炎症によるもので、通常は無症状です。自然に消失することも多く、予後《よご》は良好です。

小さな静脈の血管炎では、「皮疹《ひしん》

や発疹《ほっしん》」「紫斑《しはん》」などが起こります。

一方、中小の動脈での血管炎では、「皮膚の潰瘍《かいよう》」や「手足の指の壊疽《えそ》」などが起こります。皮膚潰瘍は、主に下腿《かたい》にでき、皮膚に穴があきます。

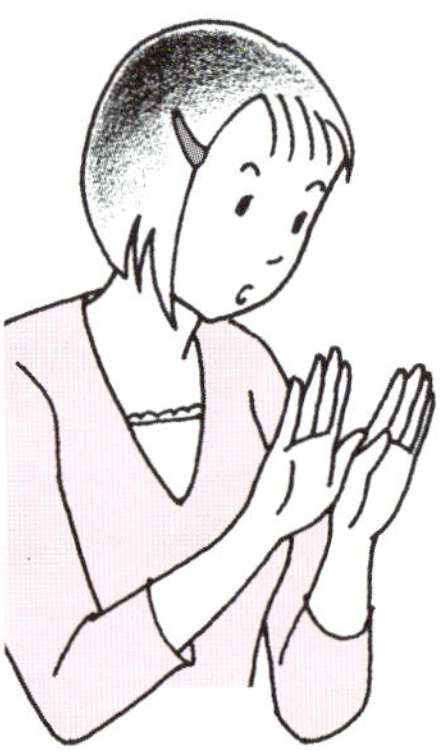

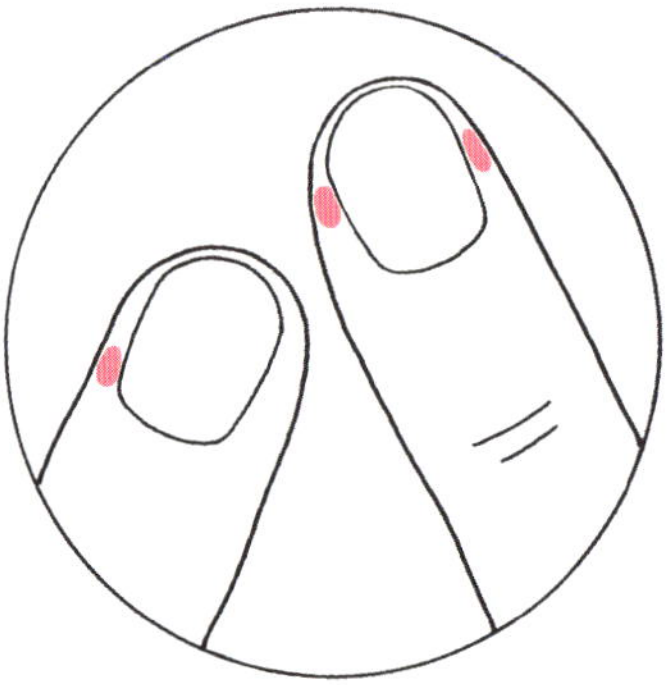

つめの周囲の「点状出血」

また指の壊疽は指先にできることが多く、最終的には黒変（壊死）します。

心臓、肺、腸、腎臓、膵臓《すいぞう》、睾丸《こうがん》、リンパ節などの臓器に、「動脈炎」が起こることもあります。中でも心臓の血管の炎症は、生命にかかわる重大な合併症（心筋梗塞）を起こすことがあり、注意が必要です。

また、末梢《まっしょう》神経を養っている血管に炎症が起こり、「しびれ」や「感覚マヒ」があらわれると、お風呂に入っても温度を感じなかったり、はいているスリッパが自然に脱げてしまう、といったことが起こります。

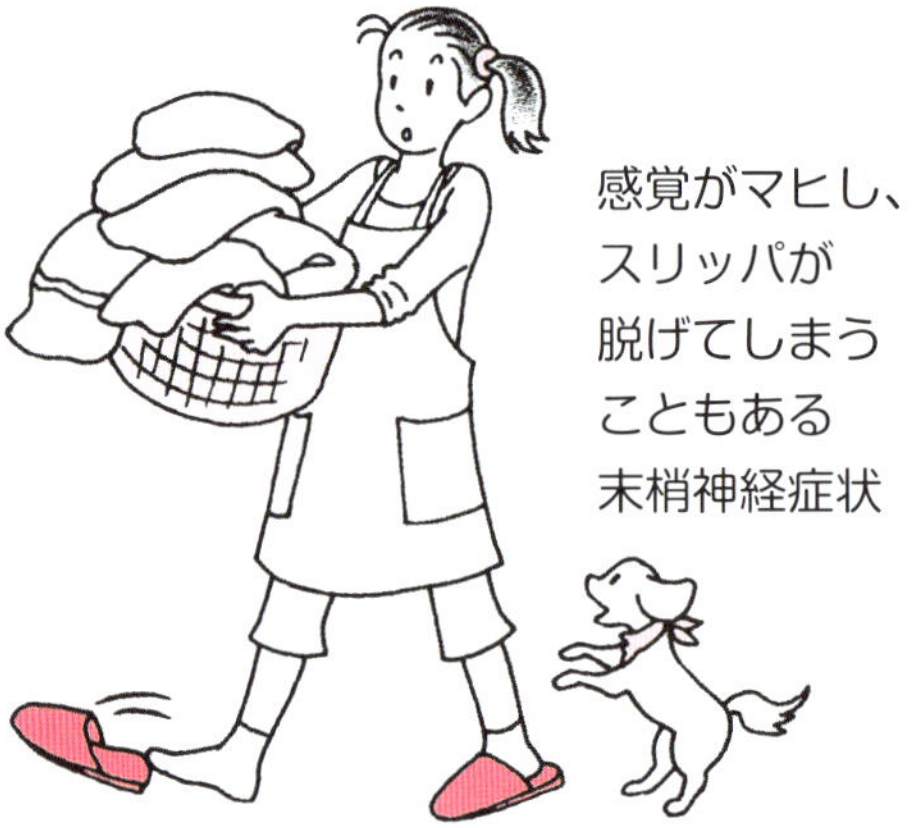
感覚がマヒし、
スリッパが
脱げてしまう
こともある
末梢神経症状

血管炎が特に重症なタイプは、「悪性関節リウマチ」と診断されます。関節リウマチは特定疾患ではないのですが、悪性関節リウマチに限り特定疾患に指定されていて、医療費の補助が受けられます。

眼内の血管炎による上強膜炎・強膜炎

関節リウマチになると、眼《め》の病変があらわれやすく、特によく上強《じょうきょう》膜《まく》炎と強膜炎が起こります。

眼球は何層もの膜におおわれています。いちばん外側にあるのが結膜《けつまく》で、そのすぐ下にある上強膜は血管が通り、白目の部分をおおっています。さらにその下には、かたい強膜があります。

この2種類の強膜に炎症が起こってあらわれるのが、上強膜炎と強膜炎です。

強膜に炎症が起こると、毛細《もうさい》血管が広がり白目が充血したり、眼痛《がんつう》があります。上強膜炎は、強膜の浅い部分の炎症のため症状は軽く、強膜はより深い部分にあるため、炎症が起こると症状も強くなります。

治療をせずに放置すると、眼球に穴があいたり視力が低下しますので、眼科医の診療が必要です。

治療をして充血が治っても、強膜の病変部分が萎縮《いしゅく》し、白目が薄くなるため、下のブドウ膜がすけて黒く見えることがあります。

貧血を合併すると、
息切れに悩まされるように

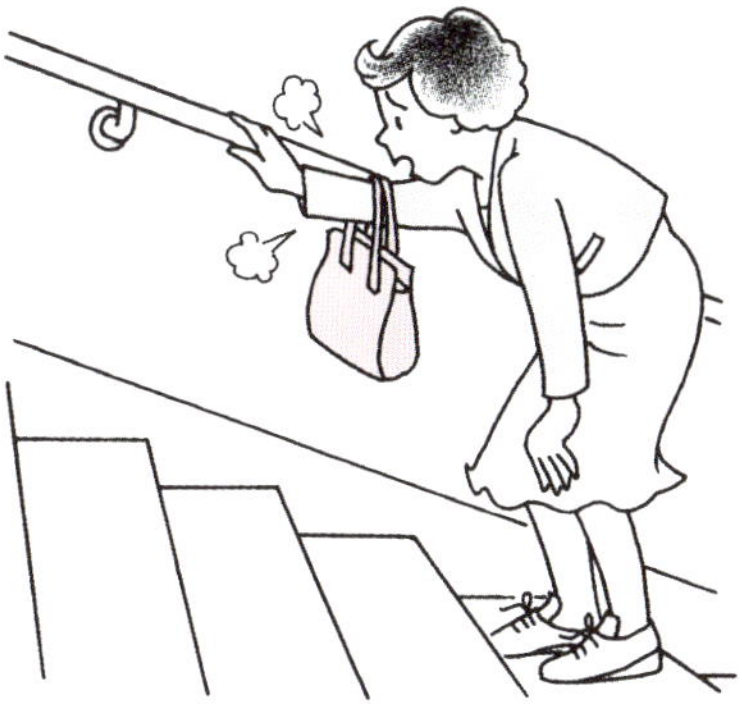

ひんぱんにあらわれる骨粗しょう症や貧血

関節リウマチでは、「骨粗しょう症」を起こす患者さんがよく見られます。

いくつかの原因が考えられていますが、一つは骨代謝《こつたいしゃ》とのかかわりです。

骨量《こつりょう》の減少は、主に骨の吸収と形成のバランスがくずれたときに起こります。関節リウマチでは炎症性サイトカインの作用で、骨の吸収ばかりが高まっていて、骨代謝のバランスが悪くなっています（41ページのメモ参照）。

特に、はれて痛い関節の近くの骨の骨量が低下するという特徴があります。炎症によって破骨《はこつ》細胞が活発に働き、骨量が減ってしまうのです。

また、治療のために服用するステロイド薬の影響も考えられます。

このように関節リウマチには、骨粗しょう症になりやすい悪条件がそろっているといえます。

「貧血《ひんけつ》」もまた、関節リウマチではよく起こります。

炎症が長びいて炎症性サイトカインが大量に放出されると、その過剰な作用で、鉄の利用がさまたげられます。鉄は、赤血球中のヘモグロビンの原料になりますが、赤血球にうまく入らなくなってしまうのです。

体中に酸素を運ぶヘモグロビンが不足するため、息切れなどが起こりやすくなります。

関節リウマチに合併しやすい病気

Point

- 自己免疫や炎症性の病気を合併しやすい
- シェーグレン症候群は約20％の人が併発する
- リウマチの炎症をコントロールし、合併症を予防

リウマチ患者の5人に1人が合併するシェーグレン症候群

シェーグレン症候群は、涙腺《るいせん》や唾《だ》液腺《えきせん》に炎症が起こり、涙やつば（唾液）が出にくくなる病気です。

はっきりとした原因は不明ですが、発病には自己免疫がかかわるとされ、膠原《こうげん》病グループの病気です。

全身性エリテマトーデスなど、ほかの膠原病と合併することが多く、半数が全身性エリテマトーデスや関節リウマチをともないます。

単独で発病する場合は「**原発《げんぱつ》性シェーグレン症候群**」といい、ほかと合併《がっぺい》する場合は「**続発《ぞくはつ》性シェーグレン症候群**」といいますが、両者に本質的なちがいはありません。

関節リウマチとの合併は非常に多く、リウマチ患者の約20％がシェー

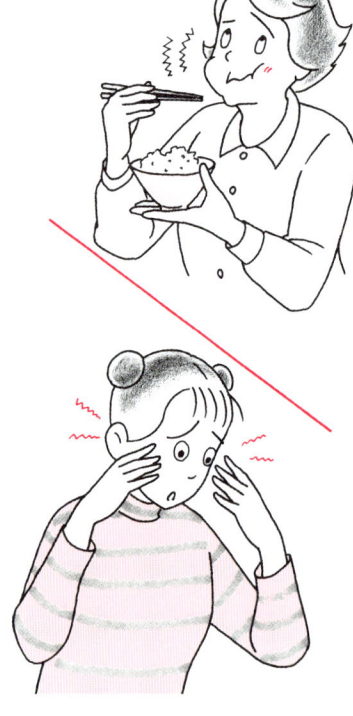

眼《め》や口が乾く
シェーグレン症候群

グレン症候群を発症します。

症状としては、眼《め》や口が乾き（ドライアイやドライマウス）、それにともなって角膜《かくまく》に傷がついたり、虫歯になりやすくなります。また唾液腺の炎症が激しくなると、耳の下（耳下腺《じかせん》）がはれることもあります。

ものが食べにくくなったり、目がごろごろするといった症状があらわれたら、すぐ検査を受けることが大切です。

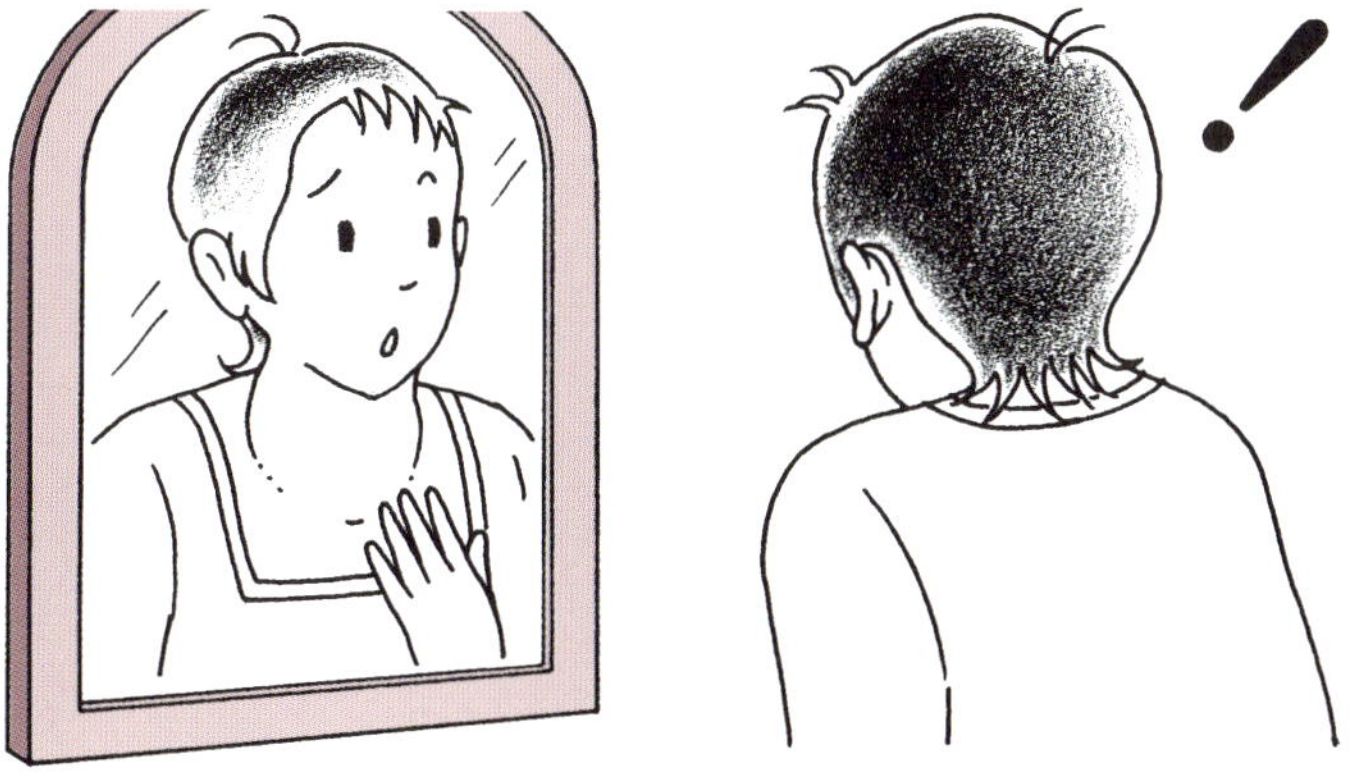
慢性甲状腺炎は、首がはれる症状が特徴的

甲状腺の機能が低下する慢性甲状腺炎

橋本病という名でも知られ、甲状腺の機能が低下する病気です。炎症によって甲状腺が破壊され、はれてかたくなり、甲状腺ホルモンが不足していきます。

やはり自己免疫による病気とされています。

関節リウマチの患者さんの約10％が橋本病を併発しますが、同じ甲状腺の病気である甲状腺機能亢進症《こうしん》（バセドウ病）を併発することは、ほとんどありません。

異常なたんぱく質が沈着する続発性アミロイドーシス

アミロイドは、絹のような構造を持つ異常なたんぱく質で、アミロイドーシスとは、このたんぱく質がさまざまな臓器の細胞や組織の間に沈着し、その臓器に機能障害を起こす病気の総称です。

続発性アミロイドーシスは、慢性の炎症性疾患が長期にわたってつづいたあとに発生するもので、関節リウマチは、アミロイドーシスをまねく代表的な病気の一つです。

関節リウマチを発病後、十数年を経てあらわれる晩期の合併症です。

関節リウマチでは、炎症がうまくコントロールされない状態が長くつづくと、炎症性サイトカインが作用して、肝臓で、「血清アミロイドＡたんぱく」というたんぱく質が大量に産生されます。

このたんぱく質が処理しきれないと、アミロイドに変化して、あちこちの臓器に沈着してしまうのです。

アミロイドにはとけにくい性質があり、いったん沈着してしまうと、これを取り去る有効な治療法はありません。関節リウマチの炎症をきちんとコントロールすることが、第一の予防策です。

続発性アミロイドーシスで、特に問題になるのは、腸管、腎臓、心臓、甲状腺の障害です。

●腎アミロイドーシス

アミロイドが腎臓に沈着して、障害を起こします。

たんぱく尿が出て、発見されることが多いようです。ネフローゼ症候群の状態になり、しだいに腎機能が低下して透析《とうせき》が必要になることもあります。

診断の確定には腎生検《じんせいけん》が必要ですが、体への負担が大きいため、より負担の少ない消化管の粘膜で生検を行うこともあります。ここでアミロイドの沈着が認められれば、腎臓にも沈着していることが予測されるからです。

●消化管アミロイドーシス

アミロイドが消化管の粘膜に沈着して障害を起こします。

難治《なんち》性の激しい下痢《げり》が代表的な症状ですが、逆に腸管の動きが悪くなり、マヒ性の腸《ちょう》閉塞《へいそく》を起こしたり、血便《けつべん》があらわれることもあります。

診断のためには、胃もしくは大腸の内視鏡下粘膜生検を行い、アミロイドの沈着を確認します。

アミロイドが沈着している「病理検査写真」

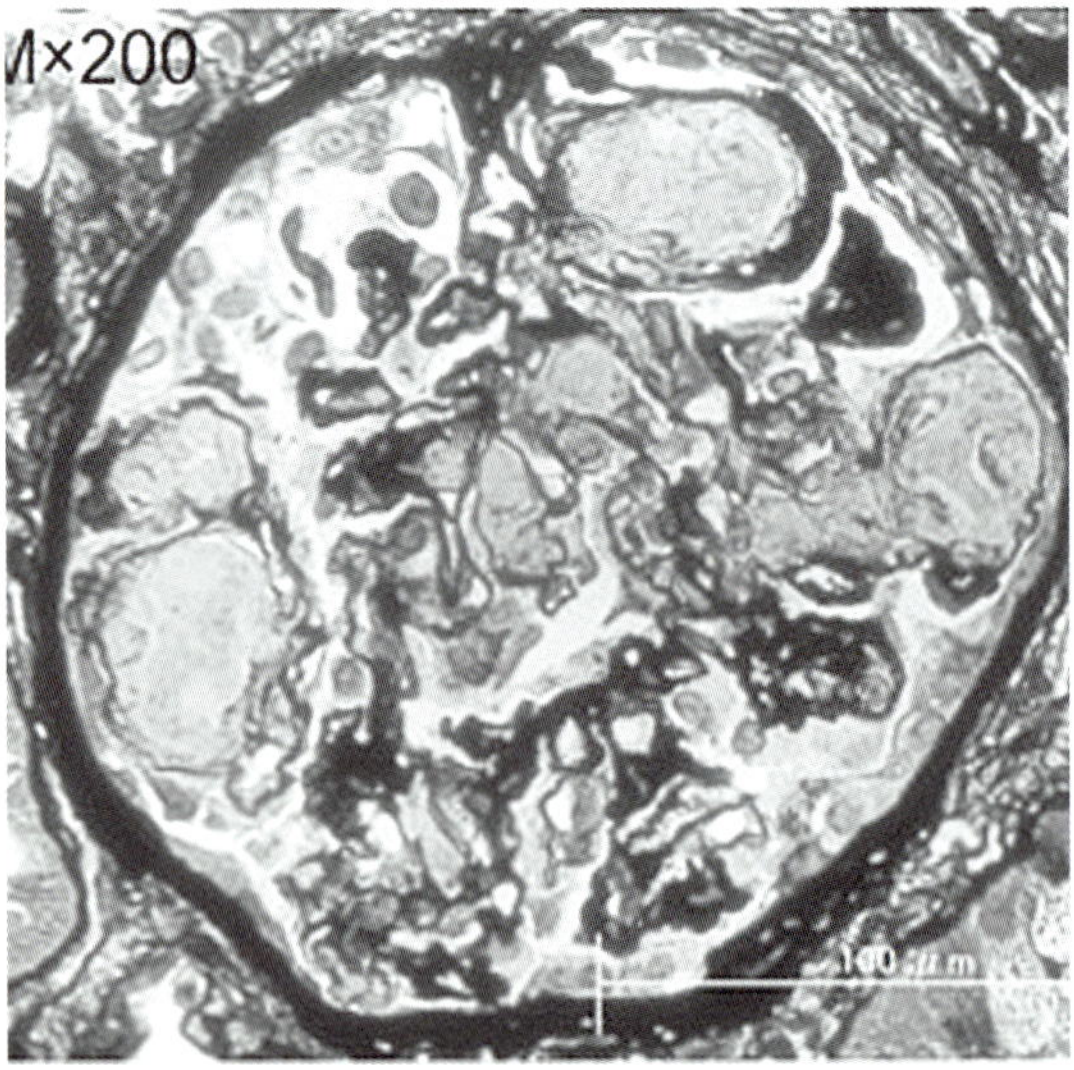

アミロイドーシスは、きわだった症状がなく、診断がむずかしい。疑いのある臓器の細胞を取り生検する

症状があらわれた時点で、静脈栄養を行い、絶食して腸管の安静をはかります。その際、ステロイド注射をして炎症をすみやかに抑えると、効果が見られることがあります。

しかし、重要なのはやはり、日ごろから炎症をきちんとコントロールして、予防することです。

■関節リウマチにともなう合併症・病気

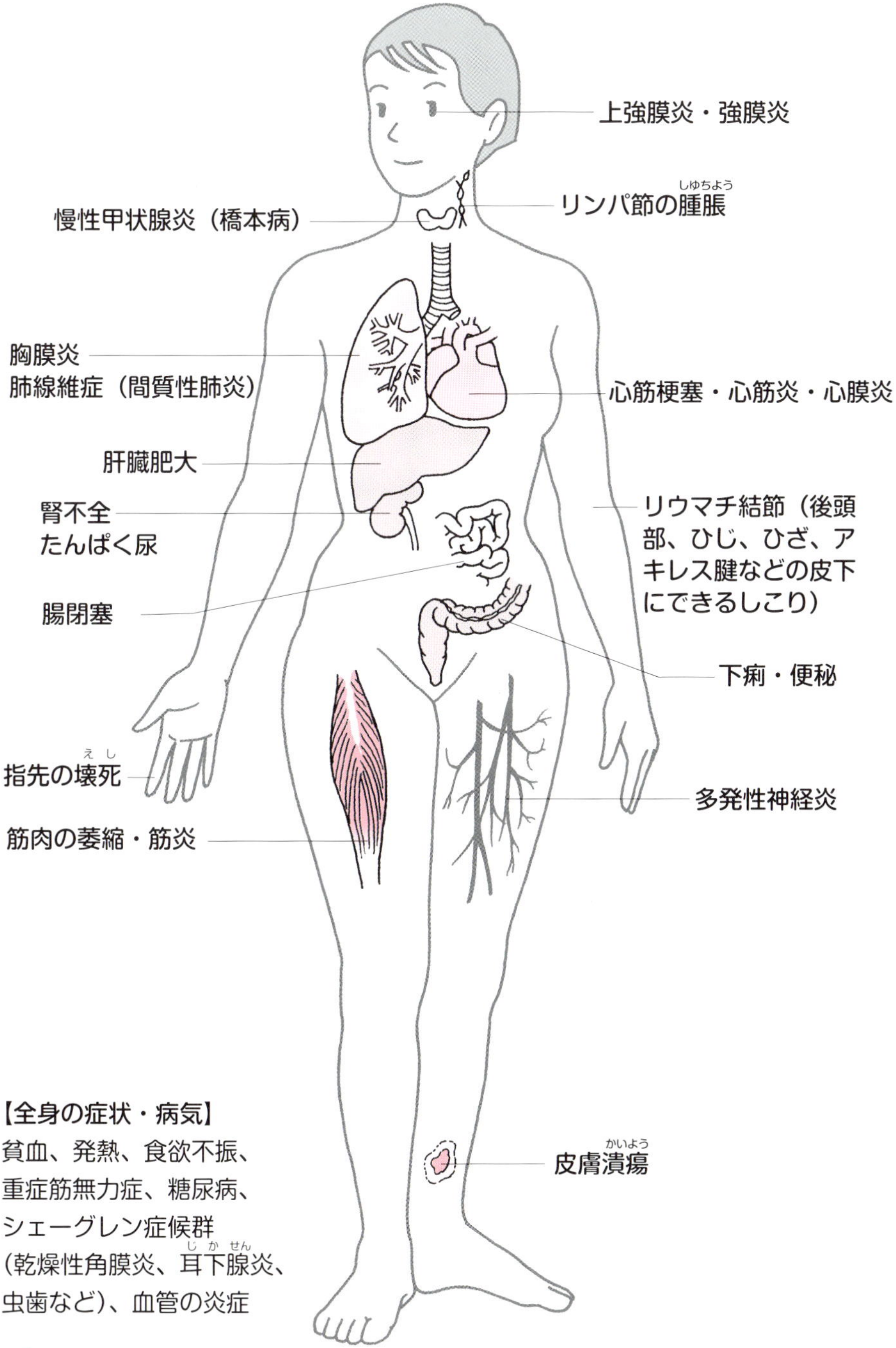

【全身の症状・病気】
貧血、発熱、食欲不振、
重症筋無力症、糖尿病、
シェーグレン症候群
（乾燥性角膜炎、耳下腺炎《じかせん》、
虫歯など）、血管の炎症

関節リウマチはどんな経過をたどる？

多くの人は、よくなったり悪くなったりしながら進む

関節リウマチは、いったん発病すると、療養期間は平均20年。中には、生涯にわたる場合もあります。また、関節の病変は進行性ですから、患者さんは先行きを考え不安にさいなまれます。

「いつかは自分も歩けなくなり、寝たきりになるのではないか……」

患者さんのだれもが一度はこう考えるといいます。しかし関節リウマチになったからといって、すべての人が歩行困難になるわけではありません。

人によっては（大変まれですが）、自然に症状がおさまることがあります。よくなったり悪くなったりをくり返しながら、じわじわと進む場合もあります。急激に悪化する場合もあります。一様ではないのです。

薬を使わず、なるがままにまかせたときの病気の経過を「自然経過」といい、関節リウマチの自然経過は次の３タイプに分かれます。

単周期型：10％ほどの人は、発病して1～2年で自然に寛解《かんかい》（症状が自然におさまった状態）します。ただし、このようなケースは非常に少ないと考えたほうがよいでしょう。

多周期型：50～60％の人は、関節の炎症がよくなったり悪くなったりをくり返しながら、徐々に全身の関節に広がり、関節破壊も目立ってきます。ただ、発症の仕方、進行のスピード、障害される関節の場所などは、人によって大きなちがいがあります。

進行型：20～30％の人は病状がそのまま悪化し、急速に骨がとけて、ムチランス型関節破壊に至ります。

重症化しやすいケースは？

関節リウマチを診断する際に、その経過を予測することは非常に困難です。ただ、診断時に次のような検査結果が重なって出るケースは、重症型へ移行しやすいと考えられています。

●リウマトイド因子や抗ＣＣＰ抗体が、すでに陽性である
●ＣＲＰ（炎症反応の一つ）の数値が高い
●Ｘ線検査で骨《こつ》びらんが見られる

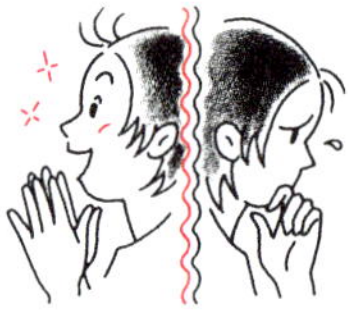

第3章

関節リウマチの診断法は？検査にはどんな意味があるか？

関節リウマチが疑われたら専門医を受診

Point

- 骨の破壊が進む前に治療をはじめることが大切
- リウマチ専門医なら診断・治療の経験が豊富
- 医師との信頼関係が病気の経過にもプラスに影響する

病気が進んでしまう前に早期発見・早期治療を

　この症状は関節リウマチではないか……。そんな心配があったとしても、最初は近くの整形外科や一般内科を受診するケースが多いかもしれません。しかし、関節リウマチの診断は、ベテランの医師でもむずかしい面があります。

　関節リウマチには、「この検査で陽性だったらまちがいない」といえるような、診断の決め手となるものがありません。たとえば、リウマチ反応を調べるリウマトイド因子《いんし》（70ページ参照）が陽性だったとしても、関節リウマチと確定はできません。

　関節が痛む病気はほかにも数多くありますし、関節リウマチの初期は臨床所見が軽く、見落とされてしまうこともあります。

　関節リウマチは、病気が進んでしまう前の初期に発見し、すみやかに治療をはじめることが、よい経過へと導くポイントです。もし疑われるのなら、最初からリウマチ専門医を受診することをおすすめします。

　経験豊富な専門医だったら、さまざまなあらわれ方をする病気のサインを見逃さず、的確な判断ができますし、新しい治療法やリウマチ研究の動向にも通じているからです。

医師との良好な関係が治療の行方を左右する

　では、実際に病院の何科を受診したらよいのでしょう。

　関節リウマチの専門医は、リウマチや膠原《こうげん》病という名のついた診療科に所属していることが多いのですが、医療機関によっては内科や整形外科ということもあります。

しかも、リウマチ専門医の存在は地域によってかたよりがあります。近くの医療機関に専門医がいない患者さんにとっては、病院を探す負担も大きいことでしょう。

近所のかかりつけ医に、ふさわしい専門医への紹介状を書いてもらうのも、一つの方法です。

また、下にあげた「日本リウマチ学会」「リウマチ情報センター」「日本リウマチ友の会」などの機関で調べる方法もあります。

関節リウマチはいったん発症すると、長期にわたる治療が必要で、症状がおさまっても、経過をチェックするための検査通院は欠かせません。

医師と良好なコミュニケーションを持てれば、安心して療養をつづけることができますし、病気の経過にもよい影響をあたえます。信頼できる医師を得ることは、治療の第一歩といえるほど重要なことなのです。

■リウマチ専門医はここで探せる

●日本リウマチ学会

(一社)日本リウマチ学会は、リウマチ性疾患の研究・診療の向上を目的に活動をつづけている学術団体です。ここでは、リウマチ性疾患の認定制度を設け、指導医・認定医・認定施設を紹介しています。日本リウマチ学会のホームページにある「リウマチ専門医・指導医検索」のコーナーを開くと、各都道府県のリウマチ専門医・指導医を検索することができます。

・(一社)日本リウマチ学会　ホームページ：http://www.ryumachi-jp.com

●リウマチ情報センター

リウマチ情報センターは、(公財)日本リウマチ財団が運営しているサイトです。日本リウマチ財団では、リウマチ性疾患の正しい知識の普及、調査・研究、社会的な対策などを進めており、「リウマチ登録医制度」を設けています。名簿は、日本リウマチ財団のホームページから「リウマチ情報センター／リウマチ財団登録医・看護師・薬剤師の所属する医療機関」を開くと見ることができます。

・(公財)日本リウマチ財団　ホームページ：http://www.rheuma-net.or.jp

●日本リウマチ友の会

リウマチ患者の会「(公社)日本リウマチ友の会」(173ページ参照)では、リウマチ専門医の紹介を行っています。

・(公社)日本リウマチ友の会　ホームページ：http://www.nrat.or.jp

問診で重要な患者情報を得る

Point
- 医師は問診で診断や治療の手がかりを得る
- 質問の中心は、家族歴、病歴、自覚症状など
- 患者は伝えることをあらかじめメモにして持参するとよい

患者本人にしかわからない情報を伝える

問診《もんしん》は、検査の前に医師が患者さんに会って、診断のために必要なさまざまな質問をする場です。ほとんどの医療機関では、質問をリストにして、それに答える形式の「問診票」を用意しています。

医師にとって患者さんの履歴《りれき》は、病気の状態を知る重要な情報源であり、診断や治療の手がかりとなります。初診の際は、次に述べるような家族歴、自身の病歴、いつ、どのような症状があらわれたかなど、**メモにして持参するとよい**でしょう。

医師には、自分が感じていることを正直に、また正確に話してください。その後の診断や治療にかかわってくるからです。

■家族歴

★関節リウマチは遺伝病ではないものの、発病には遺伝的な体質や素因《そいん》がかかわる場合があります。

兄弟・姉妹、両親、祖父母など家族の中に、関節リウマチ、全身性エリテマトーデス、多発性筋炎、全身性強《きょう》皮《ひ》症、シェーグレン症候群といった自己免疫性の病気の人がいたか、それはどのような病気か、あらかじめ調べておくとよいでしょう。

★家庭、職場（職業）、趣味、周囲の人の病気への理解などについても、医師から質問することがあります。

関節リウマチという病気には、患者さんがどんな生活環境で過ごしているかが、さまざまな形で影響するからです。私生活について話すことにはためらいもともなうと思いますが、治療のためには不可欠な要素です。

■既往歴《きおうれき》

★これまでかかったことのある病気について、特に関節リウマチとかかわりのある、甲状腺の病気、シェーグレン症候群、高血圧などの有無《うむ》について伝えてください。

★治療のために抗リウマチ薬を使いますので、副作用などに注意するために、胃腸障害、結核、糖尿病、腎臓の病気、肝臓の病気、薬物アレルギーなどの有無も伝えてください。

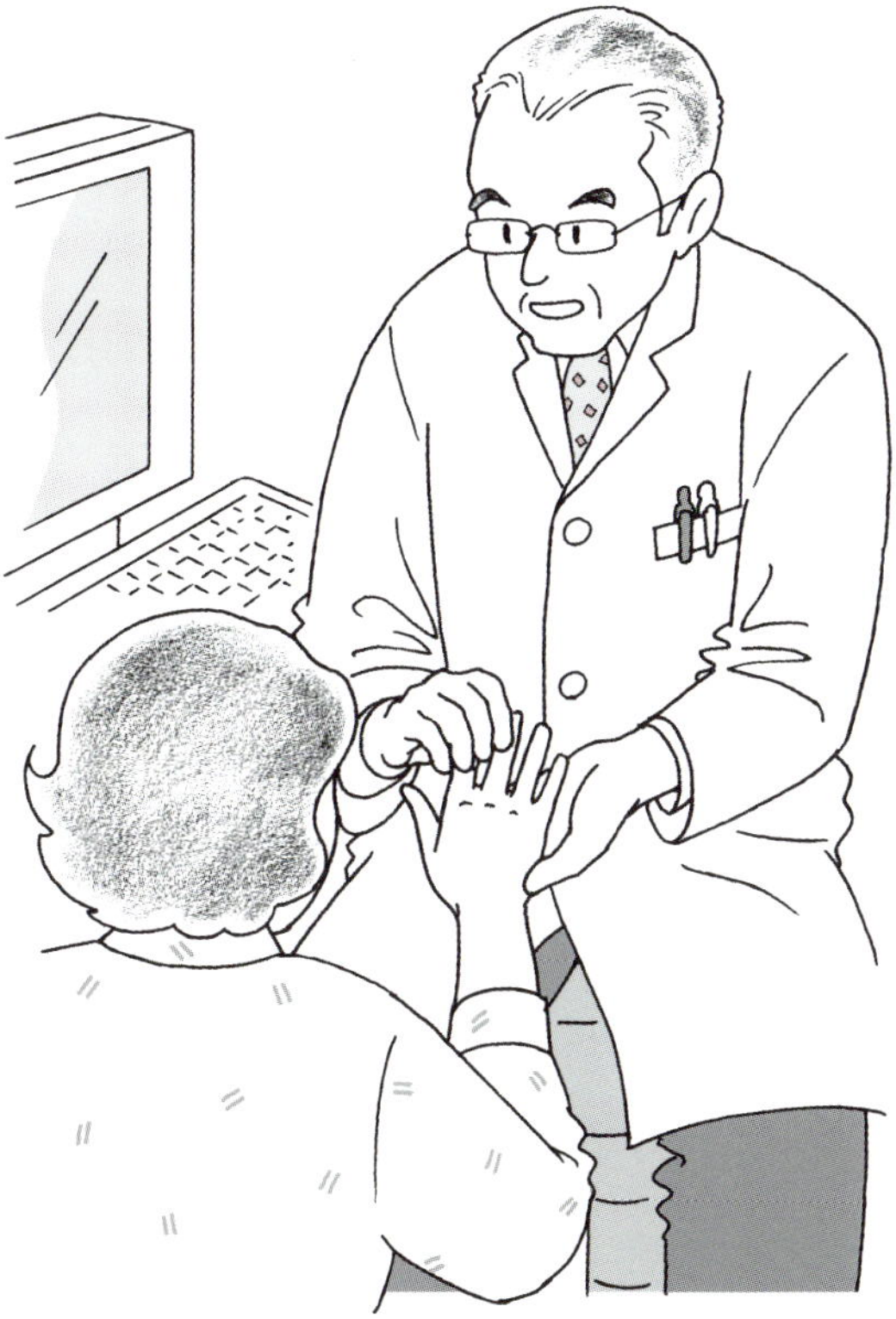

手の状態などは、診察の際、医師が触診で調べます

現在までの病気の推移

★発症した時期、最初に症状があらわれた関節、発症した前後の状況（出産、身体的または精神的な過労、発熱、全身の倦怠《けんたい》感などがあったか）など、過去にさかのぼり、思い出せることはすべて伝えてください。

★現在あらわれている症状について。特に痛みなどは、患者さん本人にしかわからない部分です。正確に伝えてください。

●どの関節に、どんな症状があるか。こわばりか、はれか、痛みか。

●その症状を感じるのは、どんなときか。

●症状は、いつごろはじまったか。

●朝のこわばりは、どのくらいの時間つづくか。

●関節以外の全身症状（倦怠感、熱っぽさ、食欲不振など）があるか。

★ほかの医療機関で治療を受けている人は、過去に使っていた（あるいは現在も使っている）抗リウマチ薬の種類や量を調べ、伝えてください。副作用（口内炎、皮膚症状、かゆみなど）が出たかどうかも伝えてください。

診察で体中に出る病気のサインを見る

Point
- 診察で全身に起こる病変をチェック
- 上肢と下肢のチェックは特に重要
- やっかいな合併症も早めに見つける

初診のときだけでなく、継続的な診察が必要

どうして、こんなにいろいろ調べる必要があるのだろう……。医師の診察を受けて、そう思うことがあるかもしれません。

しかし関節リウマチは、全身に病変が起こる病気です。そのため、さまざまな角度から見ていく必要があります。関節に起こる症状、関節以外の部分に起こる症状、併発《へいはつ》する病気、薬の副作用など、さまざまな要素を照らし合わせながら、総合的に判断することが求められるのです。

これから、診察の細部を紹介していきますが、これらは初診に限ってのことではありません。

関節リウマチは、注意深く丹念に、経過をチェックしていく必要がある病気だからです。

たとえば、関節リウマチと診断がついたとしても、その後の経過の中で、別の病気である可能性が出てくることもあります。また、病状の変化を見守りながら、治療の方向を確認したり、変更したりすることも必要になります。

こういったことをふまえながら、医師が診察でどんなことを調べるか、見ていきましょう。

診察のたびに、眼をみて貧血や充血をチェック

眼《め》の結膜《けつまく》（白目の表面と、まぶたの裏をおおう粘膜）は、診察のたびに医師がみるところです。貧血や充血があるかどうかをチェックするためです。

関節リウマチになると、程度の差はあれ、大多数の人に貧血が起こります。貧血は血液検査でもわかりま

すが、医師がみて確認します。

しかし、貧血が徐々に起こっているときや、結膜に充血がある場合、結膜の状態だけで貧血を判断するのは困難です。逆に、結膜をみて明らかな貧血とわかる場合、その貧血はかなり進んだ状態です。

では、結膜の充血はどうでしょうか。この場合は、シェーグレン症候群を併発していることが考えられます。ほかに、眼や口が乾く症状がないか確認します。シェーグレン症候群が疑われる場合は、診断のために眼科医を紹介することもあります。

ひじ、首、胸をみて合併症をチェック

ひじの周囲のしこり

コブ状のリウマチ結節《けっせつ》（46ページ参照）ができやすいところです。

首や周囲のはれ

ほかの病気を併発していないか、「はれ」の症状を調べます。

甲状腺の病気は、首前部のはれをチェックし、首やわきの下のリンパ節がはれていないかもみます。首を触診して圧痛があるかどうか、声のかすれがないかもみます。このような症状から、甲状腺の病気が疑われる場合は、ただちに血液検査を行い甲状腺ホルモン、抗体、甲状腺刺激ホルモンの量を調べます。

また、シェーグレン症候群では耳下腺のはれが、ほかの膠原《こうげん》病では首のリンパ節のはれがあらわれることがありますので、チェックします。

胸部の異変

関節リウマチは、心臓や肺の病気を併発することがまれではないため、聴診《ちょうしん》、胸部Ｘ線検査、心電図、心エコーなどで定期的にチェックをする必要があります。

診察の際は、両方の肺の下に通常とはちがう音が聞こえないか聴診し、間質《かんしつ》性肺炎（47ページ参照）の併発をチェックすることが重要です。疑わしい場合は、さらに肺のＣＴ検査を行います。

上肢と下肢は、最重要なチェックポイント

上肢《じょうし》と下肢《かし》のチェックは、関節リウマチの診察の中でも特に重要です。

手と手指、腕、ひじ、肩、足と足指、ひざ、股《また》に至るまで、関節の状態をみます。また、運動機能や、血管炎による症状があらわれていないかなども、系統的に調べる必要があります。

関節の状態

上肢、下肢のすべての関節にわたって、どんな「痛み」があるか調べます。痛みは、じっとしていても痛いのか、押したときに痛むのか、動かしたときに痛むのか、その区別も重要です。

関節に「はれ」「熱感《ねっかん》」「変形」があるかどうか、また関節を動かせる範囲「可動域《かどういき》」をチェックすることも重要です。

運動機能

★関節リウマチになると、一般的に握力が弱くなります。これは、上《じょう》肢《し》の運動機能を知る目安になります。

★肩やひじの関節の動きは、患者さんに「バンザイ」をしてもらって、状態をみます。

★手と手指の関節の状態や筋肉の状態は、患者さんに「グー、チョキ、パー」をしてもらって、その動きから判断します。

そのほか、「ボタンがついたブラウスやシャツの脱ぎ着ができるか」「手が口またはおしりに届くか」「手が上着の反対側のポケットに届くか」といった動作チェックも機能を判断する材料になります。

★歩行能力のチェックは、下肢《かし》の状態をみる上で重要です。

「制限なく歩ける」「30分以上、つづけて歩ける」「30分以内なら、つづけて歩ける」「室内だけなら歩ける」「歩けない」の5段階に分け、患者さんがどの段階にあるかをみます。歩くとき、つえや松葉づえが必要かどうかもチェックの対象となります。

そのほか、バス・車・電車などの乗り降り、階段の上り下り、洋式トイレの使用が可能かどうかも、運動機能をみる目安となります。

血管の異常

血管の異常（47ページ参照）には注意が必要で、診察のときにチェックします。血管に異常が起こると、次のような症状があらわれます。

★レイノー症状：皮膚がまだらに変色する症状です。通常は寒冷刺激に反応してあらわれます。

また、血管に炎症が起こる血管炎では、皮膚や神経の症状があらわれます。

★つめの周辺や指の皮膚の病変

★下腿潰瘍《かたいかいよう》：ひざから足首までの間の皮膚に組織の欠損ができます。

★橈骨《とうこつ》神経マヒ：手首のところで手がたれ下がり、のばせなくなります。

★腓骨《ひこつ》神経マヒ：ひざの下の外側にある、骨の出っぱり裏の神経がマヒし、足先が上がらなくなります。そのため、スリッパが自然に脱げてしまう、といったことが起こります。

頸椎の異常がわかる腱反射のチェック

関節リウマチになると、40〜60%の人に、何らかの頸椎《けいつい》の障害が見られます。

頸椎には脊髄《せきずい》（中枢《ちゅうすう》神経）が入っていて、そこから枝分かれした神経が四肢《しし》にのびています。診察では、この神経をチェックすることで頸椎の異常を調べます。

足をコントロールしている神経の働きを調べるときは、打腱器《だけんき》でひざのお皿の下（大腿四頭筋《だいたいしとうきん》の腱があるところ）をたたいて反射をみる「**膝《しつ》蓋腱《がいけん》反射**」を行います。

ひざの下をたたくと、通常は、大腿四頭筋の腱が収縮して足がはね上がります。しかし、反射神経に異常があると、はね上がりません。これによって、足をコントロールしている脊髄に異常があるかどうかがわかるわけです。

歩行能力から下肢の状態をみる

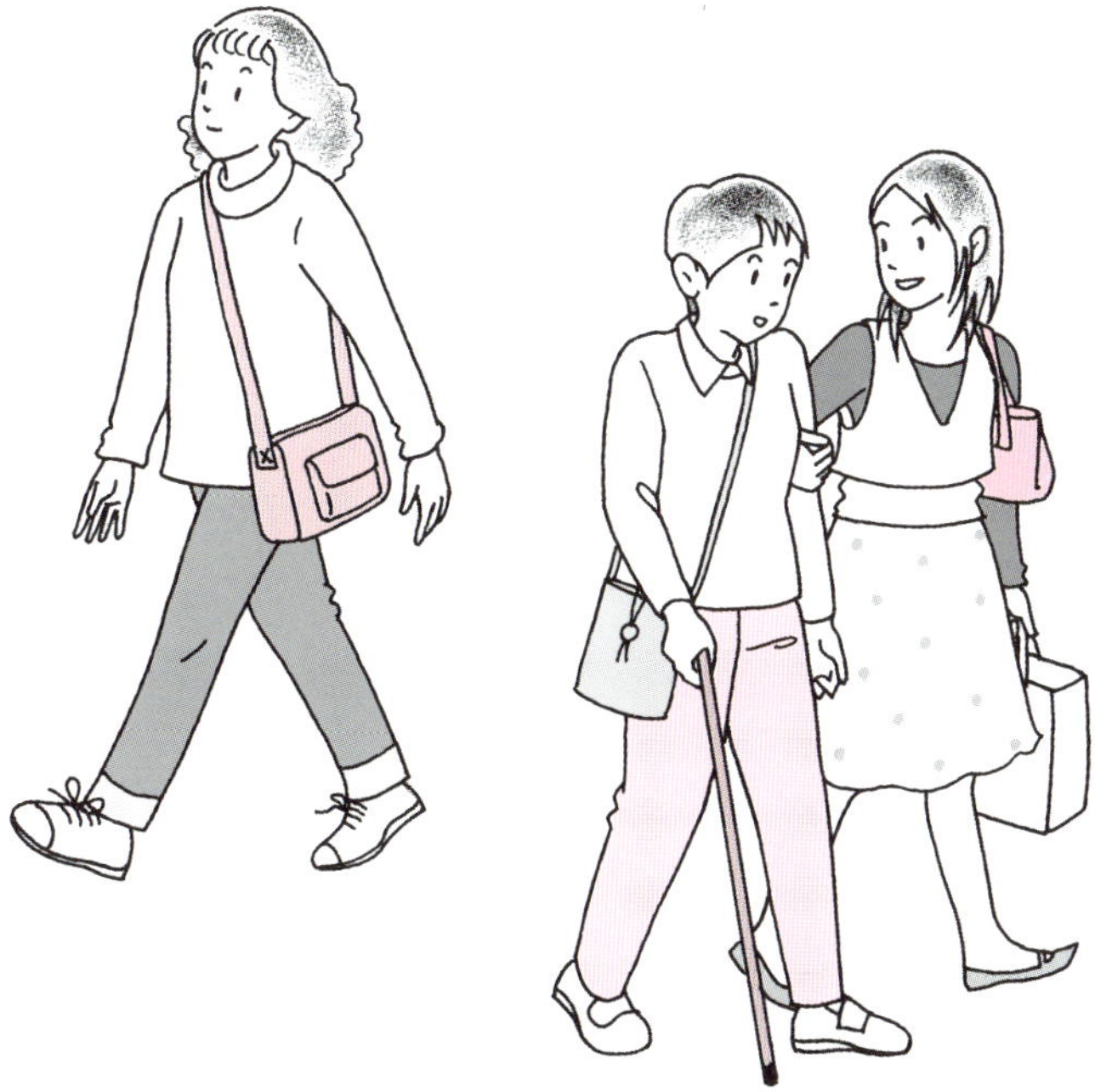

手の機能をみるグー、チョキ、パー

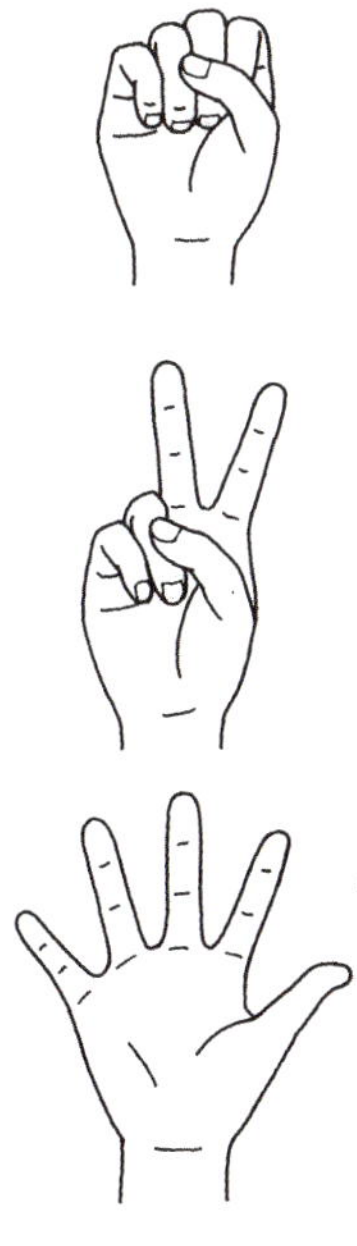

甲状腺の触診

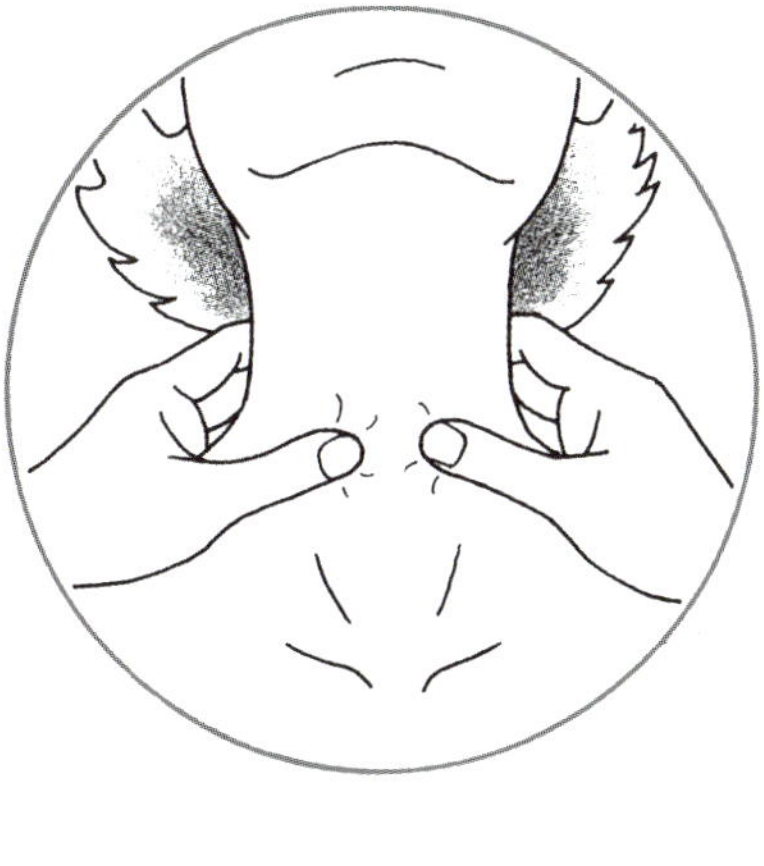

画像検査で関節の変化を見る

Point
●X線検査で関節の変化をいち早く見つける
●病気の進み具合も画像でチェック
●MRI検査やCT検査を組み合わせ、細部を見る

診断、病期判定などにX線検査は不可欠

関節リウマチは、関節の変化をいち早く見つけることが治療の第一歩。診断にはX線検査が欠かせません。次のようなことを行うのに大変有効な方法です。

❶関節リウマチの診断
❷ほかの病気との判別
❸クラスの判定（どれくらいの日常生活が送れているか）
❹病期＝ステージの判定（関節の破壊レベルの判定）
❺予後《よご》の判定

初期の診断には、通常は手と足のX線撮影を行います。さらに、痛む場所があれば、その部分の関節も撮影します。

関節の変化は、ステージであらわしますが（32ページ参照）、各ステージはX線写真ではどのように写されるか、見てみましょう。

●**ステージ1（初期）**　滑膜《かつまく》の炎症は、関節のまわりの組織の影となって写ります。軟骨の変化が進むと（軟骨そのものは写りません）、関節の骨と骨の間が狭くなって見えます。また、骨が薄く写ることがあります。骨粗しょう症の状態です。

●**ステージ2（進行期）**　病変が進むと、軟骨と軟骨が接する部分がさらに狭くなります。

また骨の表面が削れる「骨《こつ》びらん」が、虫食い状に穴があいたように写し出されます。

●**ステージ3（高度期）**　やがて軟骨が消失すると、骨の破壊がはっきりわかるようになります。亜脱《あだつ》臼《きゅう》・脱臼や変形のレベルを画像化して見ることができますので、手術法を探るときなどにも重要です。

●**ステージ4（末期・荒廃期《こうはい》）**　骨と骨がくっつき1つの骨のようになる「強直《きょうちょく》」や、骨がとけて骨と骨が離れる「ムチランス変形」の様子が写されます。

超音波検査などでこまかな診断が可能に

X線検査は、このところ高感度フィルムが発達して、初期の病変も見つけられるようになっています。しかし、それでも不十分であるとして、最近、注目されているのが、関節超音波検査（関節エコー）です。比較的簡単にできる検査です。

この検査では、関節の炎症が強い場合は血流シグナルが検出されますので、関節のはれの質を診断できるとされています。

また、MRI（磁気共鳴画像検査）検査や、CT（コンピュータ断層撮影検査）検査が行われることもあります。

X線検査と、これらの検査を組み合わせることで、さらにこまかな診断が可能になっています。

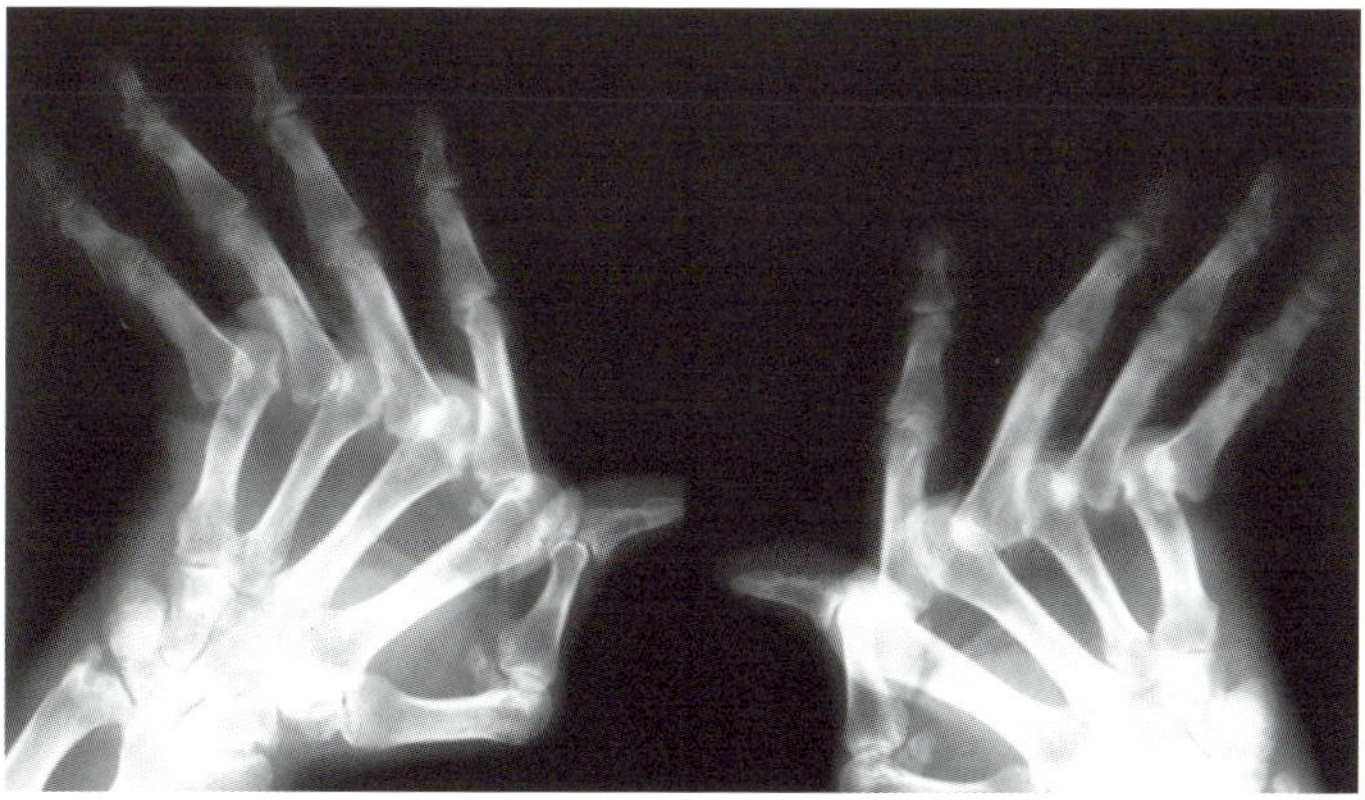

関節（手指）の病変のX線写真

MEMO

早期診断に有用なMRI検査

MRI検査は、骨髄、滑膜、関節軟骨、靭帯《じんたい》、腱といった、単純X線やCTでは描出がむずかしい部位も鮮明に撮影することができます。

特に、骨髄浮腫は、MRIでのみ観察が可能です（骨髄浮腫は将来の骨破壊のリスクとなります）。

また、MRI検査は磁気を使うので、X線被曝の心配がありません。

関節リウマチは、発症早期に関節破壊が急速に進むので、いかに早く診断し、治療を開始するかがポイントです。MRI検査は、X線検査よりも早期に初期の病変を描出することができます。

ただし、検査時間やコスト、機器による感度のちがい、造影剤の必要性、1回の検査での撮像範囲が限られるなどの問題があり、ひんぱんな経過観察には不向きです。

血液検査❶

炎症反応や病気の活動性などを見る

Point
- 血液は診断や治療のための重要な情報源
- 新しいマーカーが利用できるようになった炎症検査
- 血球の数は定期的に調べ、変化をチェック

血液は、体内で起こっていることを知らせてくれる

関節リウマチでは、最初の診断のときも、また治療中もさまざまな検査をしますが、中でも**血液検査は中心的なもの**です。

X線検査が形の変化を知る検査だとすると、血液検査は数値の変化（量的な変化）を見る検査です。

血液には、さまざまな細胞や物質が含まれていて、特に免疫にかかわる細胞や物質の多くは血液にあります（23ページ参照）。

酸素を体中に届けて二酸化炭素と交換する赤血球、免疫の働きの中心的役割をする白血球、出血を止め血管を修復する血小板といった細胞があるほか、たんぱく質、糖質、脂肪、ミネラルなどの物質がとけ込んでいて、これらの動き（数値）は、体内の健康状態を敏感に反映します。

つまり、血液に含まれているものの量的変化を見れば、体の中で起こっていることを読み解くことができるわけです。

関節リウマチの場合も、血液検査から、病気を確定したり、ほかの病気と判別したり、病気がどんなレベルにあるか調べたり、薬の副作用を見るなど、多くの判断材料を得ます。

次からは、関節リウマチで行われる血液検査の内容を詳しく見ていきます。

炎症の状態を知る赤沈、CRP、MMP－3

関節リウマチは、関節内の滑膜《かつまく》に炎症が起こる病気です。そこで血液から、体内で炎症が起こっているか、その強さはどれほどかを見ます。

炎症反応の検査は、治療中も重要

です。炎症がコントロールできていない場合は、いまの薬では効果がないことを示し、使っている薬を見直す必要があります。

●赤沈《せきちん》（赤血球沈降《ちんこう》速度）

静脈から採取した血液を、固まらないように抗凝固剤を入れて、細長い管（ピペット）に移します。その管を立てておくと、赤血球は重いため下へ沈んでいきます。この赤血球の層が1時間に何ミリ沈むか、その速度を調べます。

　正常値は男性で1〜10㎜、女性は3〜15㎜。これより10㎜以上高いと、体内で炎症が起こっている可能性があります。関節リウマチでは、中期で30〜40㎜、高度期で80㎜以上になるとされています。

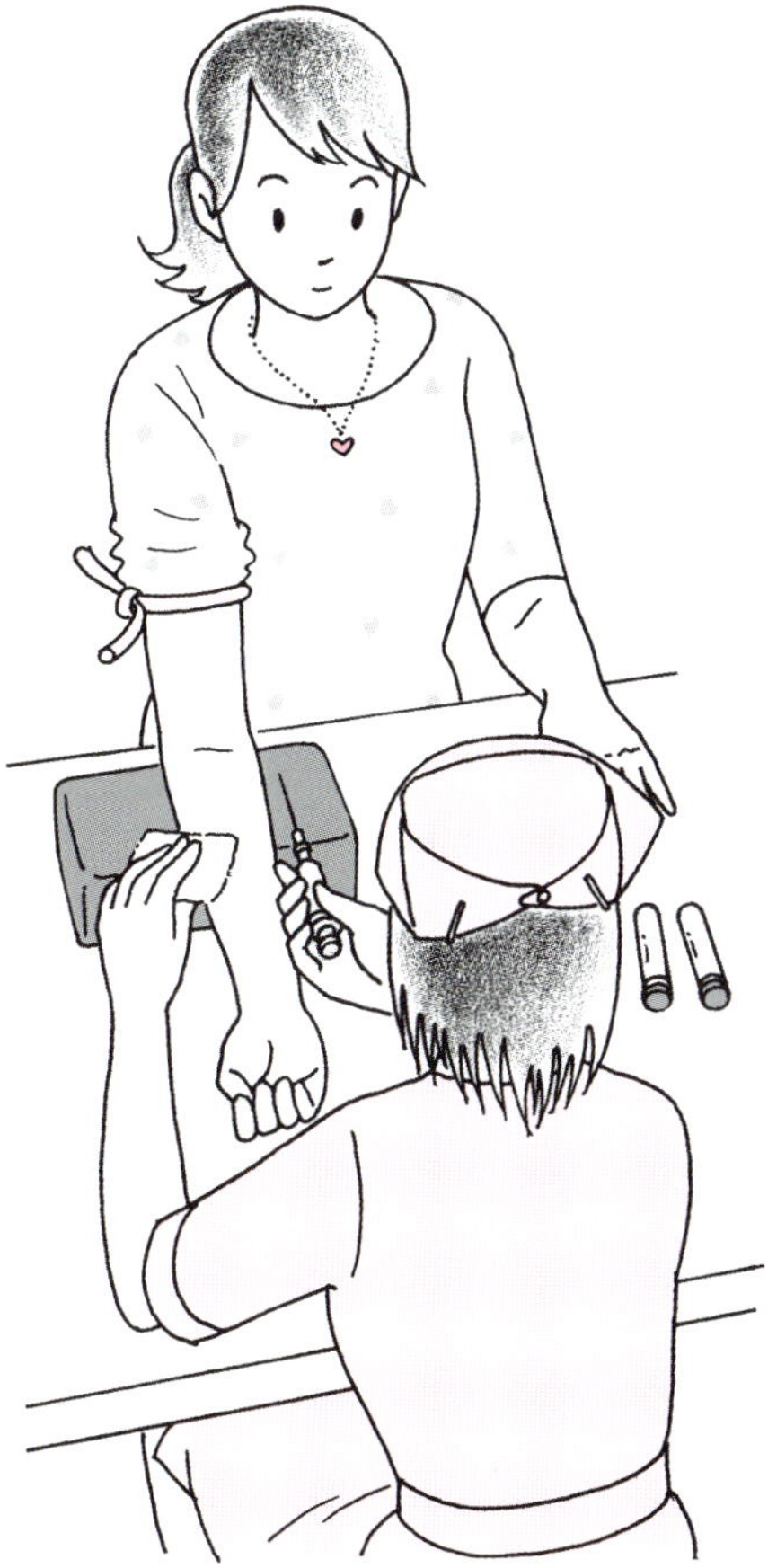

　日常の診察では30㎜以上と以下で分け、関節リウマチの活動性がコントロールされているかどうかの目安にしています。

　ただし、赤沈は、貧血、感染症、がん、腎不全などがある場合や、妊娠している場合も高くなります。赤沈の数値だけで関節リウマチと断定することはできませんが、数値は炎症のレベルと連動しますので、病気の程度や治療の効果を見るには有効です。

【正常値】男性は1時間に1〜10㎜、女性は3〜15㎜

●CRP（C反応性たんぱく）

　赤沈の数値のあらわれ方には個人差があるため、同時にCRPをはかります。CRPとは、体内で炎症、感染、組織障害などの異変が起こると肝臓でつくられるC反応性たんぱくのこと。異変が起こって12〜24時間後に血液中にあらわれます。

正常値は、「陰性（－）」。関節リウマチの炎症だけでなく、ほかの膠原病やウイルス感染症でも「陽性（＋）」を示しますが、赤沈とちがい、貧血の影響は受けません。

関節リウマチの病状が悪くなっていると、赤沈値よりもCRP値のほうが、正確にあらわれます。

【正常値】陰性（－）

●MMP－3

MMP－3とは、最近利用できるようになった滑膜増殖マーカーで、正式名は「マトリックスメタロプロテアーゼ－3」といいます。

これは軟骨基質の成分を分解するたんぱく分解酵素《こうそ》で、関節リウマチの関節のはれの程度を反映するとされます。MMP－3の血中濃度が正常値を超えていると、滑膜にはれが起こっていると考えられます。

【正常値】男性は120ng／mL以下、女性は60ng／mL以下

病気の活動性や副作用を見る血液一般検査

血液一般検査とは、血液中の血球細胞（白血球、赤血球、血小板など）の数を調べる検査で、「血算《けっさん》」とも呼ばれます。関節リウマチの活動性を見るほか、関節リウマチにともなう内臓の異常や薬の副作用などを見るために、定期的に調べられます。

●白血球の数

白血球は、免疫システムの中心的な働きをする血球細胞で、正常値は、男性で3500～9300個／μL（マイクロリットルは100万分の1リットル）、女性は3800～1万1000個／μLです。

関節リウマチでは、白血球の数は増加傾向にありますが、思ったほど増えず、早期では7000個程度と、正常値の範囲にとどまります。

しかし炎症が強くなったり、ステロイド薬の影響があると1万個以上になることもあります。また、血管炎をともなう悪性関節リウマチでも増加しますので、注意してチェックする必要があります。

一方、3500個以下になると、薬の副作用や、全身性エリテマトーデスなどのほかの病気が疑われます。

【正常値】男性は3500～9300個／μL、女性は3800～1万100個／μL

●赤血球の数、ヘモグロビン値

赤血球は血液細胞の中でもっとも数が多く、酸素を体中に運んで細胞に渡し、細胞から二酸化炭素を受け取って肺に持ってくる働きをします。またヘモグロビンは、赤血球の中にある物質で、酸素をとらえる中心的役割をしています。

関節リウマチでは貧血をともなうことが多いため、赤血球値とヘモグロビン値はくり返しチェックする必

■関節リウマチの主な炎症反応検査と血液一般検査

検査項目		内容	正常値
炎症反応検査	赤沈	数値が高いと炎症が強まっている可能性がある。また病気の活動性を見る目安になる	男性は1時間に1～10㎜ 女性は3～15㎜
	CRP	炎症の強さの程度を見る	陰性（－）
	MMP－3	滑膜の増殖の程度を見る。病気の活動性を見る	男性は120ng/mL以下 女性は60ng/mL以下
血液一般検査	白血球	関節リウマチでは増加傾向があり、感染症になると1万個以上になる。逆に、3500個以下になると、薬の副作用やほかの病気が疑われる	男性は 3500～9300個/μL 女性は 3800～1万100個/μL
	赤血球	貧血になると減少傾向になる。病気の活動性が高くなっても減少する	男性は400万～540万個/μL 女性は380万～490万個/μL
	ヘモグロビン	貧血になると減少する。10g/dL以下になると中等度の貧血といえる	男性は12.0～16.2g/dL 女性は11.4～14.7g/dL
	血小板	炎症があったり、病気の活動性が高くなると増える。減る場合は薬の副作用が考えられる	男性は13.1万～36.2万個/μL 女性は13万～36万個/μL

※検査項目や正常値は、医療機関によって異なる場合があります。

要があります。また、関節リウマチの活動性と、赤血球値・ヘモグロビン値は連動することが多く、活動性が高くなるほど数値は減少していきますので、目安になります。

【正常値】赤血球値：男性は400万～540万個／μL、女性は380万～490万個／μL。ヘモグロビン値：男性は12・0～16・2g／dL、女性は11・4～14・7g／dL

●血小板の数

血小板は、出血が起こると固まって血管の破れた部分をふさぎ、出血を止める働きをします。

関節リウマチでは、炎症があると血小板の数が増えます。さらに、病気の活動性が高く治療に対して激しい抵抗性があると、極端に多くなることがあります。逆に、減る場合は薬の副作用が考えられます。

【正常値】男性は13・1万～36・2万個／μL、女性は13万～36万個／μL

血液検査②

自己抗体を調べ、リウマチであることを確かめる

Point
- 診断を確定するために重要な自己抗体検査
- 関節リウマチでは「リウマトイド因子」を調べる
- より精度が高い「抗CCP抗体検査」

診断の目安になる リウマトイド因子の検査

リウマチ反応は重要な診断基準

関節リウマチは、免疫の働きに異常が見られる病気です。そこで、異常を起こす元になる自己抗体《こうたい》（自分の成分に反応する抗体）の有無《うむ》や種類、量を血液から調べます。

自己抗体にはいくつもの種類があり、病気によってあらわれやすい抗体にはちがいがありますが、関節リウマチの場合は「**リウマトイド因子《いんし》（RF）**」を調べます。

検査は、リウマトイド因子があるかどうかの反応（陽性反応）を見るものですので、「**リウマチ反応**」とも呼ばれます。

リウマトイド因子をはかる方法はいくつかありますが、RAテストが一般的です。RAテストの数値が20以上になると陽性とされます。

自己抗体検査は、病名を確定するために重要です。しかし、関節リウマチの早期では、50％の人しかリウマチ反応が陽性にならず、すべての経過を通してみても、陽性になる人は70～80％です。

つまり、関節リウマチであっても陰性の場合があるため、これだけでは関節リウマチと確定できません。

陽性でもリウマチとは限らない

またリウマトイド因子は、関節リウマチではなくても陽性になることがあります。膠原病《こうげん》では、全身性エリテマトーデスの人の約20～30％は陽性になるとされますし、シェーグレン症候群では70％の人が陽性になるという報告もあります。

膠原病以外の病気でも、肝硬変や結核があると陽性になることがあります。また健康な人でも、若い人で

2〜4%が、60歳以上になると10〜20%が陽性になります。

■病気の活動性と連動

ただし、リウマトイド因子の値と、関節リウマチの活動性には、ある程度の連動性があります。リウマチ反応が陽性で、その値が高い人ほど病気の期間が長く、関節の破壊も進む傾向があります。また、リウマチ結節や胸膜炎、肺線維《はいせんい》症など、関節以外の症状も多く見られます。

抗CCP抗体検査で早期発見が可能になる

関節リウマチを診断・治療していく上で、現在**もっとも重要視されているのが「抗CCP抗体検査」**です。

抗CCP抗体は、炎症を起こした滑膜にあるシトルリン化ペプチドというたんぱく質に対する自己抗体で、関節リウマチの人の70〜80%がこの抗体を持っているとされます。また、ほかの関節炎では陽性になる率が非常に低く、関節リウマチだけに見つかる自己抗体でもあります。

この抗体検査を行えば、関節リウマチがまだ発症していない早期や、関節のはれが少ない、リウマトイド因子は陰性だが関節リウマチの可能性が高い、といったむずかしいケースの診断が可能になります。

抗CCP抗体検査は、関節リウマチの初期診断だけでなく、治療効果の判定にも有効です。

■リウマトイド因子

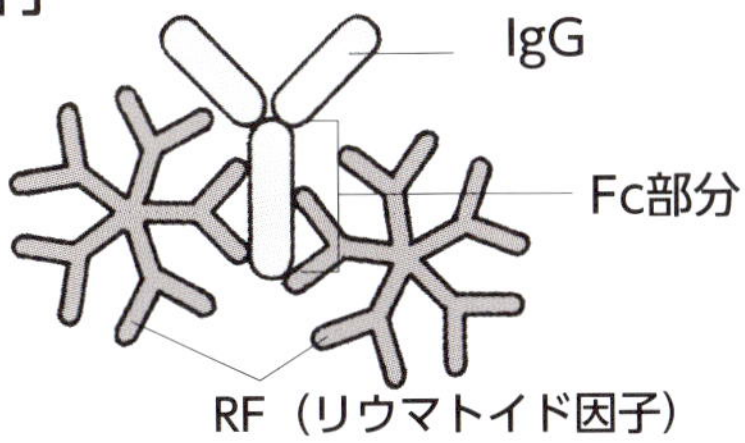

- 抗体とは、免疫グロブリン（Ig）と呼ばれるたんぱく質。Igには5種類あり、リウマトイド因子はIgGのFc部分の自己抗体
- リウマトイド因子は、関節リウマチのほか、シェーグレン症候群、全身性エリテマトーデスなどの膠原病、肺疾患や肝疾患などでも陽性となる場合がある

■抗CCP抗体

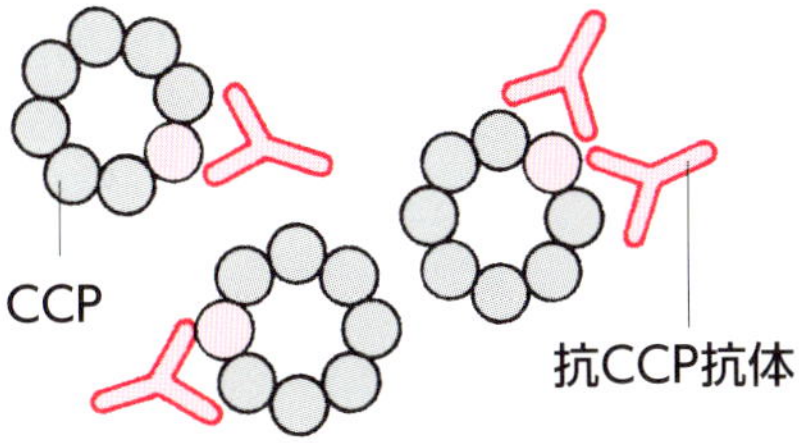

- 抗CCP抗体は、炎症を起こした滑膜に存在するたんぱく質に対する自己抗体
- 関節リウマチに特異度が高く、早期の関節リウマチでも、リウマトイド因子より感度が高いとされている

血液検査③

生化学検査で病気の有無や副作用を見る

Point

- ●血清には内臓の機能を反映する物質がある
- ●血清中のたんぱく質から、関節リウマチの進行度がはかれる
- ●腎機能や肝機能検査で、薬の副作用をチェック

内臓の機能を反映する物質の変化を調べる

血液中には、肝臓や腎臓の機能を反映する物質があります。その変動を見て、関節リウマチがあるか、薬の副作用による異常がないか、などを調べます。

血清《けっせい》は、血液を遠心分離器にかけて血球や血小板などの細胞成分を除き、さらに、上のほうにたまる液体成分（血漿《けっしょう》）からフィブリン（線《せん》維素《いそ》）を除いたものです。この血清に含まれる物質の種類や量を調べるのが「生化学検査」です。

血清には、栄養素やその老廃物、代謝《たいしゃ》などの仲立ちをする酵素《こうそ》、電解質、色素、ホルモンなどが含まれていて、これらが肝臓や腎臓の機能を反映するのです。

●血清たんぱく

血清の中にあるたんぱく質は、アルブミンとグロブリンに大別されます。関節リウマチの自己抗体であるリウマトイド因子は、グロブリンに含まれていて、そのような成分を免疫グロブリン（Ｉｇ《アイジー》）といいます。

正常なとき、血清中のたんぱく質の半分以上はアルブミンで占められています。しかし関節リウマチが進行すると、アルブミンの量は変わらないものの、グロブリンが増えるため、比率が逆転します。

この血清たんぱく質の、アルブミンとグロブリンの割合を調べることで、関節リウマチがあるかどうかや、進行度がはかれます。

●AST、ALT

ＡＳＴ（ＧＯＴ）とＡＬＴ（ＧＰＴ）はどちらも肝臓の中にある酵素で、健康なときは、血液中にはわずかしか存在しません。しかし肝機能

が落ちたり、肝臓で炎症が起こると増加します。

関節リウマチの治療薬の中には、肝機能障害の副作用を起こすものがあるため、ASTとALTの値は定期的にチェックする必要があります。

【正常値】ASTは10～40IU、ALTは5～40IU

●血清クレアチニン

腎機能を見るための検査です。

クレアチニンとは、筋肉を動かすためにたんぱく質を利用したあとに生まれる老廃物で、尿に吸収されて、腎臓から体外に捨てられます。腎機能が低下すると、腎臓のフィルターの働きが落ちて捨てられる量が減り、血液中の値が高くなります。

薬の副作用で腎機能が低下することがあるため、肝機能と同じように定期的なチェックが必要です。

【正常値】男性は0・8～1・2mg／dL、女性は0・6～0・9mg／dL

■関節リウマチの生化学検査

検査項目	内容	正常値
AST	肝機能が落ちると、数値が高くなる。定期検査で、薬の副作用をチェック	10 ～ 40IU
ALT	肝機能が落ちると、数値が高くなる。定期検査で、薬の副作用をチェック	5 ～ 40IU
血清クレアチニン	腎機能が落ちると、数値が高くなる。定期検査で、薬の副作用をチェック	男性は0.8 ～ 1.2mg /dL 女性は0.6 ～ 0.9mg /dL

薬を飲んでいる間は、定期的な検査で副作用をチェック

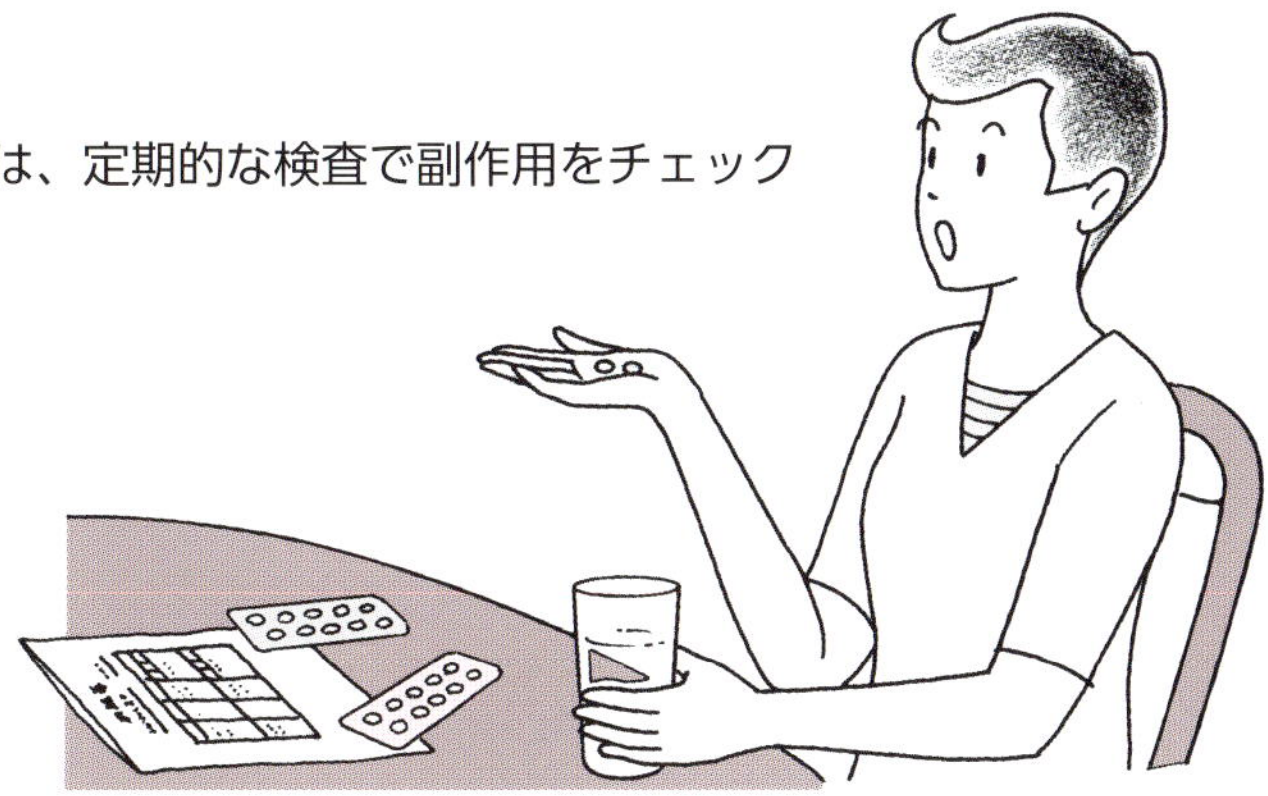

関節液検査で炎症の状態や免疫細胞の変化を見る

Point
- 炎症が起こると、関節液は量が増え、濁る
- 量が増えるため薄まり、粘りけがなくなる
- 関節液でもリウマトイド因子などが見つかる

炎症が起こった関節液は、見て、さわって、変化がわかる

関節液は、滑液《かつえき》ともいいます。その名の通り、滑膜から分泌され、関節の骨と骨の間のすき間を満たしている液体です。

関節液の中には、滑膜の毛細血管《もうさい》を通りぬけてきた血清《けっせい》成分と、ヒアルロン酸（酸性ムコ多糖類《たとうるい》）がまじり合っています。色は無色、あるいは淡黄色を帯びて、透明です。

ヒアルロン酸は納豆のネバネバのような物質で、関節液に粘りをあたえ、骨と骨とがこすれ合ってもきしまず、スムーズに動かすための潤滑油のような働きをしています。また、関節液には、軟骨に栄養を供給する役割もあります。この関節液を、静脈注射用の細い針をさして採取（穿刺《せんし》）し、肉眼と顕微鏡の両面から調べることがあります。

量、透明度、色を見る

★量は、炎症が起こると増えます。滑膜から血液の成分がしみ出るためです。通常は1mL程度ですが、ひざなどの大きな関節では50mLほどになることもあります。

★色は、本来は無色透明ですが、炎症や化膿《かのう》があると、乳白色、または緑がかった黄色になり、濁ってきます。

粘りけを調べる

健康な関節液を指にのせ、こすり合わせてみると、糸を引きます。関節液は、それほど粘りけのあるものなのですが、炎症が起こると、この粘りけがなくなります。

関節液が増えてヒアルロン酸が薄まったり、関節液に含まれている酵素《こう》がヒアルロン酸の成分を分解してしまうからです。

この現象は関節リウマチ特有のものではなく、関節炎では広く見られますが、関節液の中に細菌がいるか、また結晶があるかどうかを調べ、炎症が細菌によるものか、結晶によるものか（痛風や偽《ぎ》痛風）を区別するには重要な検査です。

免疫細胞の検査

関節リウマチになると、関節液の中にも免疫細胞が増えます。

リウマトイド因子、免疫複合体（抗原と抗体が結合したもの）と補体《ほたい》（抗体を助けるたんぱく質。炎症にかかわる）が結合したもの、これらを食べて取り込む好中球《こうちゅうきゅう》、マクロファージなどです。

また、好中球が増えるため、白血球の数値も、正常値の500倍にも達することがあります。

一方、自己免疫反応で消費されるため、関節液の補体は、血液中とくらべいちじるしく減ります。

関節リウマチの主な関節液検査

項目	正常な関節液	関節リウマチの関節液
たんぱく	2g/dL	増加
糖	血清と同様	低下
補体	グロブリン量と平行	低下
リウマトイド因子	陰性	陽性
多核白血球	25%以下	65%以上
白血球数	300個/μL以下	5000 ～ 6万個/μL
粘度	高い	低い
pH	7．4	低下
色、透明度	無色か淡黄色で、透明	乳白色または緑がかった黄色、濁る
量	少ない	増加

※検査項目や正常値は、医療機関によって異なる場合があります。

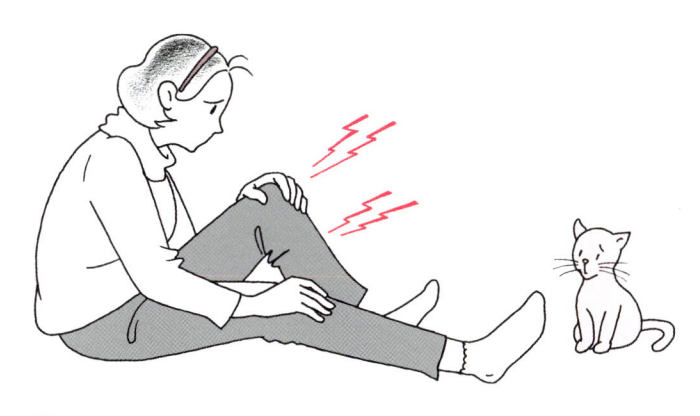

尿検査で合併症や副作用を定期チェック

Point
- 尿検査でほかの病気を鑑別する
- 腎臓に起こる合併症を早期に見つける
- 薬の副作用による腎障害を定期的に検査する

尿に出るたんぱくや固形成分を調べる

　私たちの体内では、必要なものがつくられる一方、そのあとにはゴミ(老廃物《ろうはいぶつ》)も出てきます。老廃物は血液に乗って腎臓に運ばれ、糸球体《しきゅうたい》というフィルターにかけられて、最後に尿として捨てられます。

　この尿に含まれている物質の量が変化したり、ふだんは含まれない物質があらわれたりするのを調べると、体のどこで異変が起こっているか、知ることができます。特に、腎臓の状態を調べるためには、尿検査が重要です。

　尿検査は、関節リウマチが進行したときに起こる腎アミロイドーシス(52ページ参照)の合併や、ほかの病気との鑑別に必要になることがあります。

　また、薬の副作用をチェックするためには、血液の生化学検査(72ページ参照)とともに、定期的な尿検査が欠かせません。

■尿たんぱくで腎障害を調べる

　糸球体は、大きな物質を通さないため、たんぱく質の分子は通過できません。健康な尿にたんぱく質が少ないのはそのためなのですが、腎臓に障害が起こって糸球体が傷ついたりすると、尿にたんぱく質が出るようになります。

　尿たんぱくの量をはかる検査は、腎障害の状態を見て、病気の有無《うむ》や種類を調べるのに有用です。

★関節リウマチと全身性エリテマトーデスは、初期症状ではまぎらわしい場合があります。そこで尿検査をしてみると、関節リウマチでは正常ですが、全身性エリテマトーデスでは初診のときから尿たんぱくが見られることが多いため、両者の鑑別に役立ちます。

★痛風では、尿の中にたんぱくや尿酸（後述）が出てきます。関節リウマチと痛風との鑑別には、まず血液検査で血清《けっせい》尿酸値をはかる必要がありますが、補完的に尿検査が行われる場合があります。

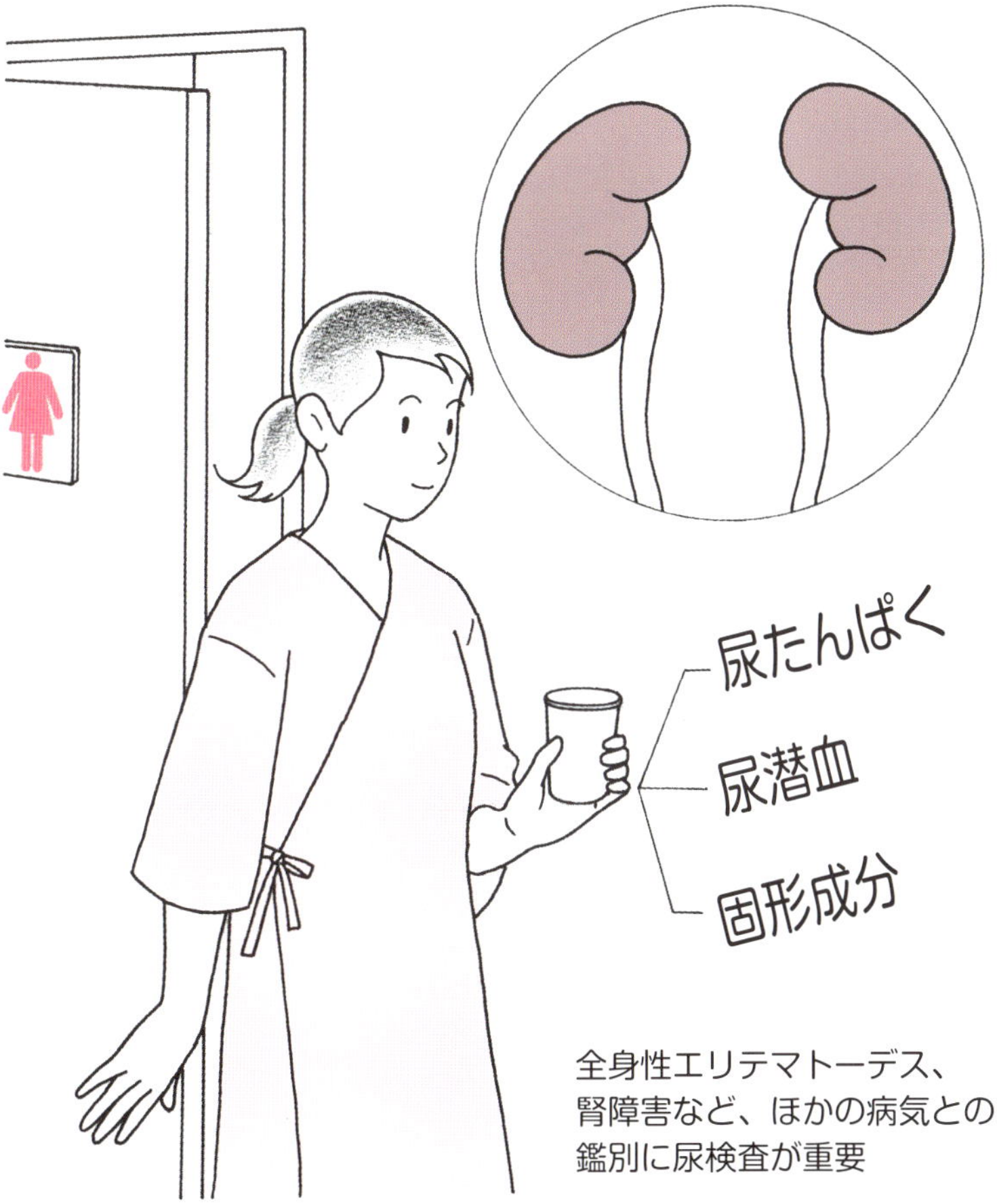

全身性エリテマトーデス、腎障害など、ほかの病気との鑑別に尿検査が重要

★関節リウマチに合併する腎アミロイドーシスなどを早期に発見するために、尿たんぱく検査は不可欠です。

固形成分から副作用を見る

尿を容器に入れ、遠心分離器にかけると、固形成分がたまります。

尿の固形成分とは、赤血球、白血球、円柱《えんちゅう》細胞、上皮《じょうひ》細胞、結晶（尿酸）などです。この固形成分を顕微鏡で見て、どのような物質がどれくらい含まれているかを調べるのが尿沈渣《ちんさ》です。

尿たんぱくが陽性の人には、尿沈渣を必ず行います。

尿の固形成分の量が多くなると、薬の副作用による腎障害が疑われます。特に尿に赤血球や円柱細胞が多くなると、腎炎が活動性であることを意味します。

症状や検査を総合し、基準に照らして診断する

Point
- 診断基準は、米国リウマチ学会のものが世界的なスタンダード
- 新しい検査法で早期診断が可能になりつつある
- 正確な診断のため、臨床所見や検査結果などもトータルに見る

むずかしい診断を可能にした診断基準が普及している

関節リウマチの症状は非常に多彩で、あらわれ方も人によって異なることが少なくありません。

病気の原因はいまだに不明で、さまざまな角度から検査をしますが、これが見つかればまちがいないといえる、決め手となるものはありません。

こういった病気の場合、医師は診断の条件を集めた「診断基準」に照らしながら、病気を確定します。

世界で使われる米国の診断基準

関節リウマチの診療には現在、米国リウマチ学会による「診断基準（診断分類）」（左ページ参照）が国際的に使われていて、日本でも多くの病院が参考にしています。

診断基準の項目は7つで、4つを満たすと関節リウマチであると診断します。ただし、いずれも**「6週間以上つづく」ことが条件**です。関節がはれて痛む症状などは、カゼをひいたときでも短期間なら起こりますので、条件をつけているのです。

項目のうち、1の「朝のこわばり」は自覚症状です。2から5までは医師が診察する所見、6は血液検査（リウマトイド因子検査）、7は画像検査（X線検査）によるものです。

この診断基準が普及して、関節リウマチの診断は格段に進みました。しかし、項目はいずれも病気が進んだ段階のもので、早期の関節リウマチは、この基準では見落とされがちです。病気が進行してから関節リウマチと診断されたのでは、治療が遅れてしまいます。

2009年に改定された新基準

そこで、早期の診断ができないと

■関節リウマチの診断基準（米国）

1	**朝のこわばり**	関節とその周辺のこわばりが、少なくとも1時間以上つづく
2	**3カ所以上の関節炎**	少なくとも3カ所の関節で同時に、軟部組織の腫脹《しゅちょう》（骨の過形成のみであってはならない）、または関節液貯留《ちょりゅう》が医師によって確認される
3	**手関節炎**	手指関節のMCPまたはPIP関節で、少なくとも1カ所に腫脹が確認される
4	**対称性関節炎**	体の左右の同じ関節部位が同時に罹患《りかん》している
5	**リウマトイド結節**	骨突起部、伸展筋《しんてんきん》表面、または傍関節《ぼうかんせつ》部位に、皮下《ひか》結節があることが医師によって確認される
6	**血清 リウマトイド因子**	血清リウマトイド因子が陽性（異常高値）を示す
7	**X線異常所見**	手指または手関節の前後撮影によるX線写真で、関節リウマチの典型的な所見が認められる

以上7項目のうち4項目以上が認められる場合、関節リウマチと診断される。
1～4の項目は、少なくとも6週間以上持続していなければならない。

（米国リウマチ学会・1987年改定より）

いう限界を解決するため、米国リウマチ学会と欧州リウマチ学会が共同で新基準を作成しました（左ページ参照）。

1カ所以上の関節にはれがあれば関節リウマチを考えて検査を進め、別の病気ではないことを確認します。検査で骨《こつ》びらんがあれば関節リウマチとし、ない場合でも、基準スコアの合計が6点以上なら関節リウマチとします。

診断には、臨床所見や検査結果への判断も重要

いずれにしても関節リウマチは、診断基準の項目を機械的にあてはめればわかる、といった病気ではありません。診断基準をふまえつつ、患者さんの自覚症状、診察の所見、検査結果などを総合していかなければ、正確な診断はできません。

各検査についてはすでに述べましたが、そこでふれなかった診断と関連する部分を少し見てみます。

■炎症反応検査は早期診断に重要

炎症反応は、関節リウマチに活動性があると上昇しますので、リウマトイド因子が陽性になる前の早期診断では、特に重要な検査です。

炎症反応検査（66ページ参照）のうち赤沈《せきちん》は、抗体の量が増えると数値が高くなります。しかし抗体は、関節リウマチに合併しやすいシェーグレン症候群でも増え、合併によって、関節リウマチの活動性以上の数値が出ることがあります。また、炎症がおさまってもすぐには数値が下がらない特徴があり、薬の効果を見る判断が遅くなってしまいます。

その点、ＣＲＰは、炎症の程度が早く数値に反映され、抗体量にも関連しないため、シェーグレン症候群などの合併症にも影響されません。

一方、ＭＭＰ－3は、ＣＲＰにくらべ、関節そのもののはれをより反映し、早期診断には有用です。ただしこの検査も、ほかの病気を合併したり、ステロイド薬服用などの影響で、数値が高くなることがあります。

炎症反応検査は、それぞれの特徴をふまえ、判断する必要があります。

■骨びらんは有力な診断材料

Ｘ線検査で「骨《こつ》びらん」が認められると、関節リウマチの有力な診断材料になります。

骨びらんは、ほかの膠原病の関節炎では見られにくく、関節リウマチによる関節破壊の進行度をあらわすよい指標とされています。

関節リウマチは、ＭＭＰ－3や抗ＣＣＰ抗体などの新しい検査法が保険の適用になり、より早い段階での診断が可能になっています。また、次章で述べますが、生物学的製剤などの新薬も登場し、臨床の場は大きく変わりつつあります。

■関節リウマチの新しい分類（診断）基準

1つ以上の関節のはれ
（診察、超音波、 MRI検査のいずれかで見られる）

- No → 関節リウマチと分類しない
- Yes → より可能性の高い他の関節炎が考えられる
  - Yes → 関節リウマチと分類しない
  - No → 単純X線写真で関節リウマチの典型的な所見である骨びらんが見られる
    - Yes → **関節リウマチ**
    - No → 分類基準にあてはまるか検討（下表へ）

はれ、または圧痛のある関節の数①	
中、大関節の1カ所	0
中、大関節の2～10カ所	1
小関節の1～3カ所	2
小関節の4～10カ所	3
最低1つの小関節を含む11カ所以上	5

血清反応②	
リウマトイド因子、抗CCP抗体の両方が陰性	0
リウマトイド因子、抗CCP抗体のいずれかが低値陽性	2
リウマトイド因子、抗CCP抗体のいずれかが高値陽性	3

罹患期間③	
6週未満	0
6週以上	1

炎症反応④	
CRP、ESRの両方が正常	0
CRPもしくはESRのいずれかが異常高値	1

6点以上で関節リウマチと診断確定

①小関節：手の親指の第1・第2関節、人差し指～小指の第2・第3関節、手首の骨びらん
中、大関節：肩、ひじ、ひざ、股、足首の骨びらん。変形性関節症との鑑別のため、手指の第1関節、足親指の第1関節は除外する

②陽性基準は、施設ごとの正常値を超える場合
低値陽性は、正常上限～その3倍まで
高値陽性は、正常上限の3倍を超える場合

③評価時に、はれまたは圧痛関節のうちで、患者が申告する罹《り》患《かん》期間

④陽性基準は施設ごとの正常値を超える範囲。スコアリングには、最低1つの血清反応と、最低1つの炎症反応の測定が必要

米国リウマチ学会・欧州リウマチ学会共同作成（2009年10月）

“慢性”が病名からはずされた理由

慢性関節リウマチは2002年に病名変更されました

関節リウマチの国際的な正式病名は、「Rheumatoid Arthritis」といいます。

正式に用いられるようになったのは、英国では1924年、米国では1941年から。リウマチ性疾患の命名・分類委員会によって、呼び名が統一されています。

日本では、1957年に日本リウマチ協会(現在の日本リウマチ学会)が設立され、1962年に「慢性関節リウマチ」を病名として正式に採用しました。以来、慢性関節リウマチという名が使われてきました。

病名が変更になったのは、2002年4月。日本リウマチ学会は、「関節リウマチ」と改めることを通達しました。

病名変更にあたって、リウマチ学会の中では、慢性関節リウマチという病名に対して次のような意見が出されたといいます。

●国際的な病名であるRheumatoid Arthritisには、「慢性」という概念はなく、病気は急性に近い経過をたどることもある。

●Rheumatoid Arthritisに含まれる炎症という概念が欠落している。

●慢性という言葉が患者さんに与える精神的ダメージが大きい。早期診断・治療によって、発症初期に寛解《かんかい》する例も少なくない。

慢性関節リウマチは日本独自の用語であることや、早期発見・早期治療が重要視されるようになっている現代において、不治《ふち》の病のような不安をまねく病名は適当ではない、といったことが「慢性」をはずす理由になったのです。

いまや他をリードする関節リウマチの治療

病名変更から、さらに時代は進みました。関節リウマチの治療は、かつては、膠原《こうげん》病グループの中ではもっとも遅れていましたが、いまや他をリードするほどです。早期に診断し、早期に生物学的製剤などを用いることによって、治癒《ちゆ》も期待できるようになっています。

それでも関節リウマチは、「一度かかると治らない」と誤解されることが多い病気です。

病名変更に込められた、「リウマチを慢性化させず、なんとか治癒させたい」という願いを忘れてはならないでしょう。

第4章

関節リウマチの治療1
治療の中心になる
薬物療法

治療には医師と患者さんがいっしょに取り組む

Point

- 関節リウマチの治療には4つの治療法が必要
- 治療の目標は、寛解に導き維持すること
- 患者さんの積極的な取り組みが治療効果を上げる

進行状態や症状に応じて、4つの治療法を組み合わせる

関節リウマチの治療法について、これから詳しく見ていきますが、まず治療が目標とするところについて考えてみます。

関節リウマチは、「完全に治る」こと（医学的には治癒《ちゆ》といいます）が目標とはなりません。原因となる細菌をやっつければ、あるいは悪い部分を取り除けば、それで回復できる病気ではないからです。

それでも、治療がうまくいけば「治ったように症状がおさまる」状態（寛解《かんかい》といいます）に導くことはできますし、それを維持していくことも可能です。治療の目標は、ここにあります。

この目標をかなえるためには、病気の進行状態や症状に合わせ、4つの基本的な治療法を組み合わせていく必要があります。

次の4つの治療法は、どれが欠けてもうまくいきません。

●**薬物療法**（病気に働きかけ関節破壊を防いだり、炎症や痛みを抑える）

●**手術療法**（失われた機能を回復させる）

●**リハビリテーション療法**（関節を保護し、機能を維持する）

●**基礎療法**（患者さんが病気を理解し、治療に取り組む）

患者さんの積極性が治療効果に影響する

4つの治療法のうち、基礎療法は患者さん自身が取り組むものです。

関節リウマチは、10年、20年、あるいは患者さんの生涯にわたって、大変長い経過を経る病気です。

その時間の長さを考え、気が遠く

なるような思いにかられることがあるかもしれません。治癒はむずかしいと聞けば、落ち込んだり、ゆううつになることもあるでしょう。

　しかし、関節リウマチは、患者さんが治療に対して前向きになり、積極的に取り組めるかどうかが、効果に大きく影響する病気です。

　薬を飲むにしても、「なぜ、どのような目的で、この薬が必要なのか」「どんな副作用に気をつけるか」といったことを認識している場合と、「医師に言われたから」と漫然と飲む場合とでは、服用への〝真剣度〟がちがいます。

　薬を飲みたくないという気持ちはだれにでもありますし、うっかり飲み忘れてしまうこともあるでしょう。不快な症状があるのは薬のためではないかと、飲むのをやめてしまうこともあるかもしれません。

　しかし関節リウマチの薬は、飲んだり飲まなかったりでは、効果は期待できませんし、かえって病状が悪くなることもあります。

　このような場合、薬について正しく理解していれば服用にも真剣になれますし、副作用などの問題が起こったときは、医師に相談できます。

　関節リウマチは、医師だけで改善させることはできません。

　患者さんが医師を信頼し、治療に積極的に取り組むことがポイントになるのです。

　また、基礎療法には、ストレスをためず安定した精神状態を保つことや、食事、睡眠、体調管理など生活全般がかかわります。生活の中でのケアについては、第8章で詳しく述べます。

■治療の基本となる４つの治療法

薬物療法
病気の根幹に働きかける抗リウマチ薬
痛みに作用する抗炎症薬

手術療法
滑膜切除術
機能再建術

リハビリテーション療法
関節の可動域を確保したり増やしたり
筋力をつけるトレーニング

基礎療法
患者さんの病気への理解
日常生活の管理

関節破壊が進む前に勢いを止める薬物療法

Point
- 進行期から早期へ、ポイントが変わった薬物療法
- 抗リウマチ薬を使い、早期に病気の進行を止める
- 生物学的製剤を組み合わせることで、修復も期待される

進行期の治療から早期に抑え込む治療へ

関節リウマチの治療のポイントは、「痛みをやわらげる」「関節の変形や破壊を防ぐ」「関節の機能を保つ」の3点にありますが、その中心的な役割をになうのが薬物療法です。

薬は大きく分けて、非ステロイド性抗炎症薬、副腎皮質《ふくじんひしつ》ステロイド薬（ステロイド薬）、抗リウマチ薬の3種類があります。

関節リウマチの薬物療法は、以前は、非ステロイド性抗炎症薬による痛みのコントロールが中心で、効果が出ないときは段階的に別の薬を追加し、併用していく方法がとられていました。

これは、1972年に英国のスミス博士によって提案された「治療ピラミッド」プログラムによる方法です。

治療ピラミッドの土台には、病気のことを理解し安静にして、リハビリを行う基礎療法を置きます。その上に、第1選択薬（非ステロイド性抗炎症薬）、第2選択薬（抗リウマチ薬）、第3選択薬（ステロイド薬）と、副作用の少ない薬から強い薬へと、段階的に薬物療法を進めていくものです。

薬の順番が、このように位置づけられた背景には、抗リウマチ薬はすべての人に使うべきでない、という考えがあったようです。

しかし、1980年代後半から90年代にかけての研究で、関節リウマチは発症して2～3年で急速に関節の破壊が進むことが明らかになりました。

関節破壊が進み変形してしまってからでは、どんな薬を使っても元に

は戻せません。初期のうちに病気を抑え込むことが重要なのです。

そこで現在では、関節リウマチという診断が確定したら、（年齢的に使用がむずかしい、重い合併症がある、といった問題がある人を除き）なるべく早期から積極的に、関節破壊を抑える効果のある抗リウマチ薬を使うことが推奨されています。

抗リウマチ薬や新薬の開発で、使い方が変化

関節リウマチの薬の使い方が、この十数年で大きく変化した様子は、こんな数字にもあらわれています。

関節リウマチの診断が確定してから、抗リウマチ薬を使いはじめるまでの期間が、１９８５～89年の5年間では平均27カ月かかっていましたが、10年後の１９９５～99年では、平均２・７カ月にまで短縮されているのです。

メトトレキサート（90ページ参照）などのすぐれた抗リウマチ薬が開発され、抗リウマチ薬を中心に置く治療が可能になったのです。

さらに、２００３年から生物学的製剤の使用が可能になり、これとほかの抗リウマチ薬を組み合わせることで、病気の進行を止めるだけでなく、破壊された関節を修復する効果も期待できるようになっています。

関節リウマチの治療は、下の年譜にもあるように、劇的に変わりました。

しかし、関節リウマチという病気の経過を見ていると、患者さん一人一人が、すべてちがう様子を見せるといっても過言ではないほど、さまざまな病態があらわれます。

その人の状態に合わせ、生活面まで配慮しながら、もっともふさわしい治療法を選んでいかなければならないことはいうまでもありません。

■変化する関節リウマチ治療

1950年	病院の待合室には、車イスの患者さんがあふれる
1980年	効果を上げる治療プログラム（治療ピラミッド）が普及する
1990年	治療のポイントが、進行期から早期へと移行する
1995年	早期診断のため、早期における専門医への紹介が進む
2000年	寛解《かんかい》が、現実的なゴールになる
2003年	生物学的製剤の登場で、関節破壊抑制から破壊修復への期待が高まる

（2003年、欧州リウマチ学会議より）

薬物療法の中心は抗リウマチ薬

Point

- 米国・治療ガイドラインの第1選択薬
- 早く使うほうが、長期的に見ても経過がよい
- 人によって効き方がちがうが、根気よく様子を見る

免疫異常に働きかけ病気をコントロール

抗リウマチ薬（DMARDs《ディーマーズ》）は、以前は、免疫抑制薬、免疫調整薬、生物学的製剤などと分類されていましたが、2013年に新たな分類が提案されました。新しい分類では、抗リウマチ薬は「合成抗リウマチ薬」と「生物学的製剤」の2つに大別され、合成抗リウマチ薬は、さらに「従来型合成抗リウマチ薬」と「標的合成抗リウマチ薬」に、そして生物学的製剤は、「バイオオリジナル抗リウマチ薬」と「バイオシミラー抗リウマチ薬」に分類されます。

米国リウマチ学会の「関節リウマチ治療ガイドライン」（2008年）では、関節リウマチと診断されたら、可及的すみやかに抗リウマチ薬による治療をはじめることとしています。欧州リウマチ学会でも、なるべく早い使用を推奨しています（2009年）。抗リウマチ薬は、早期から使用するほうが、あとになって使うよりも、5年後、10年後の経過がはるかによいことがわかっています。

効く人と効かない人がいる

ただし、抗リウマチ薬は、すべての患者さんに同じような効果が出るわけではなく、効く人（リスポンダー）と効かない人（ノンリスポンダー）がいます。なぜそうなるのか、はっきりとした原因は不明です。

どの抗リウマチ薬も、有効率は約50～70％とされています。つまり、残り30～50％の人には効かない、というのが現状です。

ただし、最近は「有効」のハードルが高くなっています。**はれや痛みのある関節が数個以下で、炎症反応のない「寛解《かんかい》」状態にすることが、**

治療の目標（※）になっているからです。「有効」を、この目標が実現された場合と考えると、通常の抗リウマチ薬では、有効率は15〜30％と低くなります。

※2009年、すべての患者さんをできるだけ早期に、寛解、もしくは病気の活動性を低い状態へと導くことが、世界のリウマチ医学界の共通の目標として提唱されました。

■抗リウマチ薬のタイプ

抗リウマチ薬（DMARDs）

- ① 合成抗リウマチ薬
  - 従来型合成抗リウマチ薬
  - 標的合成抗リウマチ薬
- ② 生物学的製剤
  - バイオオリジナル抗リウマチ薬
  - バイオシミラー抗リウマチ薬

効果が出るまで時間がかかる

抗リウマチ薬の効果がわかるまでに、通常2〜3カ月かかります。そのため服用をはじめたら、最低3カ月はつづけ、様子を見なければ、効果の判定はできないとされています。

人によって効き方がちがい、効かない場合は別の抗リウマチ薬に切りかえますが、時間がかかります。根気よく見ていく必要があるのです。

エスケープ現象がある

抗リウマチ薬によって関節リウマチがよくコントロールされ、良好な状態にあった人が、同じ薬で治療をつづけているにもかかわらず、再び病気が活発になってしまうことがあります。こういった状態を、「エスケープ現象」といいます。

大体、服用開始後2〜3年であらわれるようになります。

エスケープ現象が起こると、一般的には別の抗リウマチ薬にかえますが、従来の薬と別の薬とをしばらく併用する、という考え方もあります。

抗リウマチ薬はさじかげんがむずかしい薬ですので、医師の指示どおりに服用することが大切です。

副作用に注意する

どの抗リウマチ薬も、20〜50％の人に副作用が出るとされています。もっとも多い副作用は、消化器症状と皮膚症状（湿疹《しっしん》、じんま疹など）です。

軽い副作用なら、症状をやわらげる対症療法をしながら、抗リウマチ薬の治療をつづけることができます。

しかし、中には、血液障害、腎《じん》障害、間質性肺炎《かんしつせいはいえん》など、生命にかかわるような重い副作用もあります。

抗リウマチ薬を使っている間は毎月、血液検査や尿検査などできめこまかくチェックし、注意を払っていかなければなりません。

抗リウマチ薬の種類①

合成抗リウマチ薬

Point
- 合成抗リウマチ薬は化学的に合成が可能な抗リウマチ薬
- 従来型合成抗リウマチ薬と標的合成抗リウマチ薬の2つがある
- メトトレキサートは世界でもっとも使われている薬

従来型合成抗リウマチ薬

メトトレキサートは世界の標準薬

従来型合成抗リウマチ薬は、以前は免疫抑制薬や免疫調整薬などと分類されていました。

現在、日本で承認されている従来型合成抗リウマチ薬には、次のようなものがあります。

●メトトレキサート(MTX、商品名:リウマトレックス)

経口薬。抗リウマチ薬の中で「アンカードラッグ」と呼ばれ、世界的にもリウマチの第1選択薬とされています。免疫抑制薬です。

効き目があらわれるのが遅い抗リウマチ薬の中にあって、服用開始後2～4週間と、比較的早く効果があらわれます。さらに、エスケープ現象も少なく、3年以上経過しても50%以上の人が服用をつづけています。

メトトレキサートのすぐれた効果は「代謝拮抗《たいしゃきっこう》」作用によるものです。この場合の代謝とは、免疫細胞の増殖にかかわる物質をつくり出すしくみのこと。免疫細胞を直接抑えるのではなく、細胞にかかわる物質の代謝(ある物質を別の物質につくり変える働き)を抑えることで、免疫細胞がつくられないようにするのです。このような形で免疫システムを調整する薬を代謝拮抗薬と呼び、メトトレキサートはその代表的な薬です。

メトトレキサートが抑えるのは、「葉酸《ようさん》」です。葉酸は、細胞が分裂・増殖するときに必要な物質で、これを抑えることによって、関節で活発になっているT細胞や滑膜《かつまく》細胞の増殖をコントロールできるわけです。

メトトレキサートの服用の仕方と副作用

メトトレキサートは経口薬ですが、毎日飲む薬ではなく、1週間のうち1～2日、1～3回に分けて服用します。

日本で保険の適用が認められる量は、2011年2月から、それまでの週8mgから、**必要に応じて週16mg（8カプセル）まで使用できる**ようになりました。量が増えるほど効果も高くなりますが、副作用も起こりやすくなりますので、効果とリスクを考えながら調整していきます。

メトトレキサートの副作用としては、服用開始から数カ月～1年半ぐらいで見られる口内炎や胃腸障害、肝障害などがあります。こういった副作用は、葉酸を補給することで防げます。葉酸の錠剤を、メトトレキサートを服用した日から1日おいて、5mg服用します。

まれに、骨髄障害（血球をつくる骨髄の機能が抑えられ、造血障害が起こる）や、間質性肺炎を引き起こすこともあります。しかし、このような重篤な副作用も、医師と患者さんの双方が慎重に対応すれば防げます。

なお、メトトレキサートには催奇《さいき》形《けい》性（胎児に奇形が起こる危険性）があるため、**妊娠中は禁忌《きんき》**となります。また、出産後も、授乳中は使用できません。妊娠を希望する場合は、中止後3カ月間避妊期間をおけば妊娠に影響はないとされますが、主治医とよく相談されることをおすすめします。

メトトレキサート以外の従来型合成抗リウマチ薬としては、次のようなものがあります。

●レフルノミド（商品名：アラバ）

経口薬。日本では2003年4月、

MEMO

元は別の病気の薬だった

メトトレキサートは異常な細胞の増殖を抑えるため、元は抗がん剤として使われていました。

また、乾癬《かんせん》（炎症性皮膚疾患）にともなう関節炎の治療にも使われる薬でもあったため、同じような関節炎が起こる関節リウマチでも有効ではないかと使ってみたところから、抗リウマチ薬としての道がはじまったのです。

抗リウマチ薬には、元はちがう病気の治療薬だったものが多く、金製剤は結核、ペニシラミンはウィルソン病、サラゾスルファピリジンは潰《かい》瘍《よう》性大腸炎の薬でした。

関節リウマチに対して承認された免疫抑制薬です。飲んだ量が体内で半分になる血中半減期が15～18日と極端に長いのが特徴です。海外では、メトトレキサートと同等か、それを上回る効果が報告されていますが、日本では、海外ではほとんど報告がなかった間質性肺炎を合併するケースがあり、今後、有効性と副作用との比較が必要です。

●タクロリムス（商品名：プログラフ）

経口薬。タクロリムスは代表的な免疫抑制薬の一つで、移植拒絶反応や自己免疫疾患の治療に使用されています。関節リウマチについては、日本では２００５年４月に承認されました。

副作用としては腎障害が中心で、肝障害や間質性肺炎の報告は少なく、ほかの抗リウマチ薬とは異なる傾向があります。

また、ほかの抗リウマチ薬の効果を高める働きがあるとされ、併用療法で使われることもあります。

●サラゾスルファピリジン（商品名：アザルフィジンEN）

経口薬（腸溶錠）。サラゾスルファピリジンは、抗菌作用のあるスルファピリジンと抗炎症作用のあるサリチル酸が結合した「サルファ剤」といわれる薬です。

サルファ剤は、Ｔ細胞やＢ細胞、マクロファージといった免疫細胞の活性化を抑え、プロスタグランディンなどの炎症物質が放出されるのを阻止する働きがあります。また、滑膜の増殖を抑える働きもあるとされます。

サラゾスルファピリジンは、従来から潰瘍性大腸炎の薬として使われていましたが、潰瘍性大腸炎にくらべ、関節リウマチでは少量で効果が得られます。効果が強力で、早期に反応する例もあります。欧米ではメトトレキサートと並んで抗リウマチ薬の標準薬として使用されています。日本でも「ガイドライン」で強く推奨されている薬です。ブシラミンなどとの併用効果も認められます。

副作用としては、肝障害、血液障害、発疹などがあります。

●ブシラミン（商品名：リマチル）

経口薬。ブシラミンは、いわゆる「ＳＨ基剤」といわれる薬です。ＳＨ基剤は、血液中のリウマトイド因子を分解し、リウマチ反応を弱めるように働くために、炎症が抑えられます。また、マクロファージからＴ細胞への情報の流れを阻止し、免疫の働きを抑える作用もあります。効果があらわれると、関節の炎症がおさまり、赤沈《せきちん》やＣＲＰの数値も改善します。

ブシラミンは日本で開発された薬で、比較的早期の関節リウマチに対して使われます。ただし、副作用が強いので、ほかの抗リウマチ薬が使えない一部の患者さんにのみ用いられます。欧米ではあまり使われていない薬です。

副作用としては、腎障害、血液障害、肝障害、間質性肺炎などがあります。腎障害としては膜性腎症が多く、たんぱく尿に注意が必要です。たんぱく尿を認めた場合は、すみやかに使用を中止します。

●イグラチモド（商品名：ケアラム、コルベット）

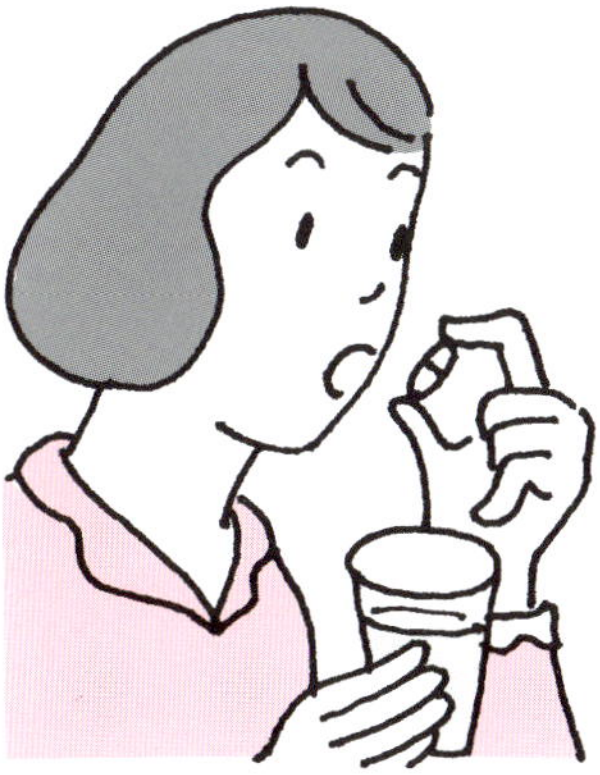

経口薬。日本で開発された薬で、2012年に関節リウマチに対して承認されました。サラゾスルファピリジンと同程度の効果があり、またメトトレキサートとの併用効果も認められます。

副作用としては、肝障害、血液障害、消化性潰瘍、間質性肺炎、感染症などがあります。ワルファリンを投与中の患者さん、重篤な肝障害のある患者さん、消化性潰瘍のある患者さんには使えません。

●金チオリンゴ酸ナトリウム（商品名：シオゾール）

筋注。金チオリンゴ酸ナトリウムは、金の有機化合物を原料とする「金製剤」といわれる薬です。もともとは結核の薬で、現在使われている抗リウマチ薬の中ではもっとも古くから使われてきた薬です。症例によっては、メトトレキサートと同等の効果を示しますが、メトトレキサートや生物学的製剤の登場によって、あまり使われなくなりました。

標的合成抗リウマチ薬

特定の分子に選択的に作用する分子標的治療薬

標的合成抗リウマチ薬は、合成された分子標的治療薬で、内服薬でありながら、生物学的製剤と同等、あるいはそれ以上の高い効果を発揮します。

ただし、長期に服用した場合の安全性など、今後検証をつづけていく必要があります。

現在、日本で承認されている標的合成抗リウマチ薬には次のようなものがあります。

●トファシチニブ（商品名：ゼルヤンツ）

経口薬。2013年7月に発売された分子標的治療薬です。サイトカ

■日本で使われている主な抗リウマチ薬…合成抗リウマチ薬

タイプ	一般名	商品名	注意すべき副作用	推奨※
従来型合成抗リウマチ薬	金チオリンゴ酸ナトリウム	シオゾール	腎障害（たんぱく尿、血尿）、血液障害、間質性肺炎、皮膚炎、口内炎、肝障害	弱
	ブシラミン（ＳＨ基剤）	リマチル	腎障害（たんぱく尿）、血液障害、間質性肺炎、皮膚炎、肝障害、味覚異常	弱
	サラゾスルファピリジン（サルファ剤）	アザルフィジンEN	肝障害、血液障害、重症の皮膚粘膜症状、発疹、頭痛、めまい、間質性肺炎	強
	イグラチモド	ケアラム、コルベット	肝障害、血液障害、消化性潰瘍、間質性肺炎、感染症	弱
	メトトレキサート（ＭＴＸ）	リウマトレックス	感染症、血液障害、腎障害、肝障害、間質性肺炎、吐き気、脱毛、頭痛	強
	レフルノミド	アラバ	感染症、下痢、間質性肺炎、皮疹、脱毛、肝障害、腹痛、吐き気、高血圧	弱
	タクロリムス	プログラフ	感染症、消化管症状、腎障害、高血圧、糖尿病、振戦、頭痛、高カリウム血症	弱
標的合成抗リウマチ薬	トファシチニブ	ゼルヤンツ	感染症（特に帯状疱疹）、好中球減少、貧血、脂質異常症、肝障害、悪性腫瘍	
	バリシチニブ	オルミエント	副作用はトファシチニブと同じ	

赤字：重症度または頻度で特に注意が必要なもの。血液障害：骨髄障害および末梢性病変を含む。
注）感染症には結核、ニューモシスチス肺炎、B型肝炎再活性化などの日和見感染症を含む。
※推奨の強さは「関節リウマチ診療ガイドライン 2014」より許諾を得て 抜粋転載したが、必ずしも効果の強弱をあらわすものではないことに注意。　（『今日の治療薬 2018』〈南江堂〉より 一部改変）

インの細胞内シグナル伝達に重要な役割を果たすＪＡＫ（ヤヌスキナーゼ）と呼ばれる酵素の働きを選択的に阻害します。既存治療で効果が十分に得られない場合に使用が検討されます。効果は強力ですが、重篤な感染症リスク、帯状疱疹リスクが報告されており、使用にあたっては注意が必要です。

●バリシチニブ（商品名：オルミエント）

経口薬。２０１７年７月に承認された分子標的治療薬です。トファシチニブ同様、ＪＡＫの働きを選択的に阻害します。効果はトファシチニブ同様強力ですが、やはり、重篤な感染症リスク、帯状疱疹リスクが報告されています。ただし、臨床現場で有効性・安全性が検証できれば、将来的にリウマチ治療の有力な治療選択肢となる可能性があります。

抗リウマチ薬の種類❷

生物学的製剤

Point

- ●治療のターゲットをしぼり、高い効果を上げる
- ●メトトレキサートとの併用が主流となっている
- ●免疫力が弱まるため、結核などの感染症に注意が必要

バイオオリジナル抗リウマチ薬

炎症物質や細胞の働きを抑え込む

生物学的製剤は、バイオテクノロジーの技術を使って生物の機能や働きを持つ物質を薬にしたもので、「バイオ製剤」とも呼ばれます。

メトトレキサートでもコントロールできなかった非常に活動性の高い関節リウマチの症状を改善し、関節破壊を食い止めるだけでなく、壊れた関節が元に戻る可能性が出てくるなど、従来の常識をくつがえすような効果が報告されています。

生物学的製剤は、病気を引き起こす物質や細胞の分子だけを標的にし、それを徹底的に抑え込むように設計されています。ターゲットにするのは、**炎症性サイトカイン**と**T細胞**です。

サイトカインは、滑膜にある受容体と結合することで炎症を広げていきますが、生物学的製剤はその活動性をブロックして受容体と結合できないようにします。また、T細胞は、免疫と直接かかわりますが、生物学的製剤は、その働きを抑えるように働きます。

生物学的製剤には、先行的に開発された「バイオオリジナル抗リウマチ薬」と、後続品の「バイオシミラー抗リウマチ薬」の2種類があります。

現在、日本で承認されているバイオオリジナル抗リウマチ薬には次のようなものがあります。

●インフリキシマブ（商品名：レミケード）

サイトカインの一つ、TNF－αを抑えるTNF阻害薬です。薬の投

与は点滴で行い、メトトレキサートとの併用が必要です。ほかの抗リウマチ薬より寛解《かんかい》率が格段に高く、症状が重い人の標準的治療になっています。

●エタネルセプト（商品名：エンブレル）

ＴＮＦにはα《アルファ》とβ《ベータ》がありますが、両方を抑えるＴＮＦ阻害薬です。薬の投与は週2回、皮下注射で行います。自己注射も可能で、通院回数が減らせます。成分は完全ヒト由来たんぱくで、体内での反応がおだやかです。海外の治療成績では、メトトレキサートとの併用で長期間（約10年）の有効性や安全性が示されています。

●アダリムマブ（商品名：ヒュミラ）

ＴＮＦ-αを抑えるＴＮＦ阻害薬です。エタネルセプトと同じく、完全ヒト由来たんぱくの薬です。海外の治療実績では、インフリキシマブと同様の寛解率や、エタネルセプトと同様の長期効果が示されています。

●ゴリムマブ（商品名：シンポニー）

完全ヒト由来たんぱくの薬で、ＴＮＦ-αを抑えるＴＮＦ阻害薬です。4週間に1回の皮下投与ですみ、投与方法がもっとも簡便なことが特徴です。

●トシリズマブ（商品名：アクテムラ）

ＴＮＦ-αとは別のサイトカインＩＬ-6を抑えます。日本で開発された薬で、ＴＮＦ阻害薬が効かない人の選択肢となります。長期間の継続使用が可能で、全身性の重度の関節リウマチに高い効果が見られます。

●アバタセプト（商品名：オレンシア）

サイトカインでなく、免疫の中心となるＴ細胞を抑えます。サイトカイン阻害薬と同様の効果があり、安全性の面でも高く評価されています。

●セルトリズマブペゴル（商品名：シムジア）

ポリエチレングリコールで修飾した抗ＴＮＦ-α抗体製剤で、ほかのＴＮＦ阻害薬と同様の有効性が認められます。

バイオシミラー抗リウマチ薬

後続品なので価格が低く抑えられる

バイオシミラーとは「バイオ医薬品の後続品」のことで、効果や安全性などが確認され、先行のバイオオリジナル医薬品と類似のものとして承認された医薬品です。「シミラー」とは「類似の」という意味です。

バイオシミラーは、アミノ酸配列が先行バイオ医薬品と同じでも、分子レベルで同一であることを証明す

■日本で使われている主な抗リウマチ薬…生物学的製剤

タイプ	一般名	商品名	注意すべき副作用	推奨※
バイオオリジナル抗リウマチ薬	インフリキシマブ	レミケード	感染症、投与時反応（アナフィラキシー、頭痛、発熱など）、SLE様症状、脱髄疾患、悪性リンパ腫、心不全、間質性肺炎、小児の悪性腫瘍	強
	エタネルセプト	エンブレル	感染症、脱髄疾患、心不全、SLE様症状、悪性リンパ腫、骨髄障害、再生不良性貧血、投与部位の発赤、間質性肺炎、小児の悪性腫瘍	強
	アダリムマブ	ヒュミラ	感染症、脱髄疾患、SLE様症状、悪性リンパ腫、再生不良性貧血、間質性肺炎、投与部位の発赤、小児の悪性腫瘍	強
	ゴリムマブ	シンポニー	副作用はアダリムマブと同じ	強
	セルトリズマブペゴル	シムジア	副作用はアダリムマブと同じ	強
	トシリズマブ	アクテムラ	感染症（ＣＲＰが抑制され発見が遅れる）、投与時反応（アナフィラキシー、頭痛、発熱など）、腸管穿孔、好中球減少、心不全、脂質異常症	強
	サリルマブ	ケブザラ	副作用はトシリズマブと同じ	強
	アバタセプト	オレンシア	感染症、投与時反応（アナフィラキシー、頭痛など）、間質性肺炎、めまい、高血圧、発疹	強
バイオシミラー抗リウマチ薬	インフリキシマブ	インフリキシマブBS	副作用は先行のインフリキシマブと同じ	
	エタネルセプト	エタネルセプトBS	副作用は先行のエタネルセプトと同じ	

赤字：重症度または頻度で特に注意が必要なもの。血液障害：骨髄障害および末梢性病変を含む。
注）感染症には結核、ニューモシスチス肺炎、Ｂ型肝炎再活性化などの日和見感染症を含む。
※推奨の強さは「関節リウマチ診療ガイドライン 2014」より許諾を得て 抜粋転載したが、必ずしも効果の強弱をあらわすものではないことに注意。　（『今日の治療薬 2018』〈南江堂〉より 一部改変）

ることはできません。そのため、有効性や安全性に関する臨床試験が求められます。この点が、いわゆるジェネリック医薬品とは異なります。

ただし、バイオシミラーは、先行品にくらべ、薬の価格が低く抑えられているという点ではジェネリック医薬品と同じです。

現在、日本で承認されているバイオシミラー抗リウマチ薬としては、**「インフリキシマブBS」「エタネルセプトBS」**があります。

生物学的製剤の副作用

生物学的製剤の成分は生物由来のたんぱく質なので、肝臓や腎臓の副作用は少ないとされます。ただし、たんぱく質に対するアレルギー（皮《ひ》疹《しん》、かゆみなど）が出ることがあります。また、免疫力が弱まるため、感染症が起こりやすくなります。

痛みをやわらげる非ステロイド性抗炎症薬

Point
- 非ステロイド性抗炎症薬は、かつては治療の第1選択薬
- いまでも「痛み止め」として、必要に応じ使用
- 副作用の少ないタイプの薬も開発されている

痛みをやわらげ、日常動作を助ける薬

炎症を抑《おさ》える抗炎症薬には、非ステロイド系とステロイド系の2種類がありますが、まず**非ステロイド性抗炎症薬**（NSAIDs《エヌセード》）について見ていきます。

非ステロイド性抗炎症薬は、いわゆる「痛み止め」です。これだけでは関節リウマチをコントロールできませんが、痛みのため動きが不自由になっている場合には有効です。

かつては関節リウマチ治療の第1選択薬でしたが、その役割は見直されてきています。ただし、鎮痛《ちんつう》作用だけでなく解熱《げねつ》作用もあり、効き方も早いので、うまく利用すると患者さんの日常生活を改善できます。そのため、いまでも多く使われます。

また、関節リウマチと診断が確定されるまでの間や、効き方が遅い抗リウマチ薬の効果があらわれるまでの期間、比較的症状が軽いケースなどにも補助的に使われます。

炎症を起こす物質と、それを抑えるメカニズム

非ステロイド性抗炎症薬の鎮痛作用のメカニズムを見てみましょう。

炎症が起こっている関節では、炎症細胞（リンパ球など）からプロスタグランディンという生理活性物質が放出され、これが痛みやはれ、発熱などの炎症反応をもたらす元になります（31ページ参照）。

プロスタグランディンがつくられるプロセスには、シクロオキシゲナーゼ（以下、COXと略）という酵《こう》素《そ》がかかわりますが、非ステロイド性抗炎症薬は、このCOXの働きをさまたげ、プロスタグランディンが

つくられないようにするのです。

しかし、プロスタグランディンは健康なときでも胃の粘膜や肝臓などにあり、臓器の機能を正常に保つ働きをしています。非ステロイド性抗炎症薬は、このような正常な組織のプロスタグランディンの生成も抑えてしまうため、胃潰瘍《いかいよう》や腎障害などの副作用が起こってしまいます。

ところで、COXには2種類あることがだんだんわかってきました。善玉《ぜんだま》のCOX－1は、いつも胃や腎臓にあって粘膜の血流を保ったり、血小板による止血にも重要な役割を果たしています。

一方、悪玉《あくだま》のCOX－2は、ふつうは存在せず、炎症性の刺激があるときだけ新しくつくられ、さらにポリープなどがつくられるのにもかかわっています。

つまり、悪玉のCOX－2だけを抑え、善玉のCOX－1はそのままにしておく薬があればよいわけです。

この考えで、いままでの非ステロイド性抗炎症薬を調べると、アスピリンやインドメタシンは善玉COX－1を抑えてしまうことがわかりました。

そこで、より副作用の少ない非ステロイド性抗炎症薬として、悪玉のCOX－2を選択的に抑える、セレコキシブ、メロキシカム、エトドラクなどの薬が開発され、日本でも広く使われるようになっています。

薬のタイプと、その特徴や副作用

非ステロイド性抗炎症薬には、多くの種類がありますが、関節リウマチの治療に使われている主な薬を、101ページで表にしています。

タイプによる特徴や、服用するときの注意点、副作用などを見てみます。

MEMO

柳の葉からアスピリン

柳の葉には痛みをやわらげる効果があることは、古くから知られていました。古代ギリシャ時代、すでにヒポクラテスが「リウマチの薬は柳である」と記しています。しかし、その成分が何かは長い間不明でした。

1800年、柳からサリチルという成分を分離することに成功。その後、より鎮痛効果にすぐれたサリチル酸が合成されました。これは、世界ではじめて人工的に合成された医薬品でした。1899年、バイエル社は「アスピリン」の名で発売を開始。わずかな期間で、鎮痛薬の一大ブランドとなりました。

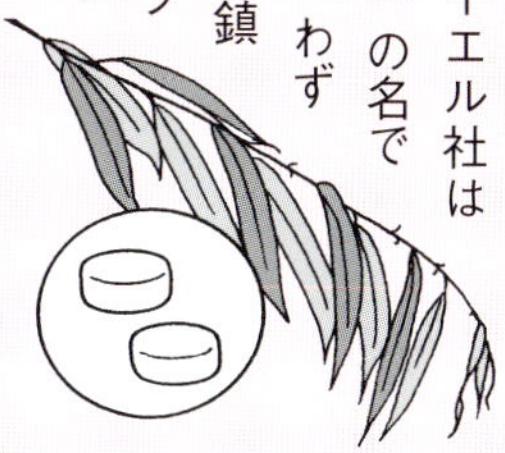

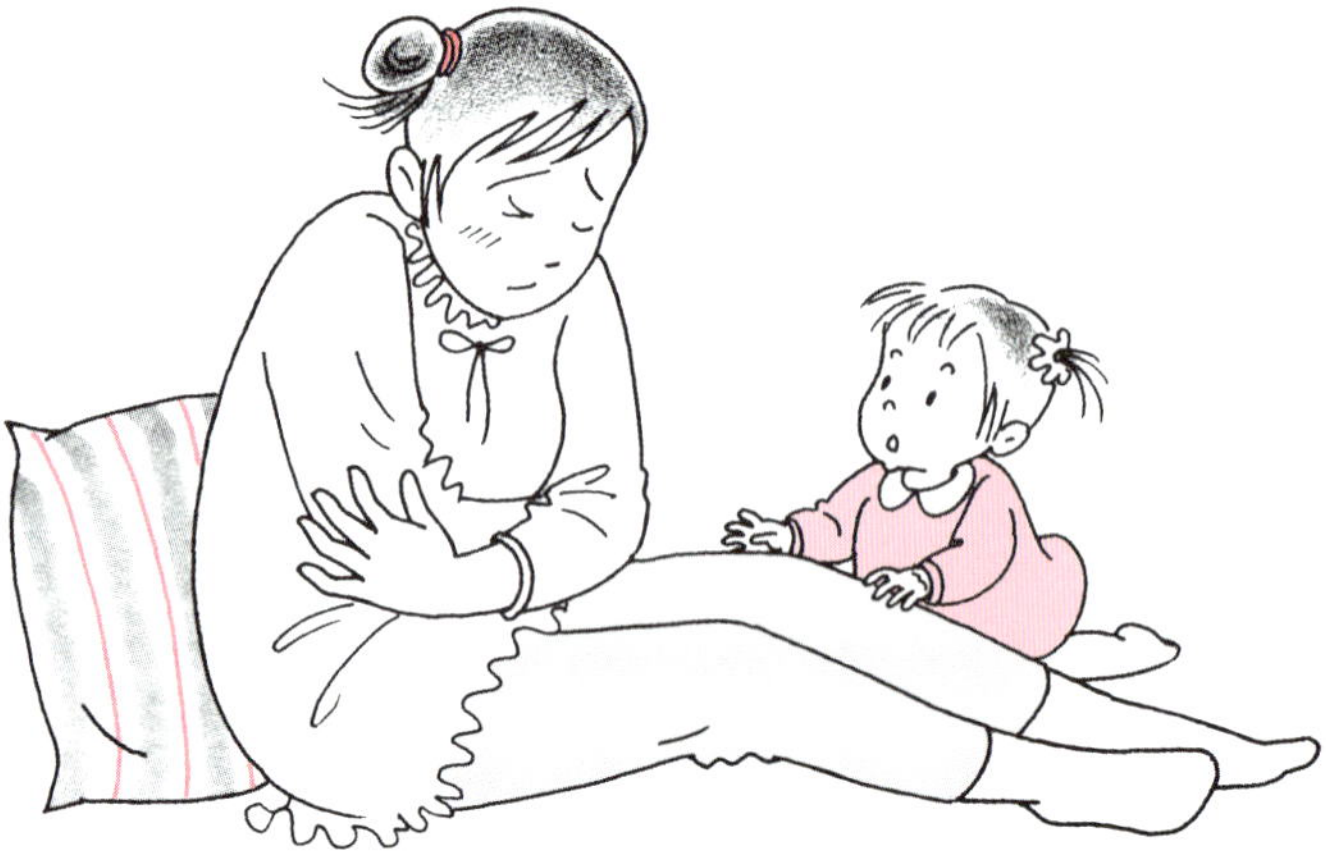

抗炎症作用の強い薬

関節リウマチの滑膜《かつまく》の炎症を強力に抑えます。アスピリンやインドメタシンなどがこれにあたります。

胃腸障害などの副作用には注意が必要で、食事の直後に服用する、胃薬を併用する、決められた以上の量は飲まない、などは必ず守ってください。また、腎臓の血流が悪くなって腎障害が起こったり、アスピリン喘息《ぜんそく》といった呼吸器の副作用が起こることもあります。

プロドラッグ・タイプの薬

プロドラッグとは、飲んでも刺激が少なく、吸収されて（肝臓で代謝を受けて）からはじめて効果があらわれるタイプの薬です。胃の粘膜への影響は、ほかの非ステロイド性抗炎症薬より少なく、腎臓への影響も少なくてすみます。

そのため、副作用はあまりないと考えられています。関節リウマチでは長期にわたって薬を飲まなければならないため、よく使われます。

このタイプの薬には、スリンダクやロキソプロフェンなどがあります。

作用時間の長い薬

効果を発揮する時間が短い「短時間作用型」の薬は、鎮痛効果は強いのですが、持続時間が短いため、1日3回飲む必要があります。

一方、効果の持続時間が24時間以上の「長時間作用型」の薬なら、1日1回の服用ですみます。

しかし、作用する時間が短いと、その分体内から排泄《はいせつ》されるのも早いのですが、作用時間が長いものは体内に蓄積されている時間も長くなり、副作用が出やすい傾向があります。お年寄りや腎臓の機能障害がある人は、避けたほうがよいでしょう。

関節リウマチでは、短時間型、あるいは中時間型のほうが使いやすいといえます。

このタイプの薬には、アンピロキシカムやメロキシカムなどがあります。

COX－2を選択して抑える薬

悪玉のCOX－2だけを選んで抑

える、選択性の高い薬で、消化器の副作用が少ないタイプです。

副作用が出やすい人や、長期間服用する人には望ましい薬です。ただし、もともと消化器潰瘍《かいよう》がある人や、出血をともなう病気のある人は、胃腸薬との併用がすすめられます。

このタイプの薬には、セレコキシブ、エトドラクなどがあります。

口から服用しない外用薬

非ステロイド性抗炎症薬の多くは、口から飲む経口《けいこう》薬ですが、一部の薬には**坐薬**《ざやく》（**坐剤**《ざざい》）があります。

坐薬は、肛門《こうもん》から入れて直腸で吸収される薬のため、関節リウマチで手の変形がある患者さんには、うまく挿入できないこともあります。

このような欠点はあるものの、胃に直接作用せず、吸収が早いため、痛みを急速に止める必要がある場合や、経口薬では胃腸障害を起こす患者さんにも使われます。

2種類以上の非ステロイド性抗炎症薬を同時に使うことはすすめられませんが、坐薬に限って、痛みが強い場合には併用が認められています。

ただし、坐薬といえども吸収されれば胃の粘膜細胞に達し、そこを傷めることは避けられません。注意は必要です。ジクロフェナクやピロキシカムなどがあります。

関節リウマチの外用薬としては、ほかにも**貼**《は》**り薬**や**塗り薬**が使われることもあります（106ページ参照）。

■関節リウマチで使われる主な非ステロイド性抗炎症薬

特徴	一般名	商品名
抗炎症作用の強い薬	アスピリン	アスピリン、バファリン
	ジクロフェナク	ボルタレン
	インドメタシン	インダシン
	ナプロキセン	ナイキサン
プロドラッグ・タイプの薬	ロキソプロフェン	ロキソニン
	スリンダク	クリノリル
作用時間の長い薬（1日1回服用）	アンピロキシカム	フルカム
	ナブメトン	レリフェン
	メロキシカム	モービック
COX－2選択的阻害薬	セレコキシブ	セレコックス
	エトドラク	ハイペン
坐薬	ジクロフェナク	ボルタレン坐剤
	ピロキシカム	フェルデン坐剤

※2018年1月現在

炎症を強力に抑える副腎皮質ステロイド薬

Point
- ステロイドとは、もともと体内で分泌されるホルモン
- ステロイド薬は、痛みやはれを速効で抑える
- 副作用はあるが、対処の方法もある

非ステロイド性抗炎症薬を上回る、強力な効果

腎臓の上に、見逃してしまいそうな小さな臓器があります。これが副《ふく》腎《じん》で、その表面に近い部分が副腎皮《ひ》質《しつ》です。

副腎皮質では約50種類のステロイドホルモンがつくられ、体の働きを維持していますが、その中の一つがコルチゾール。炎症や免疫反応を抑えたり、糖質や脂質などの代謝を調節する働きをするホルモンです。副**腎皮質ステロイド薬**（以下、ステロイド薬）は、このコルチゾールを人工的に合成した抗炎症薬です。

ステロイド薬が炎症を抑えるメカニズムは、基本的には非ステロイド性抗炎症薬と同じです。痛みやはれ、発熱などの炎症反応をもたらす物質であるプロスタグランディンがつくられる化学反応を、非ステロイド性抗炎症薬より早い段階でストップさせるのです。

非ステロイド性抗炎症薬とちがうのは、サイトカインが放出されるのを抑えたり、抗体がつくられるのを抑制するところです。ステロイド薬には、これほどの働きがあるだけに、非ステロイド性抗炎症薬とくらべると効果は絶大です。

症状を抑える切り札。気分を元気にする効果も

ステロイド薬が、はじめて関節リウマチの治療に使われたのは1948年。痛みのために寝たきりだった女性患者が、ステロイド薬の筋肉注射で、3日後には歩けるようになったのです。衝撃的な効果に、一時は、ステロイド薬さえあればリウマチは治ると思われました。

しかしその後、ステロイド薬には多くの問題があることが明らかになると、反動が起こりました。使用が大幅に制限されたのです。

ただし、関節リウマチにとって、ステロイド薬は有効性のある薬です。

現在では、初期に、痛みをコントロールする目的で短期的に使うケースが多くなっていますが、抗リウマチ薬が効かない人にとっては、いまでもステロイド薬の存在は不可欠です。

こういった場合は、用量を調節しながら、副作用の少ない最低用量で使うのが一般的です。

ステロイド薬の、主な効果を見てみます。

抗炎症作用で痛みやはれを改善

プロスタグランディンやサイトカインといった、炎症にかかわる物質を抑え、病気の活動性をしずめます。ステロイド薬は非常に効果が高く、速効性がありますので、服用をはじめると、早ければ翌日には痛みやはれがおさまるほどです。

骨破壊を抑える

米国リウマチ学会の「関節リウマチ治療ガイドライン」（2002年）では、低用量（プレドニゾロンに換算して1日10mg以下）のステロイド薬使用は、骨破壊《こつはかい》の進行を抑え、機能改善に有効としています。

しかし、たとえ低用量でも長期にわたって服用すると副作用が増えるため、早期に一定期間使用するのがベストです。

精神への賦活《ふかつ》作用

コルチゾール（ステロイド）は、やる気を起こさせるホルモンといわれます。

ステロイド薬は痛みを取ると同時に、病気のために暗く沈んだメンタル面に作用し、気分を明るく積極的にする働きもあります。

MEMO

体中に受容体がある

体内のホルモンは血液に乗って全身を回りますが、キャッチしてくれる受容体がなければ働くことはできません。

大体のホルモンは、受容体のある場所が決まっていて、たとえば性腺《せいせん》刺激ホルモンは女性では卵巣、男性では精巣にしか受容体がなく、ここでしか作用しません。

ところが、ステロイドホルモンの場合は、ほぼ全身の細胞に受容体があります。

ステロイドが多くの働きを持つのは、そのおかげですが、治療でステロイド薬を使うとやっかいなことも出てきます。全身の細胞に作用がおよぶため、好ましくない副作用も出てしまうのです。

副作用については、正しく理解する

ステロイド薬に限らず、薬には副作用がつきものです。中でもステロイド薬には、副作用のイメージが強調される傾向があり、「できれば飲みたくない」「早く量を減らしたい」と思う人も多いようです。

もちろん、副作用の問題を軽く見ることはできないため、正しく理解することが必要です。

■軽い副作用は、あまり心配しない

よくあらわれるのは、顔が丸くふくらむ「ムーンフェイス（満月様顔《まんげつようがん》貌《ぼう》）」です。ステロイド薬は、体の脂質代謝に影響しますが、部位によって不均一に出ます。顔、首のまわり、肩、胴体など、体の中心部分の脂肪は多くなってきますが、手足など四肢《しし》の脂肪は少なくなってきます（中心性肥満）。

皮膚症状としては、口の周囲などのうぶ毛が濃くなる、吹き出物ができる、紫色の斑点が出る（紫斑《しはん》）などがあります。

また、食欲不振やだるさがあったり、逆に食欲が増進して体重が増えることもあります。むくみ、高血圧、多汗《たかん》、月経不順、不眠などがあらわれることもあります。

このような軽い副作用は、ステロイド薬の量を減らしたり、使用を中止すれば自然に改善しますので、あまり心配はいりません。

■重い副作用には注意が必要

ステロイド薬は、使う量が多かったり、服用期間が長くなるほど重い副作用が出ます。

★免疫力が低下し、細菌やウイルスに感染しやすくなります。肺炎、腎《じん》盂《う》炎、結核なども起こりやすいため、早期発見と早期治療が重要です。

★ステロイド薬を長く使っていると、骨からたんぱく質やカルシウムが流失して骨がもろくなります。関節リウマチに骨粗しょう症の合併はつきものですが、薬の使用でさらに骨が弱くなるわけです。ビスホスホネート製剤でコントロールします。

★外からステロイドホルモンを補給されることに体が慣れると、副腎皮質は怠けてつくらなくなります。このような状態で急にステロイド薬の量を減らしたりやめたりすると、ショック症状が起こることがあります。薬の減量・中止は、医師と相談しながら行うことが大切です。

低用量の使用なら、問題は少ない

ステロイド薬は、ただ副作用をこわがるのではなく、薬の性質を理解した上で使うことが大切です。

次のような方法なら、重い副作用

は少ないとされます。

★プレドニゾロンに換算し、1日5mg程度の投与にとどめます。正常な人でも、毎日10～15mg前後を副腎皮質から分泌しているので、この程度なら問題は少ないとされます。ただし、1mgでも少ない量にする努力が必要で、やめられればベストです。

★いったんステロイド薬を使うと、離脱《りだつ》は困難になることが多いため、有効な抗リウマチ薬を見つけて併用し、ステロイドの減量をはかります。

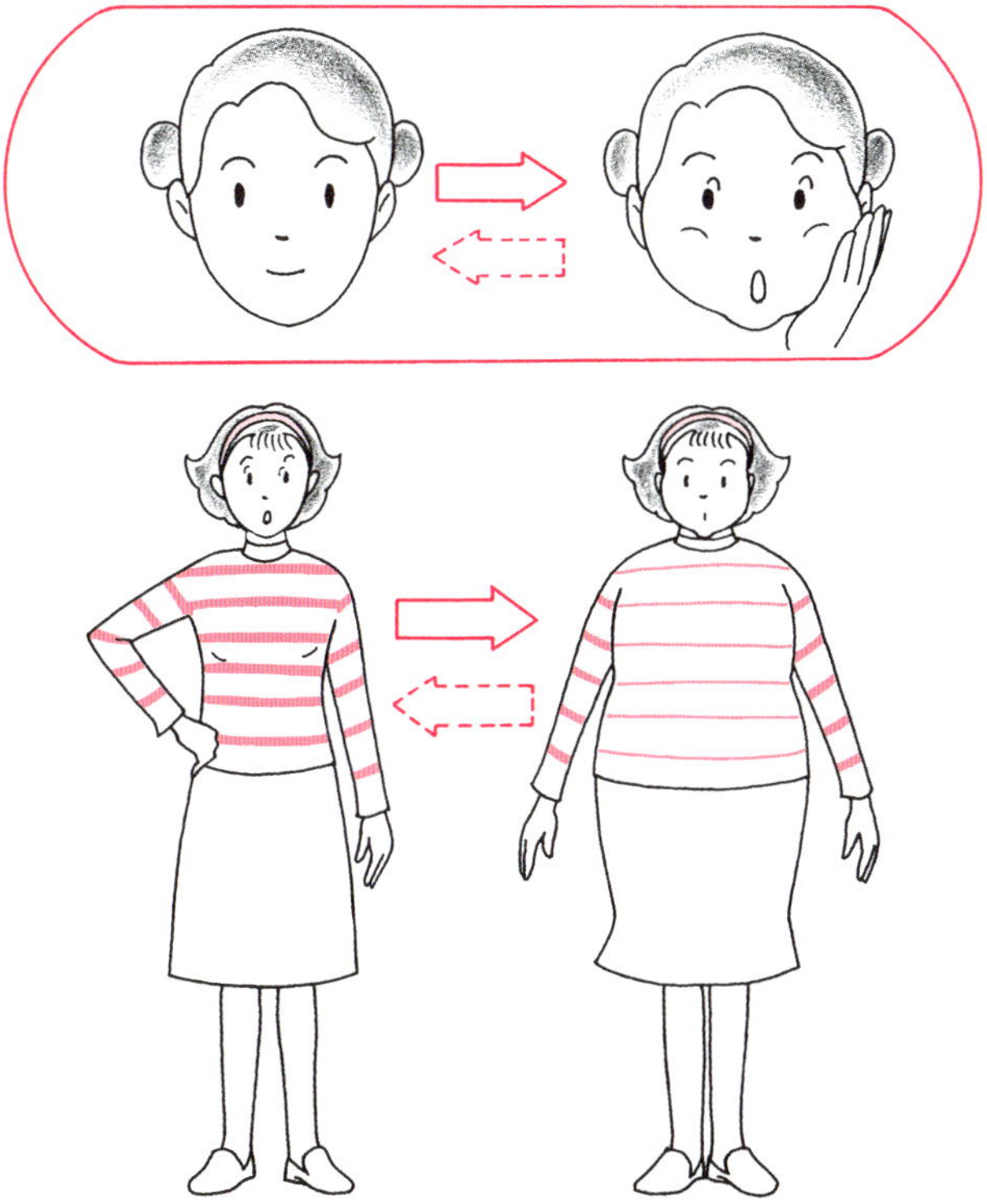

満月様顔貌や中心性肥満は、薬をやめれば元に戻る

★使用するステロイド薬は、比較的マイルドなプレドニゾロンやプレドニンにします。

30分以内に痛みがおさまる関節内注入法

関節リウマチのステロイド治療には、錠剤を服用したり、筋肉注射をするほか、少量の薬を関節へ直接注入する方法があります。

★ひんぱんに行うと副作用がありますが、1回ごとの間隔を1カ月以上あければ、副作用は少ないとされます。

★炎症が強く、日常生活が障害されている場合や、痛みを早く止めたいときなどに行います。速効性があり、痛みは注射後30分以内におさまり、効果は1～2週間つづきます。

★ひじ、ひざなど大きな関節だけでなく、手の指など小さな関節に早い時期に行うこともあります。

局所の痛みを取るのに有効な外用薬

Point
- 皮膚から患部に浸透した薬がはれや痛みを抑える
- 技術が進み、使いやすくなっている貼り薬や塗り薬
- 外用薬では全身的な副作用は起こりにくい

痛みの程度に応じ、自分で手当てできる治療薬

意外に思われるかもしれませんが、日本では、飲み薬と同じくらいの量の**外用薬**が使われています。それだけ、患者さんにとっては有用な薬なのでしょう。

外用薬とは、痛い部分に貼《は》ったり、塗ったりする薬のことで、使った場所だけに効果をあらわします。

関節リウマチは痛みの病気で、その感覚は、医師でも想像するしかない、本人にしかわからないものです。

医師にも家族にもうまく伝えられず、痛みで悩んでいるとき、外用薬が手元にあれば、痛みの程度に応じて患者さん自身で手当てできます。外用薬は、患者さんが家庭にいて「自分でできる」、数少ない治療手段の一つといえます。

関節リウマチで使われるのは、主に非ステロイド性抗炎症薬の外用薬です。

副作用はまったくゼロではありませんが、ほとんどは、あまり心配のないものです。

皮膚から成分が浸透しはれや痛みに届く貼り薬

外用薬には、さまざまなタイプがあります。まず、貼り薬の特徴や使い方を見てみます。

抗炎症作用の貼付薬《ちょうふ》

痛むところに貼って使う薬です。非ステロイド性抗炎症薬が主成分で、皮膚から患部に浸透し、はれや痛みを直接抑えます。製剤には、パップ剤とテープ剤があります。

パップ剤：貼りやすいのですが、長時間貼りつづけるとかぶれが起き

やすく、また、貼った薬がずれるのが気になって、動きにくい面があります。水分を含むので、湿布効果も期待できます。基本的に、12時間ごとに貼りかえます(ただしロキソニンパップは24時間ごと)。

テープ剤：よく粘着しますので、はがれるのが心配な、動きの多い部分に貼るのに向いています。貼りかえの目安は、24時間ごとです。

湿布薬

パップタイプの貼り薬で、基剤に水分を多く含み、それが患部を冷やします。薬効成分のサリチル酸メチルには、消炎・鎮痛作用があります。

湿布《しっぷ》薬には冷《れい》湿布と温《おん》湿布があり、冷湿布には、冷刺激のあるメントールやハッカ油が含まれています。熱感の強い急性期のはれや痛みをやわらげるのに向きます。

一方、温湿布には、血行をよくするトウガラシエキスやノニル酸ワニ

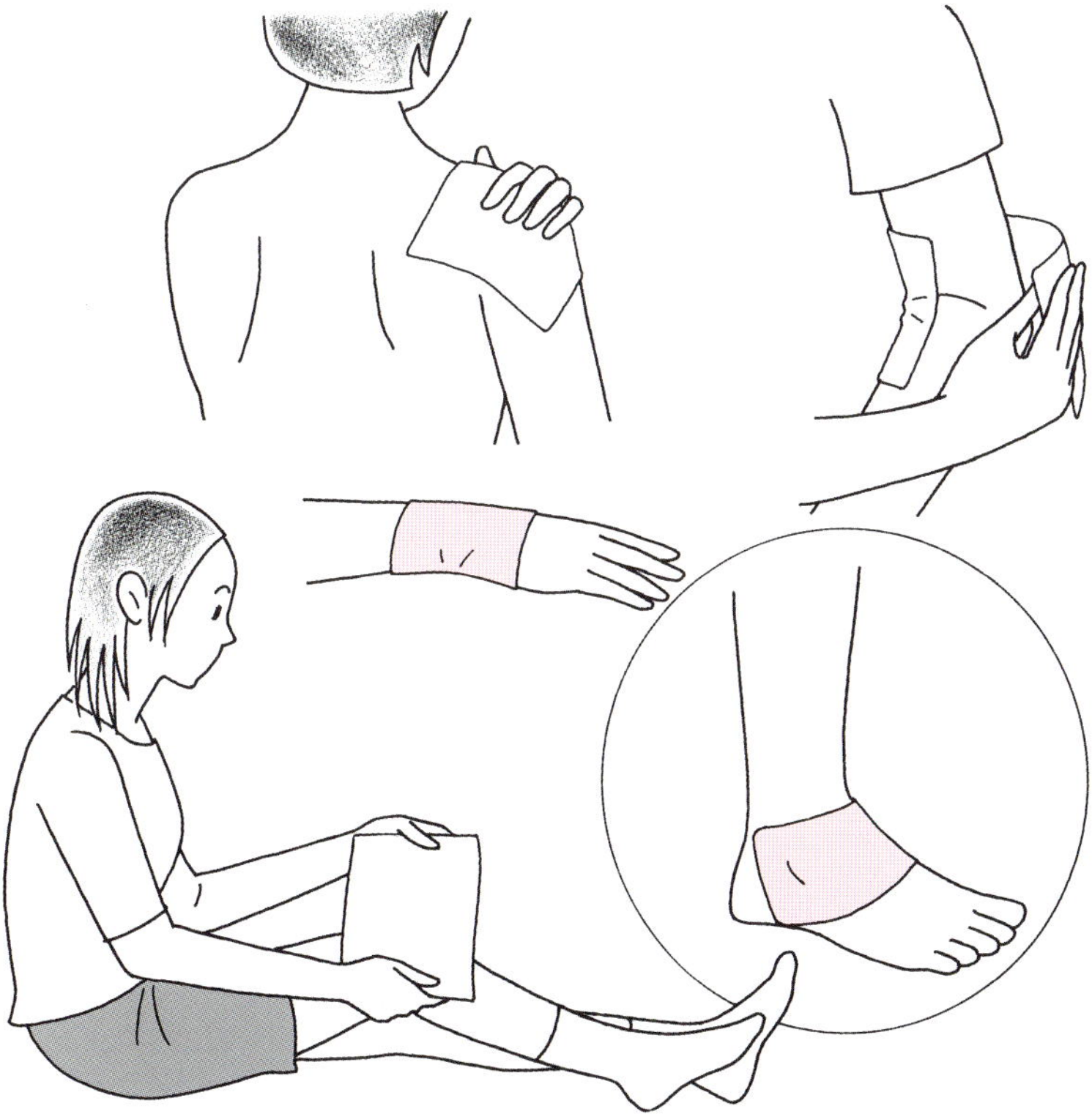

貼り薬は、痛むところに貼って使います。かぶれるときは、貼る場所を少しずつずらす、ガーゼをあてた上から貼る、などの工夫をしましょう。

リルアミドなどが含まれます。慢性的な関節痛や、冷えて痛むときなどに向いています。

入浴すると症状が改善するような時期は、温湿布が向いています。ただし、入浴の前後30分は貼らないようにします。

貼り薬を使うときの注意ポイント

★貼り薬を使いつづけると、かぶれやすいため、貼る場所を少しずつずらす、ガーゼをあてた上から貼る、などの工夫をします。

★湿布薬は、はがしたあとの部位に光をあてると皮膚炎（光過敏症）が起こることがあります。逆に、光にあたらなければ、皮膚症状は起こりません。

紫外線にあたらない、衣服やサポーターなどで部位をカバーする、肌を露出しないようにする、といった工夫をすると防げます。

さまざまなタイプがあり浸透の仕方がちがう塗り薬

皮膚に塗って使うタイプの薬には、軟膏《なんこう》、クリーム、ローション、ゲル、スプレーなど、さまざまな製剤があります。関節リウマチの塗り薬の主な成分は、非ステロイド性抗炎症薬、あるいはステロイド薬で、抗炎症作用があります。

各製剤の特徴

★液剤は、塗る範囲が広いと、手間がかかる、べたついて不快感がある、といった問題があります。これを改善したのが、ゲル・タイプの塗り薬です。基剤を工夫することで、塗ったあとの使用感がよくなっています。

★軟膏は、油の成分に富んでいて、皮膚の奥まで浸透していきます。そのため、体の深部の痛みへの効果が期待できます。

★水溶性の塗り薬は、浅い部分にとどまりますので、表面に近い部位の痛みを取るのに向いています。

★ステロイド薬を主成分とする塗り薬は、皮膚から吸収されたステロイドが関節に運ばれ、抗炎症作用を発揮して、はれや痛みをやわらげます。特に、指や手首などの小関節の炎症を抑えるのに有効です。

ただし、あくまでも対症療法ですから、関節リウマチそのものを改善することはできません。

副作用の注意ポイント

これは貼り薬、塗り薬の両方にいえることですが、外用薬は吸収されても塗布部分にとどまるため、全身的な副作用は起きにくいといえます。

ただし、アレルギー反応による副作用は、使用量とは関係なく起こりますので、注意が必要です。

皮疹《ひしん》、かぶれ、かゆみなどがあらわれたら、医師に相談するようにしてください。

■関節リウマチで使われる主な貼り薬と塗り薬

※2018年1月現在

一般名	商品名	特徴
●ジクロフェナク（非ステロイド性抗炎症薬）	・ボルタレンゲル ・ボルタレンローション ・ボルタレンテープ ・ナボールゲル ・ナボールテープ ・ナボールパップ	塗り薬 塗り薬 テープ剤 塗り薬 テープ剤 貼付薬
●インドメタシン（非ステロイド性抗炎症薬）	・イドメシンゲル ・イドメシンパップ ・イドメシンゾル ・インテバンクリーム ・インサイドパップ ・カトレップパップ	塗り薬 貼付薬 塗り薬 塗り薬 貼付薬 貼付薬
●ケトプロフェン（非ステロイド性抗炎症薬）	・エパテックゲル ・エパテッククリーム ・エパテックローション ・セクターゲル ・セクタークリーム ・セクターローション ・ミルタックスパップ ・モーラスパップ ・モーラステープ	塗り薬 塗り薬 塗り薬 塗り薬 塗り薬 塗り薬 貼付薬 貼付薬 テープ剤
●ピロキシカム（非ステロイド性抗炎症薬）	・バキソ軟膏 ・フェルデン軟膏	塗り薬 塗り薬
●フェルビナク（非ステロイド性抗炎症薬）	・ナパゲルン軟膏 ・ナパゲルンクリーム ・ナパゲルンローション ・セルタッチパップ	塗り薬 塗り薬 塗り薬 貼付薬
●ロキソプロフェン（非ステロイド性抗炎症薬）	・ロキソニンパップ ・ロキソニンテープ ・ロキソニンゲル	貼付薬 テープ剤 塗り薬
●フルルビプロフェン（非ステロイド性抗炎症薬）	・アドフィードパップ	貼付薬

薬の副作用を軽くするには

自分の判断で量を増減したり、やめたりしない

薬はすべて、人為的に体の働きを変えますので、それが効果にもなれば副作用を起こす場合もあります。薬には、「もろ刃の剣」の側面があるのです。

副作用というと、とかくステロイド薬のこわさばかりに目がいきますが、非ステロイド性抗炎症薬にも抗リウマチ薬にも副作用はあります。

副作用は、よく知れば、必要以上におそれることはなくなります。薬や、その作用・副作用への正しい理解は、治療に取り組むときのバックボーンになるはずです。

副作用を軽くするためには、患者さんにも守っていただきたいことがあります。

●定期的に受診する

薬を飲んでいる間は、外来診療で、血液検査と尿検査を欠かさず受けてください。副作用のチェックだけでなく、薬の効果を見て、調整していくためにも重要な検査です。

●医師の指示どおりに服用する

飲み忘れない、効果が出ないからと一度によけいな量を飲まない、あるいは症状が軽くなったからと、かってに量を減らしたり、やめたりしない、といったことは必ず守ってください。

いったんやめてしまうと、次に症状が出たとき、再び同じ薬を使っても効果が得られなくなってしまうことは、研究データで明らかになっています。

●医師に伝える

気になる症状があったら、どんな小さなことでも医師に伝えてください。特にアレルギー症状、せき（肺《はい》線維《せんい》症の併発の徴候）などは、医師に診断してもらう必要があります。

また、効果を医師に伝え、薬の量を調整してもらうことも大切です。

●服用は食中か食後に

抗炎症薬は、胃腸など消化器に影響が出ますので、食事中、または食事直後に飲むようにして、空腹時は避けてください。必要な場合は、胃の粘膜保護薬を医師に処方してもらってください。

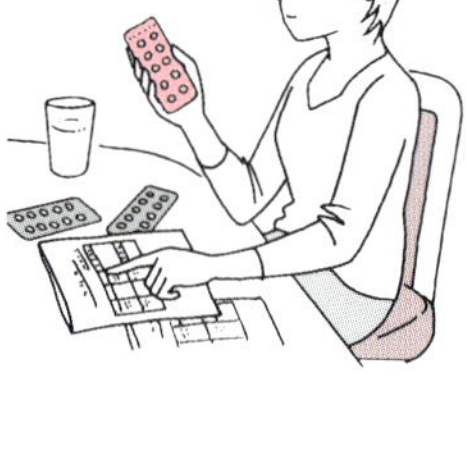

第5章

関節リウマチの治療2
機能を回復させる手術療法

手術はどんなタイミングで受けたらよいか

Point

- 歩行や日常動作が困難になったとき
- 関節の破壊がまだあまり進んでいないとき
- 本人に強い意欲や理解があるとき

時期を逃すと、手術がむずかしくなることもある

関節リウマチになっても、必ずしもすべての人に手術が必要になるわけではありません。

しかし、薬ではどうしても解決がつかない場合があります。病気が進行して関節が破壊され、うまく機能しなくなった場合です。動かせなくなった関節の機能を回復させるのは、薬では無理で、手術を考えなければなりません。

とはいえ、体にメスを入れることには、どんな人でも多少のためらいがあるでしょう。手術を受けたほうがよいかどうかを考えるときの判断ポイントを見てみます。

■日常生活に支障がある

痛みの程度、関節の可動域、動作の障害、歩行の状態などは、手術を受ける際の判断材料になります。

たとえば、30分もつづけて歩くことができなくなったとき。日常の動作がいくつもできなくなり、人手を頼むようになるとき。明らかに関節破壊が進んでいるのに、薬でもリハビリテーションでも効果が出ない場合。このようなケースは、手術を考えたほうがよいといえるでしょう。

■破壊が進む前に、時期を逃さず

関節の破壊が進みすぎると、人工関節に置きかえる手術は困難になります。人工関節は骨を土台にしますので、その土台がもろく弱っているとできないのです。

また、関節の破壊が進行している段階では、痛みもあって動かせない状態がつづき、筋肉が極端にやせ細ってしまう場合があります。こうなると、術後にリハビリテーションを行っても、筋力を取り戻すことがむ

ずかしくなります。

手術は、タイミングを逃さず行うことが非常に重要です。

合併症や感染症がない

貧血や糖尿病、腎臓・肝臓・心血管障害などの合併症がある場合は、そちらの治療を優先します。手術は、合併症がコントロールされてから行います。なお、回復が見込めない重い合併症がある場合、手術はできません。

また、全身、あるいは局所に感染症がないことも手術前に確認する必要があります。

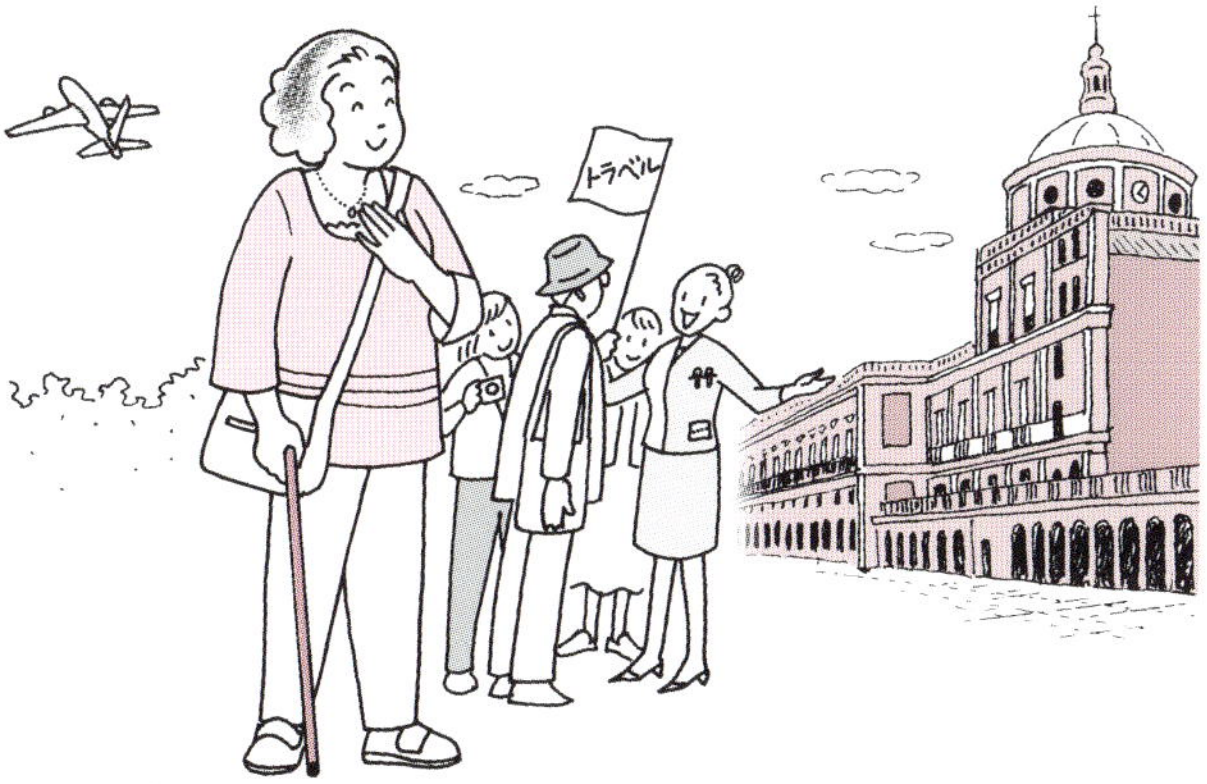

手術をして歩けるようになり、海外旅行を楽しむ人も

患者さんに理解と意欲がある

患者さんに、再びよくなりたいという強い意欲があることは、手術の大切な条件です。精神的に落ち込んでいたり不安定になっていると、術後のリハビリテーションやトレーニングがつづけられないのです。

また、手術の意味や目的をよく理解し、医療スタッフとの意思の疎通がスムーズに行えることも重要です。患者さんに認知症があるようなケースは、むずかしいといえます。

MEMO

過体重は関節に負担をかける

ひざや股《また》の関節は全身の体重がかかるところで、体重が増えると、その増えた分の重い負荷《ふか》で、関節の変形はさらに加速がかかります。

片足にかかる負荷は、体重の3倍といわれますから、2kg増えただけでも、関節には6kgの負担増になるわけです。

人工関節に置きかえても、同じことがいえます。

人工関節は、使っているうちに摩《ま》耗《もう》します。長持ちさせるためには、負担は少なくしたほうがよいのです。肥満がある場合は、適正体重に減量してから手術をしたほうがよく、術後も体重を増やさないことが大切です。

関節リウマチの手術にはどのようなものがあるか

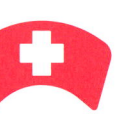

Point
- 痛みは薬で改善でき、滑膜切除術は減りつつある
- 人工関節置換術は、技術、素材、形が進化している
- 関節固定術は、動かせなくなるが、痛みは取れる

関節リウマチの手術にはいろいろなものがありますが、大きくは2つに分かれます。

一つは、関節の痛みやはれをやわらげる治療として行われる手術です。もう一つは、破壊された関節の機能を回復させる、機能再建のための手術です。

滑膜切除術は初期の痛みを取る

滑膜《かつまく》切除術は一般に、関節リウマチがステージ1～2の段階で、まだ軟骨が十分残っている早期に行われる手術です。関節破壊が進んで、軟骨がすでになくなっているようなケースでは行えません。

■内視鏡下の切除術が主流

滑膜切除術は、かつては関節を大きく切り開いて滑膜を取り除く外科的切除術が行われていましたが、現在は内視鏡下での手術が主流になっています（左ページ参照）。

皮膚に小さな孔《あな》をあけ、内視鏡（関節鏡）を挿入して、モニターに映し出された画像を見ながら行う手術です。切開する部分が小さいため、患者さんへの負担も少なく、回復が早いというメリットがあります。

■切除術のメリット

薬の服用をつづけていても炎症がコントロールできない場合に、炎症を起こしている滑膜そのものを取り除くことで、痛みやはれをやわらげることができます。

また、手術後は数年間、炎症が抑えられますので、非ステロイド性抗炎症薬などの服用を減らすことができ、副作用の心配が少なくなるというメリットもあります。

■効果には限界もある

切除術による効果は、永久にはつ

づきません。滑膜は、切除してもまた再生し、再び炎症を起こす可能性があります。大体、術後2～3年すると再発するケースが多いようです。

滑膜切除術の数は減る傾向

生物学的製剤の登場で、早期の炎症を抑えられるケースが増え、滑膜切除術の数は減ってきています。ただし、薬では炎症をコントロールできない場合はまだあり、そういったケースには切除術が行われます。

行われる部位

ひざ関節への滑膜切除術は治療効果があり、よく行われます。ただし医師によっては、ひざなど大きな関節には不向きであるとする意見もあります。そのほか、手首、肩、ひじ、足首などに行われます。

人工関節置換術は、機能回復の切り札

病気が進み、ステージ3くらいになると、関節の破壊が進み、軟骨もほとんどなくなります。骨と骨がぶつかって強い痛みが出ますが、こういった痛みには薬もあまり効きません。こうなると、関節そのものを切り取り、**新しく人工関節を入れる人工関節置換《ちかん》術**が、もっとも有効な治療法になります。

人工関節置換術のメリット

薬物療法やリハビリテーションを行っても病気がよくならず、ひざや股《また》の関節破壊が進み、歩行が困難に

滑膜《かつまく》切除術

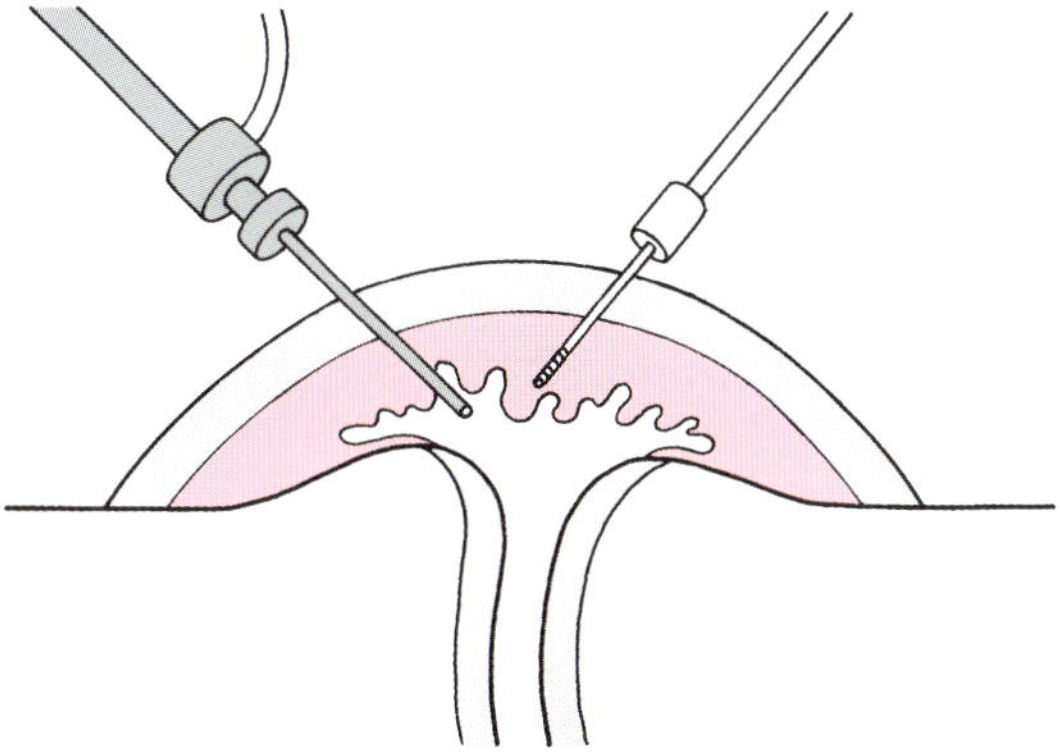

関節リウマチの手術・部位別推奨度

	滑膜切除術	関節固定術	関節形成術	人工関節置換術
上肢				
手指			A（変形の種類による）	
手首	BまたはA	A		
ひじ	A			A
肩	A（鏡視下）			B
下肢				
股				A
ひざ	A			A
足首	A	A		A
足指			A	
頸椎		A		

なっている人にとって、人工関節置換術は救いの道になります。再び歩けるようになるからです。

動く機能も改善され、行動範囲が広がりますので、生活の質（QOL）の向上にもつながります。

また、傷んだ部分を改修しますので痛みも取れます。

そして、リウマチ患者にとってもっとも心配な「寝たきり」になることを予防することもできます。

進む技術、素材、形

かつて人工関節は、耐用年数が10年ほどでしたので、摩耗《まもう》してしまうと新しいものと取りかえる再手術が必要になりました。そのため人工関節置換術はなるべく先送りしたほうがよいということで、60歳以上になってから行うことがすすめられました。

しかし、現在、人工関節は、摩耗の少ない素材や形が開発されて耐用性が飛躍的にのび、半永久的になっています。また、手術法も、より負担の少ない低侵襲《ていしんしゅう》性の手術法が開発されています。20代くらいの若い患者さんでも、必要な場合は置換術を受け、運動機能を高めたほうがよいという考えになっています。

術後もリハビリや薬が必要

人工関節置換術は、手術が終わればそれで動けるようになるわけではなく、人工関節を使って動作をする練習が必要です。

また、この手術をする人は、関節リウマチがステージ3に進んでいますので、関節の周囲の筋力が低下している場合が多く、リハビリで筋力をきたえ直す必要もあります。

さらに、退院して日常生活に戻っても、薬物療法をつづけ、関節リウマチの炎症をコントロールすることが重要です。人工関節の土台になる骨が、炎症の影響で骨粗しょう症が進んで弱ってしまうと、人工関節と骨との間に「ゆるみ」が生じ、再手術が必要になることもあります。

術後の注意点

人工関節置換術の術後で、注意をしなければならないのは**合併症**です。「人工関節の摩耗」「ゆるみ」「患部の化膿《かのう》」が3大合併症といわれます。

このうち摩耗とゆるみについては前述しましたので、患部の化膿について見てみます。

体内に虫歯や肺炎、膀胱《ぼうこう》炎などの細菌があると、術後に人工関節へ感染することがあります。人工関節に置きかえた部分は、血液の循環があまりよくなく、抗生物質や抗菌薬が効きにくくなっています。そのため菌が繁殖し、化膿することがあるのです。人工関節を入れた部分に、痛みやはれ、熱っぽさがあらわれたら、感染が疑われますので、医師を受診してください。

■行われる部位

上半身ではひじ、下半身ではひざと股《また》、足首でよく行われ、治療成績もすぐれています。

傷んだ骨や腱の固定術や形成術

関節固定術：関節の骨どうしをくっつけて固定する手術です。関節は動かせなくなりますが、痛みがなくなり、また固定されるためぐらつかなくなり、支持力が強くなります。ステージ3で、軟骨がなくなっている場合に行われます。

手術では、骨どうしがつきやすくなるよう、間に骨を移植します。その後、完全にくっつくまで、ギプス、装具、金属プレート、スクリュー、髄内釘《ずいないてい》などで固定します。

固定術は、主に頸椎《けいつい》、手首、足首などで行われます。

関節形成術：外反母趾《がいはんぼし》や槌指《つちゆび》など足の指の変形で、強直《きょうちょく》がある場合には、「切除関節形成術」が行われます。骨の一部を削って指をまっすぐにととのえ、出っぱりができないよう矯正《きょうせい》して痛みを取り、歩きやすくします。

また手指の変形には、インプラント（シリコン製人工関節）を挿入する「関節形成術」が行われます。

腱の形成術：骨と筋肉を結びつけている腱《けん》は、腱鞘《けんしょう》という「さや」に入っています。腱鞘には滑膜があり、関節の滑膜と同じように炎症によって増殖し、腱鞘炎や腱の断裂などの異常が起こります。

腱の断裂には、縫合《ほうごう》術、移植術（別の場所から腱を移植する）、腱移行術（2本ある腱のうちの1本を移行する）などが行われます。

■関節固定術

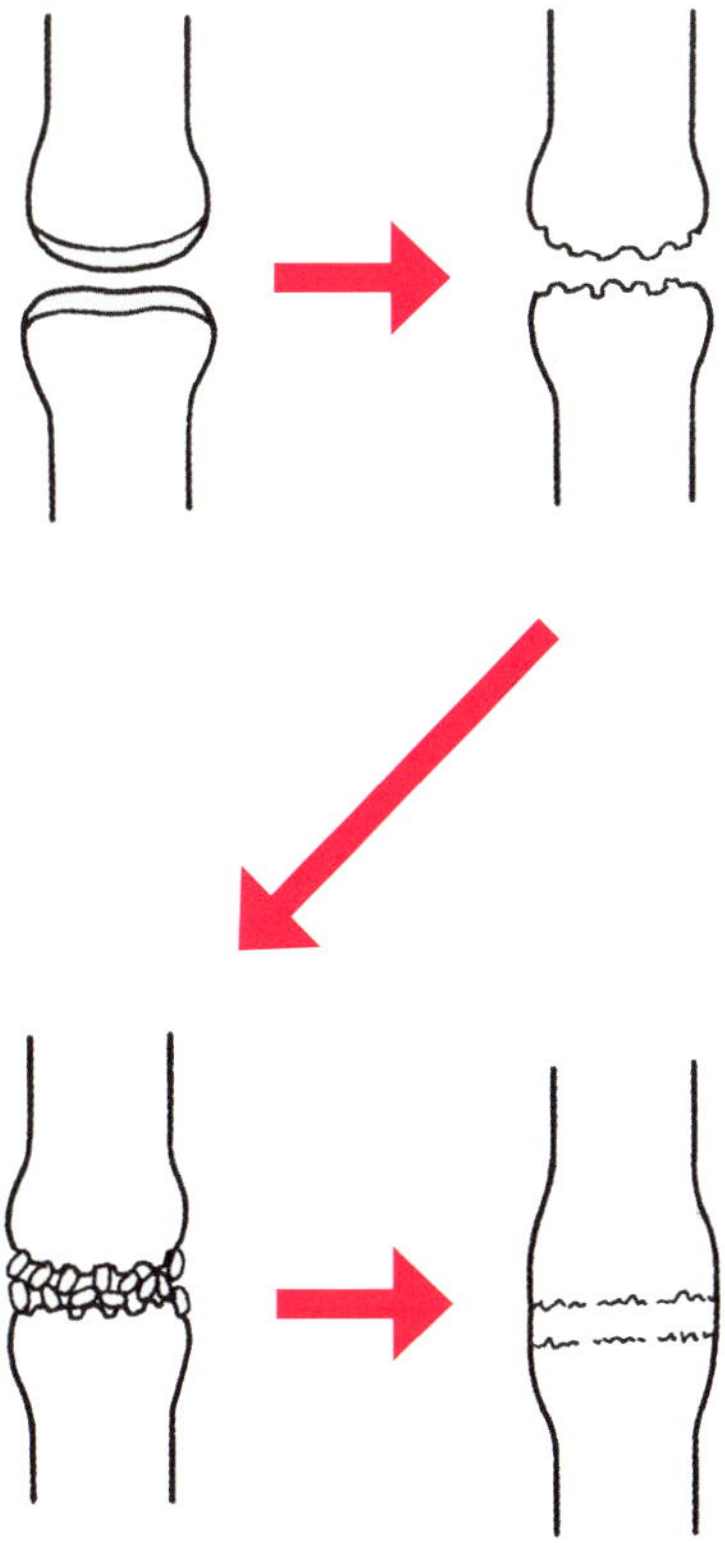

部位別の手術療法❶

頸椎と、肩から手まで、上肢の手術

Point
- 上肢の関節が障害されるとこまかな生活動作が不自由になる
- 肩の人工関節、ひじの滑膜切除は、効果が認められている
- 手や指では、関節だけでなく腱も手術の対象になる

日常的な動作の状態から必要な手術を総合判断

顔を洗う、歯をみがく、食事をする、衣服を脱ぎ着する、髪をととのえる、書く、持つ、排便の始末をする……上肢《じょうし》が行う動作は、健康なときなら苦もなくできることばかりです。しかし関節リウマチになると、これらの一つ一つが不自由になっていきます。

そこで上肢の手術をするときは、日常生活の運動機能の評価をします。評価項目は、「関節の可動域《かどういき》（動かせる範囲）」「筋肉の力」「物を支える力」「耐久性」「動かす速度」などで、そのよしあしを見ます。

また、患者さんに次のような具体的な動作をやってもらいます。

- 手を目的の部分に、正確にもっていけるか
- 物をつかむことができるか

この2つをやってみて、できない場合はなぜなのか、原因を探ります。そして、たとえば手が口まで届かない原因がひじにあれば、人工肘関《ちゅうかん》節《せつ》を入れる手術を検討します。

上肢の手術には、個々の関節や筋力、支持性などの要素だけでなく、全身を総合的に評価することが大切です。

腕の動作を改善させる〈肩・ひじ〉の手術

■肩

関節リウマチでは、肩関節に障害が出ることが多く、初期は腕が上げにくい、肩が痛いなど、五十肩のような症状があらわれます。関節破壊が進み変形すると、腕が上げられなくなります。

滑膜切除術：ステージ1～2で、は

れが長びくような場合、内視鏡下の滑膜切除術が行われます。

人工肩関節置換術、または人工骨頭置換術：肩関節は、関節破壊だけでなく、骨萎縮《こついしゅく》が起こっている場合が多いため、人工関節を関節窩《かんせつか》（向かい合う骨の凹の部分）に固定するのがむずかしく、人工骨頭《こっとう》がよく使われます。痛みを取り、可動域を約90度まで改善できます。

■人工肩関節置換術

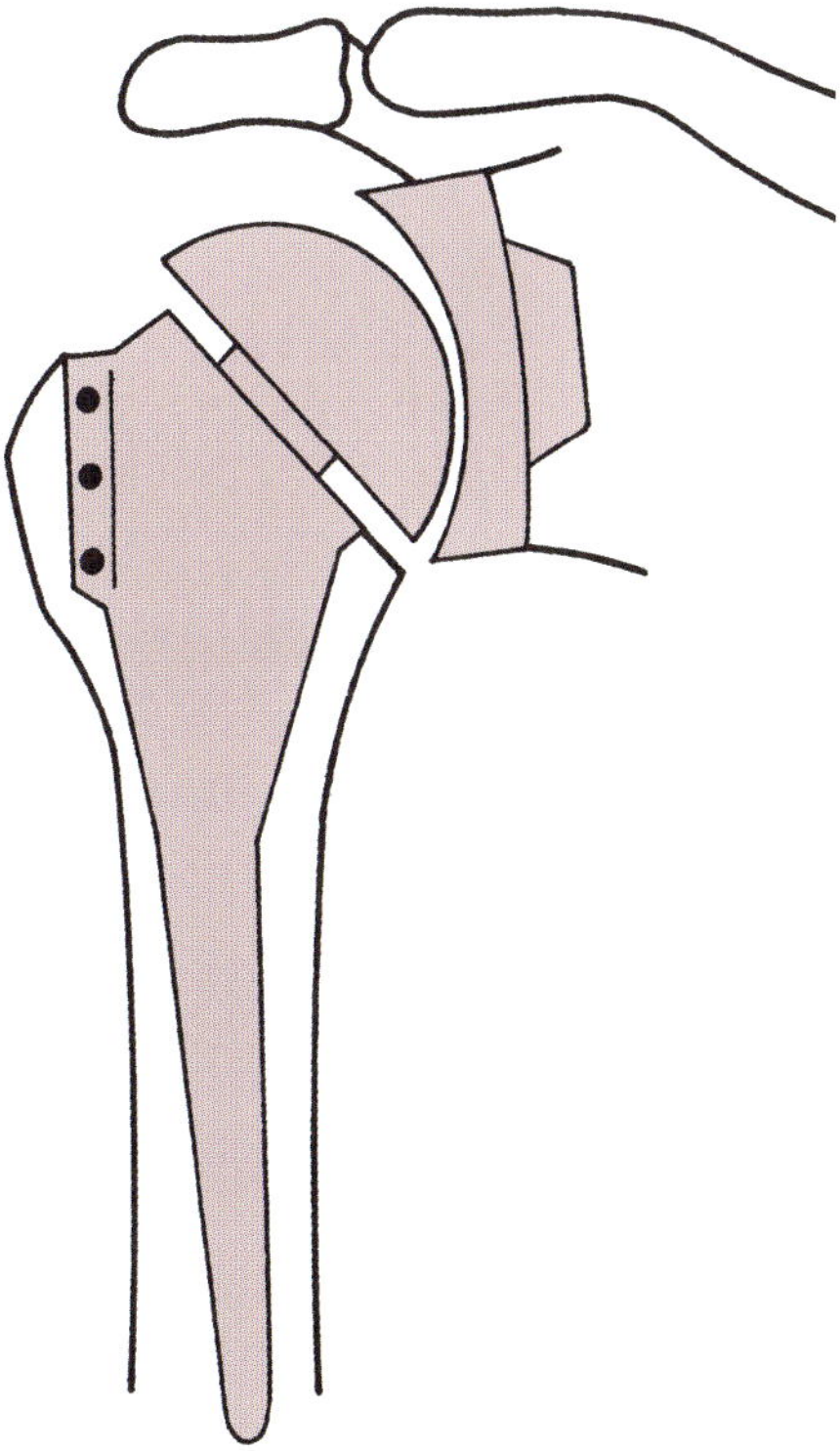

破壊の程度が重くなく、腕がなんとか水平まで上げられる初期のうちに行うほうがよい効果が得られるとされます。

■ひじ

ひじの関節は上肢の中でも重要で、手をいろいろなところへ届かせる役割があります。この関節の痛みが強くなり動きが悪くなると、食事、洗顔、トイレ、上半身を支えて起き上がる動作などが不自由になります。

滑膜切除術：ステージ1〜2で、薬によって病気の活動性がコントロールされているにもかかわらず、ひじがはれ、ふれると滑膜の増殖がわかるような場合に適しています。さらに、破壊がある程度進んでいるような場合に行っても、術後の経過はよいようです。

ひじの滑膜切除術は、ほかの関節より効果がつづき、術後7年でも再発は10％以下という報告があります。

人工肘関節置換術：ステージ3以上で骨破壊《こつはかい》があり、痛みのため動きが悪くなっている場合に行います。痛みがなくなり、安定性が出て、動きもよくなります。

関節だけでなく腱も対象〈手と手指〉の手術

■手

手（手首）は、指の働きの要《かなめ》と

■人工肘関節置換術

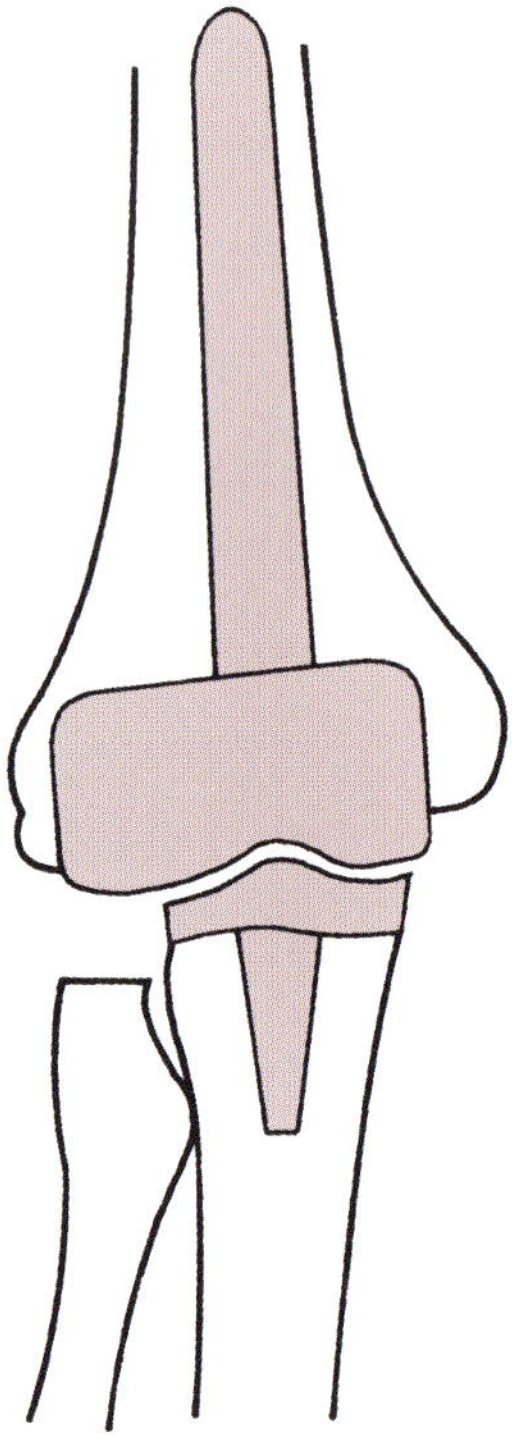

なる関節で、ここが痛んだり不安定になると、持ったりつかんだりする動作が不自由になります。

滑膜切除術：関節破壊が進んできて、痛みの強い場合、滑膜切除術が行われます。こういったときは遠位橈尺《えんいとうしゃく》関節がゆるんだり脱臼《だっきゅう》していることが多いので、同時に、尺骨の末端の骨を切除します。あわせて、腱《けん》鞘《しょう》の滑膜切除も行います。

　これらによって、握力《あくりょく》や回旋《かいせん》運動がよくなるので、患者さんの満足度が高い手術です。

関節固定術：手関節が尺骨のほうへいちじるしく曲がっていたり、関節破壊が大きな場合は、骨移植をして固定術を行うと、安定性がよくなります。

伸筋腱の自然断裂への手術：手首は関節だけではなく、周囲の腱も手術の対象になります。伸筋腱《しんきんけん》は、手首をのばす筋肉の腱です。滑膜炎が起きて機械的な刺激が加わると、伸筋腱が断裂《だんれつ》することがあります。手術は、尺骨末端を処理し、滑膜手術を行った上で、腱移行術（隣の腱を移す）を行います。

■手指

　手指の変形は目立ちますので、美容を目的として手術を行うことがあります。ただし、変形していても、それなりに機能を果たせる人は多くいます。指は、まずうまく使えることが大切です。手術によって外観はよくなっても、かえって使いづらくなっては意味がありません。

　指の場合、どうしても必要となる変形矯正《きょうせい》手術は少ないと考えたほうがよいでしょう。

滑膜切除術：手指のように小さな関節の炎症は、ステロイド薬の関節内注入法のほうが効きます。滑膜切除術の効果は、一定の見解が出ておらず、行われることはまれです。

指の変形への手術：親指のZ字変形には関節固定術や、インプラント（シリコン製人工関節）を挿入する関節形成術があります。ボタン穴変形には、指の伸筋腱をつなぐ腱再建術という方法があります。またスワン・ネック変形には、関節周囲の軟部組織の剥離《はくり》術や、DIP関節固定術があります。亜脱臼《あだっきゅう》などの変形があるMCP関節には、インプラントを挿入する関節形成術が行われます。

神経の圧迫を防ぐ〈頸椎〉の手術

関節リウマチでは、頸椎《けいつい》の第1・第2関節に亜脱臼が起こりやすくなります。

亜脱臼を起こすと神経が圧迫され、しびれなどの症状があらわれ、特に延髄《えんずい》が圧迫されると、生命にかかわることもあります。

そのため、関節固定術が必要になりますが、必ずしも早期に手術をする必要はありません。

頸椎の中には脊髄が通っていますが、頸椎と脊髄の間は比較的余裕があるため、頸椎に変形が起こっても、神経を圧迫するまでには余裕が残されているからです。

保存療法：頸椎カラーという装具《そうぐ》をつけて、頸椎を固定します。

頸椎カラーは、やわらかいものからかたいものまで種類があり、かたいものほど固定する力は強くなりますが、使用感は悪くなります。

装具をつけると痛みがやわらぎますが、症状が改善しない場合は、CTで検査をし、亜脱臼が進んでいる場合は手術がすすめられます。

脊椎固定術：骨盤から採取した骨を移植し、金属のワイヤーやスクリュー、ロッドなどで固定します。手術後は痛みがなくなり、しびれなども改善しますが、頸椎が固定されるので、回旋運動が少し不自由になります。

■手指のインプラント手術

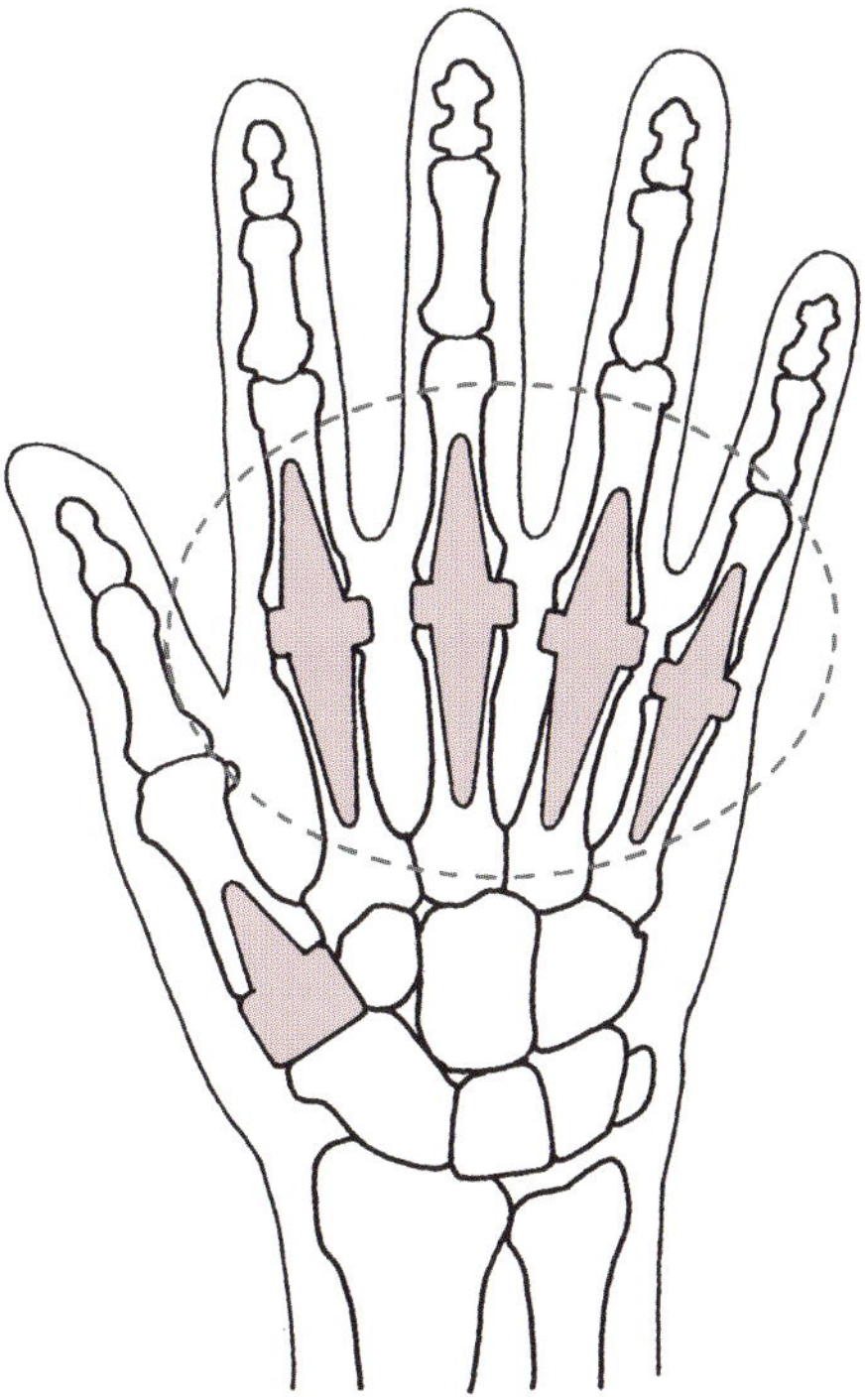

部位別の手術療法❷

股から足まで、下肢の手術

Point
- 股やひざの人工関節置換術は手術療法の中心
- 下肢の手術は、筋肉の萎縮が進まないうちに行う
- 長時間の手術では、血栓症や肺塞栓症に注意

歩く・動く機能を下肢の関節に取り戻すために

たとえば、立つ、座る、歩く、走る、とび上がる……人間が、このような動作をできるのは、股《また》、ひざ、足などの下肢《かし》があるからです。下肢は私たちに広い行動範囲をあたえてくれます。

しかし、リウマチによって関節破壊が進むと、行動範囲を狭めるさまざまな症状があらわれます。

ひざの関節では「拘縮《こうしゆく》（関節が変形したまま固まる）」や、「動揺《どうよう》関節（関節がぐらぐらになる）」「屈《くっ》曲《きょく》拘縮（曲がったまま固まる）」「可動域制限（関節を自由に動かせなくなる）」が、また股《こ》関節では「内転《ないてん》拘縮（内側に曲がったまま固まる）」が、さらに後足部の骨破壊、足指の変形、足裏の痛みをともなうタコなどが、歩行を困難にしていきます。

下肢の手術は、このような多彩な症状を改善し、歩く機能を取り戻すことを目的に行われます。

時期を逃さずに行う股関節の手術

関節リウマチになると、まずおかされるのは手指が多く、手首、ひざ、肩とつづきます。

股関節は、必ずしも全員に病変が起こるわけではなく、大体15～40%とされます。

ただし、**いったん股関節まで病変がおよぶと、関節破壊は急激に進み、**痛みも強く、関節の動きは大変悪くなります。

股関節は、日常の動作で非常に力が加わるところで、運動範囲も広いため、無理がかかり、骨が壊れる度合いがひどくなりやすいのです。

股関節が破壊されると、強い痛みのため歩けなくなります。こうなると、ほかの方法でよくすることは期待できず、人工関節置換《ちかん》術がすすめられます。

股関節の場合、以前は骨《こつ》セメントを使って人工関節と骨を接着させる方法がとられていましたが、問題も多く、現在は骨セメントを用いない手術法が主流になっています。

ただし、関節リウマチの患者さんの場合、セメントを使って固定せざるを得ないこともあり、さまざまな工夫がされます。

なお滑膜切除術は、股関節では問題もあり、ほとんど行われません。

人工股関節置換術：手術を行う時期は、痛みの程度や歩行障害の状態、X線検査の所見、患者さんの年齢、仕事、家庭環境など、さまざまな条件を考慮しながら判断します。

X線検査で、軟骨が失われていて、さらに関節裂隙《れつげき》（すき間）もなくなっているような場合は、人工関節置換術の適応になりますが、破壊がそれほど進んでいない場合でも、手術をすすめられることがあります。

関節リウマチは、病気が経過する中で病状が落ち着く人もまれにいますが、ほとんどの場合、関節破壊は進んでいきます。手術をしない時間が長いほど、その期間、患者さんは苦しみます。生活面でも、不自由を強いられます。

さらに、関節破壊が進むほど、手術の際に問題が出てきます。大腿骨《だいたいこつ》頭《とう》が骨盤内に陥入《かんにゅう》していたり、臼《きゅう》蓋《がい》（骨盤側の寛骨臼《かんこつきゅう》の屋根の部分）が破壊されたり欠損していることが多くなるのです。このままでは人工

■人工股関節置換術

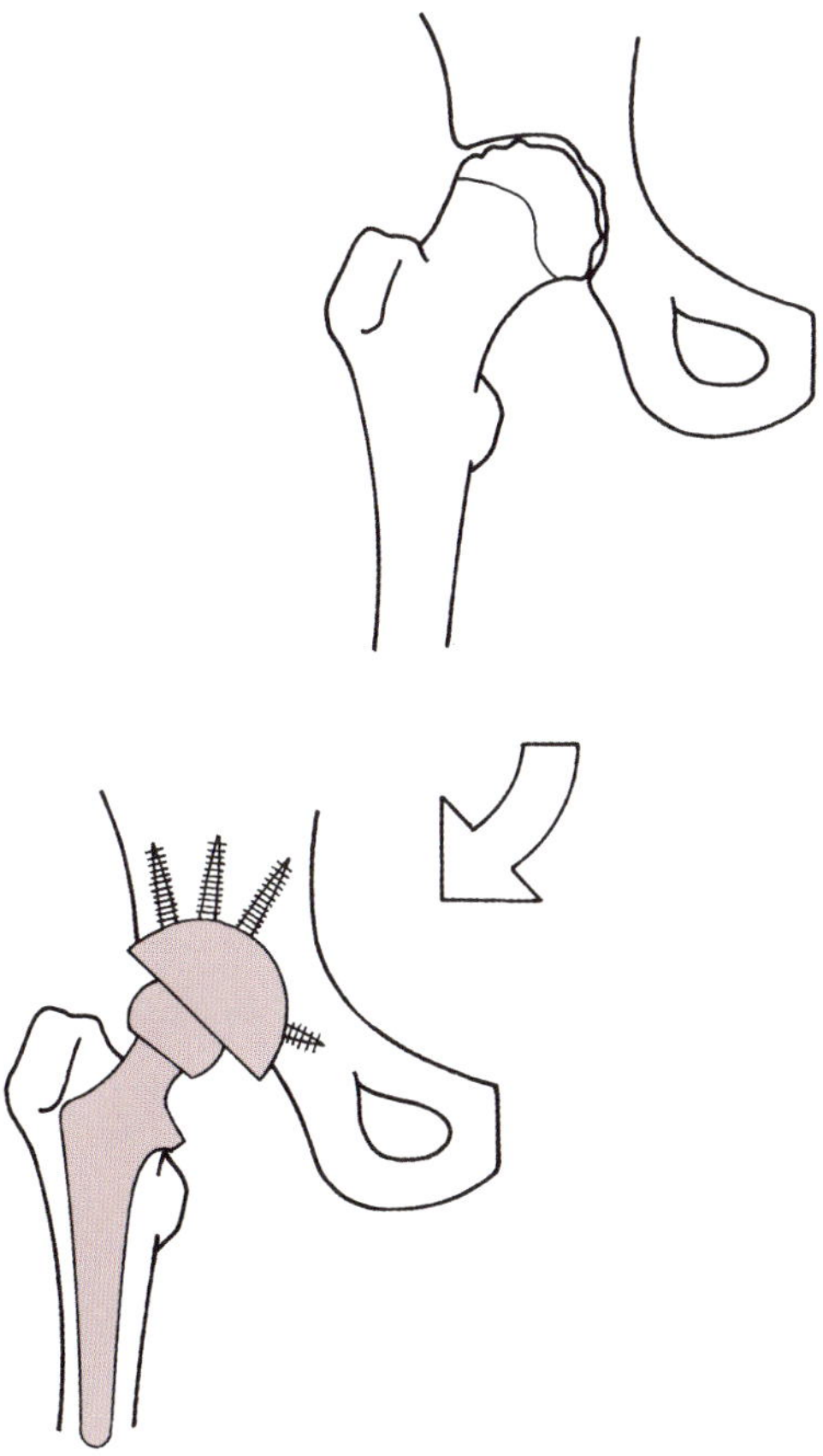

■人工膝関節置換術

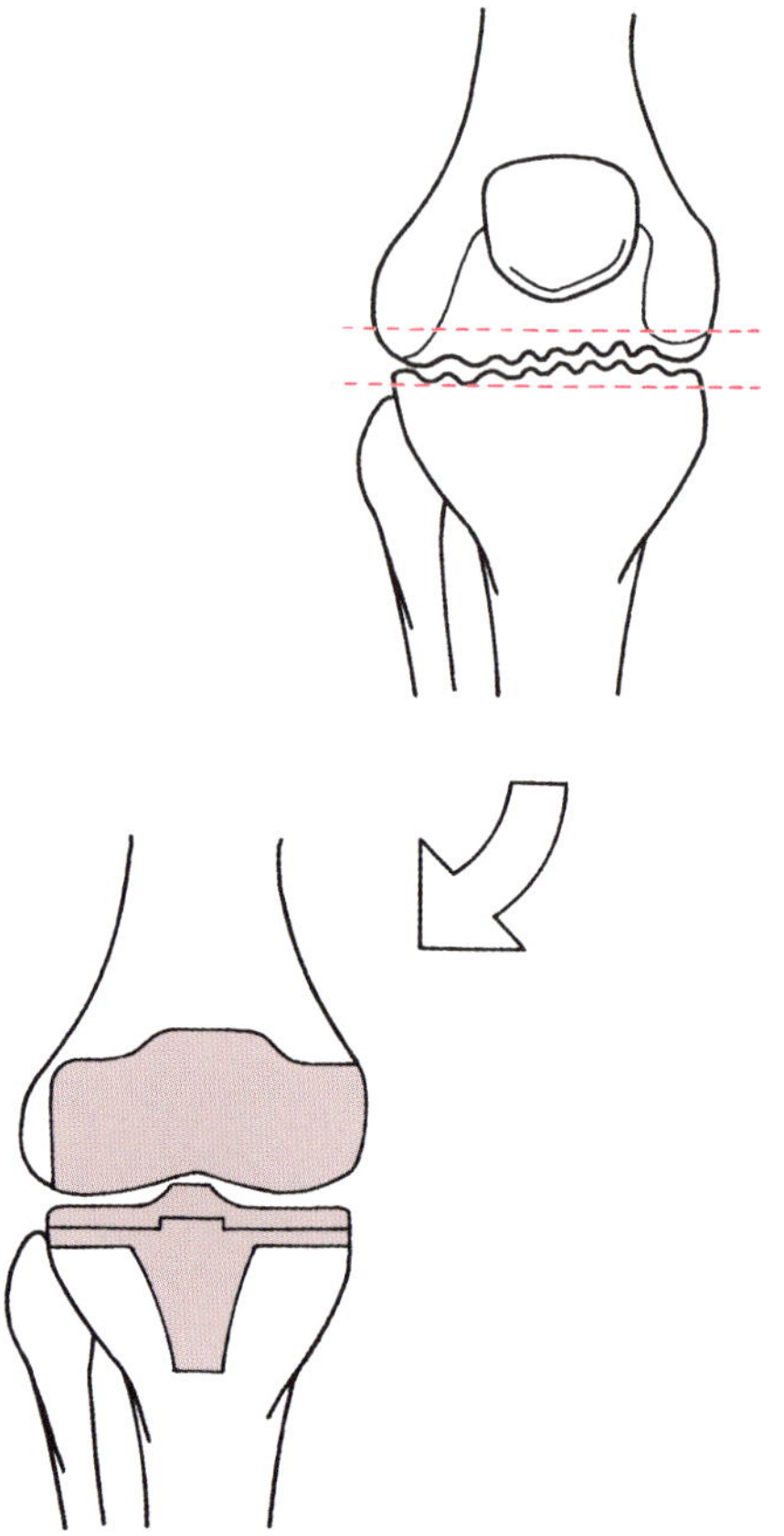

関節が支えきれないため、骨移植をして臼蓋《きゅうがい》を形成してからでないと、人工関節は入れられません。

また、動きが不自由な時期が長いほど、筋肉の萎縮《いしゅく》は進みます。術後にリハビリをしても、筋力が戻らないケースも出てきます。

術後の経過をよくするためにも、手術を行うタイミングは見逃してはなりません。

■血栓や肺塞栓症に注意

人工膝関節置換術は長時間におよぶ手術で、これにともない、40～80％の人に深部静脈血栓《けっせん》症（エコノミークラス症候群）が起こることがありますので、予防的措置が講じられます。血栓とは血のかたまりのことで、症状はありません。

ただし、ベッドに横臥《おうが》していた状態からはじめて起き上がって歩いたときに、この血栓が肺に飛び、血管を詰まらせることがあります（肺塞《はいそく》栓《せん》症）。予防薬としてヘパリンやワルファリンが使われます。

術後のリハビリが重要
ひざの関節の手術

滑膜切除術：ステージ1～2で、少なくとも6カ月以上、薬物療法やリハビリ療法を行っても炎症がコントロールできないケースで行われます。主に内視鏡下で行います。痛みをやわらげ、炎症が広がるのを抑える効果があります。

ただし、術後は、しっかりリハビリテーションを行わないと、手術前よりもひざが曲げられなくなることがあります。

人工膝関節置換術：X線検査で関節裂隙《れつげき》がなくなっていて、強い痛みのため歩行が困難になっている場合にすすめられます。

人工膝関節《しつかんせつ》は、いろいろなタイプが開発されており、患者さんの変形の状態に合わせて選びます。フィットすると、可動域は平均120度まで曲げることが可能になり、手術を受けた人の10％は、正座ができるまでになります。ただし、人工関節を入れただけで可能になるわけではなく、術後のリハビリテーションが必要です。

痛みを取り、歩きやすくなる足と足指の手術

■足

滑膜切除術：足の関節障害は、支持性をもたせる装具でかなり効果をあげることができます。ただし、こういった保存的治療や薬物療法でも炎症がコントロールできない場合に、滑膜切除術が行われることがあります。

人工足関節置換術：足首の関節の軟骨が消失していたり、あるいは一部の骨に欠損《けっそん》が見られ、痛みが強く、立ったり歩いたりするのが困難になっている場合に行われます。

変形が大きくならないうちに行うことが大切です。

関節固定術：足首の関節破壊が進み、痛みが激しく、装具や薬でもよくならないケースが適応になります。ただし、股関節やひざの関節の障害が少なく、足首を固定しても前より歩けるようになると考えられる場合です。

しっかり固定できると、痛みがなくなり、あまり不自由なく歩けるようになります。

■足の指

足指関節形成術：外反母趾《がいはんぼし》や槌指《つちゆび》などの変形に、中足骨《ちゅうそくこつ》の骨頭《こっとう》、あるいは基節骨《きせっこつ》をけずる関節形成術（中足骨頭切除術）が広く行われています。術後は約3週間、鋼線を入れて変形を矯正します。

■足関節固定術

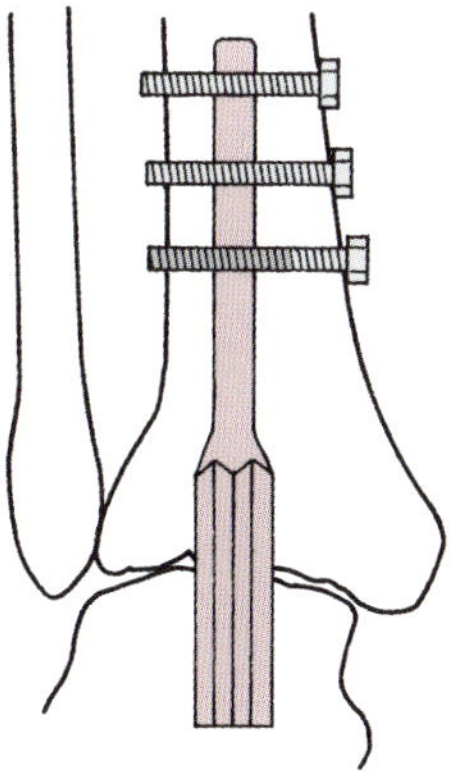

■中足骨頭切除術

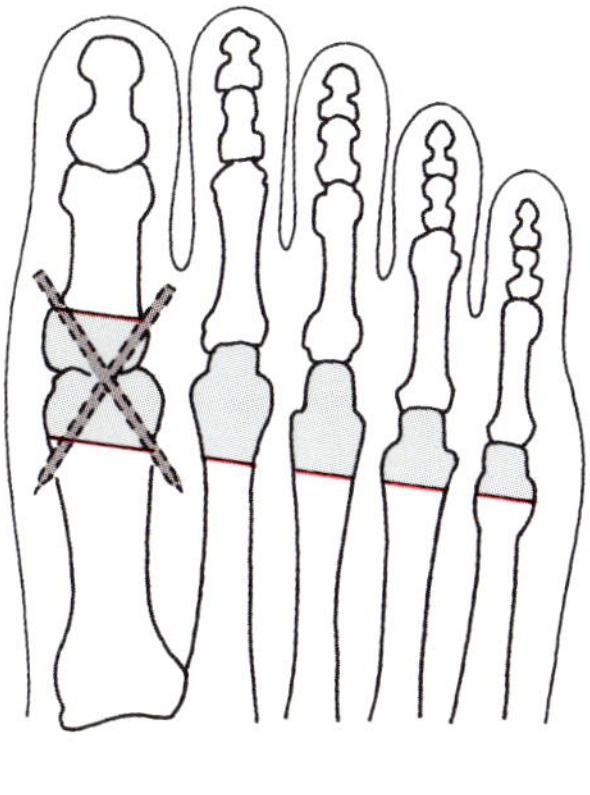

ますます進化する人工関節

最新の医学と科学のエッセンスが詰まっている

●実用化されたのは半世紀前

　20世紀にリウマチ患者にもっとも恩恵を与えた治療法は「ステロイド薬と人工関節」でした。

　その後、ステロイド薬は新薬ラッシュの中で影が薄くなりましたが、人工関節の役割は、21世紀になり、ますます大きくなっています。

　人工関節は、グラックという人が、あごの関節に木片を入れたのがはじまりだといわれます。いまから２００年以上も前のことです。

　今日のような人工関節置換術のスタートとなったのは、１９６０年代に、英国のチャンレーによって開発された人工股《こ》関節です。チャンレーが導入した骨《こつ》セメント（アクリル樹脂）や無菌手術室は、外科手術に画期的な役割を果たしました。

●素材も形も、改良が進む

　人工関節の素材で、当初注目されたのは金属でした。その後、生きている人体（生体）によくなじみ、無害で、しかもじょうぶなものが開発され、現在は金属、高分子素材（プラスチック）、セラミックスなどが利用されています。

　人工関節は、重い体重を支え、摩《ま》耗《もう》に耐えるよう、異なる素材を組み合わせてつくられます。同じ素材（金属）どうしでは、摩耗が早くなるからです。

　人工股関節の場合は、骨盤側のソケットは高密度ポリエチレン、大腿骨側のボール部分は、非常にかたい金属のコバルト・クロム合金《ごうきん》、そのほかの部分はチタン合金という組み合わせが多くなっています。

　最近、注目を集めている素材は、クロスリンクポリエチレンです。従来のポリエチレンは、年数がたつと摩耗と酸化で劣化し、さらに摩耗によって生じた粉状のポリエチレンが骨髄腔に侵入し、骨をとかすという問題がありました。これを改善するために開発されたのがクロスリンクポリエチレンで、耐久年数が飛躍的にのびました。

　形も改良が重ねられ、人間の股関節の動きをベースに、その動きを実現するための形が割り出され、すり減りが少なくてすむよう、骨と骨がかみ合う部分は半径が小さくなっています。また、骨セメントを使わず、患者さんの骨自身によって固定されるように、人工関節そのものに工夫がされています。

第6章

関節リウマチの治療3
機能を維持する
リハビリテーション療法

リハビリテーションは、なぜ重要なのか

Point
- リハビリ療法は発症の初期からつづけていく
- 動かさないと、骨も関節も筋肉も弱っていく
- リハビリ療法は生活の質の維持にもつながる

リハビリをしないと関節や筋肉は弱っていく

リハビリテーション（以下、リハビリと略）は、とかく補完《ほかん》的なものと考えられがちですが、関節リウマチでは治療の4本柱の一つとなる、重要なものです。

関節リウマチになると、痛みのために関節が動かしにくくなります。しかし、動かさなければ、周囲の筋力も低下し、可動域《かどういき》（動かせる範囲）が狭くなって、日常動作も不自由になっていきます。これを防ぐには、発症した初期からリハビリ療法をはじめることが大切です。

なぜなら私たちの体、特に運動器と呼ばれる「骨、筋肉、関節（軟骨）、腱《けん》、靭帯《じんたい》」は、動かすことで、正常な生理機能や新陳代謝が営まれるようになっているからです。

骨には運動の負荷が必要

骨は、古い骨が吸収され新しい骨に置きかえられることによって維持されています。新しい骨がつくられるためには、骨に負荷《ふか》（運動負荷）を加えることが必要で、そうしないと、逆にカルシウムが抜けて骨がもろくなっていきます。

歩くことによるポンプ作用

関節の軟骨には血管やリンパ管がありません。そのため、必要な酸素や栄養は滑膜《かつまく》から補給されます。

この補給作業には、歩くことがかかわっています。歩くと関節の内圧が上がり下がりし、そのポンプ作用で滑膜の働きが活発になって、軟骨への補給がさかんになります。逆に、歩かないとポンプ作用が働かないため、補給がうまくいかず、酸素や栄養が足りなくなって軟骨は弱っていきます。

使わないと弱っていく

ベッドで寝たまま体を動かさない状態がつづくと、筋力は1日に5%の率で低下し、背骨のカルシウム量は週0・9%の率で失われるといわれます。

骨も筋肉も関節も、使わないと弱っていくのです。

体の状態に合ったリハビリが大切

関節リウマチは滑膜に炎症が起こる病気ですので、運動は、その炎症を悪化させます。たとえば、重い荷物を持ったり、歩きすぎたり、いつもやらないような過重な運動をすると、翌日、炎症が悪化して関節のはれがひどくなったり、水がたまったりすることがよくあります。

関節リウマチでは、炎症が激しいときは、炎症をしずめるため安静にする必要があります。ただし、安静状態をつづければ、炎症はおさまったとしても、関節はしだいに動かなくなり、運動機能は下がっていきます。ここが、関節リウマチのやっかいなところです。

こういった問題を解決するためにも、理学療法士（PT）や作業療法士（OT）、運動療法士などの専門家に、自分の体の状態に合った適切なリハビリ法を教えてもらって、根気よくつづけることが大切です。

リハビリには、物理療法、運動療法、作業・装具《そうぐ》療法などがあります（左の表参照）。

関節の痛みをやわらげながら動かしていく方法を身につけることは、機能の低下を防ぎ、日常生活の質を維持することにも役立ちます。

関節リウマチのリハビリ療法

物理療法（理学療法）	温熱、水、光線など、物理的な刺激を利用し、関節の血流をよくして、痛みをやわらげる方法です。 ●**温熱療法**：マイクロウェーブ、レーザーなどを使って深部へ温熱を届けたり、ホットパック、パラフィン浴、入浴、温泉浴、カイロなどを利用して、患部をあたためます。 ●**冷却療法**：はれや炎症が強い場合に行われます。氷《ひょう》のうなどが使われます。
運動療法（理学療法）	可動域が狭くならないようにする運動です。リウマチ体操のほか、筋力を強化する運動などがあります。 また、関節にかかる負荷を軽減しながら行う運動療法として、水中ウォークなどがあります。
作業・装具療法	●**作業療法**：主に、手や手指の機能回復のために行います。編み物や刺繍などの手芸、木工、絵画、書道などがあります。 ●**装具療法**：関節への負担を軽くし、変形の予防や矯正をします。装具は、主に手や手指、頸椎、ひざ、足底などにつけます。

血流をよくして、痛みをやわらげる物理療法

Point
- 炎症がおさまっている場合の痛みは、あたためる
- 炎症が激しい場合の痛みは、冷やす
- 温熱療法は、病院でも家庭でもよく行われる

あたためたり、冷やしたりしてはれや炎症をしずめる

物理療法とは、自然界に存在する物理的なエネルギーを利用する療法です。具体的には、温熱、水、氷、光線（赤外線、レーザー光線など）、超音波などを使います。

血液の循環をよくしたり、新陳代謝を促す作用があり、また関節リウマチの炎症をしずめ、痛みをやわらげる効果もあります。

物理療法には、患部をあたためる「温熱《おんねつ》療法」と、冷やす「冷却《れいきゃく》療法」があります。どちらを行うかは、患者さんの症状によりますので、医師の指示にしたがってください。

基本的には、炎症がしずまっている場合は、あたためて血液の循環を促す方法がよく、炎症が激しく患部が熱を持ってはれているときは、冷やすほうがよいといえます。

■温熱療法

炎症はおさまっているものの、慢性的な痛みがつづいているような場合は、関節をあたためて血液の循環をよくすれば、老廃物や痛み物質の排出が促され、痛みがやわらぎます。

医療機関で受ける電気療法と、家庭でも手軽にできるホットパックなどがあります。

電気療法：超音波、マイクロウェーブ（極超短波）、レーザー光線、赤外線などを使いますので、装置のある医療機関で行われます。

患部の奥深くまで温熱が達しますので、股《こ》関節やひざなど、大きな関節の治療に適しています。ただし、人工関節を入れている人には（心臓ペースメーカーの場合も）行えません。体内に金属が入っていると、金属部分が高熱になると考えられるか

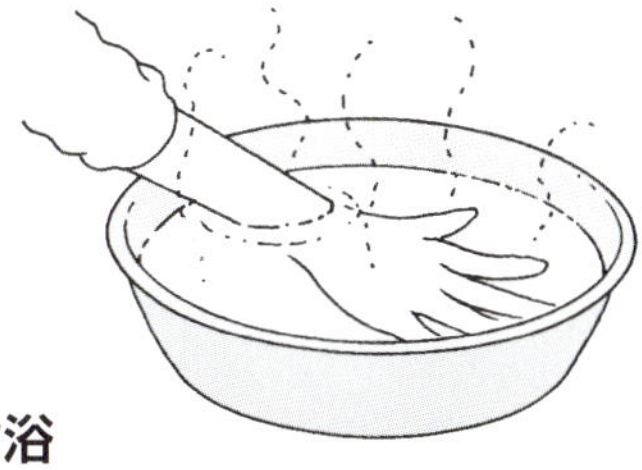

パラフィン浴

あたためてとかしたパラフィンに患部をひたし、引き上げます。それを 10 ～ 15 回くり返します。患部のパラフィンが固まりますので、そのままタオルなどでくるみ、約 20 分間あたためます。その後、パラフィンをはがします。パラフィンはくり返し使えます。

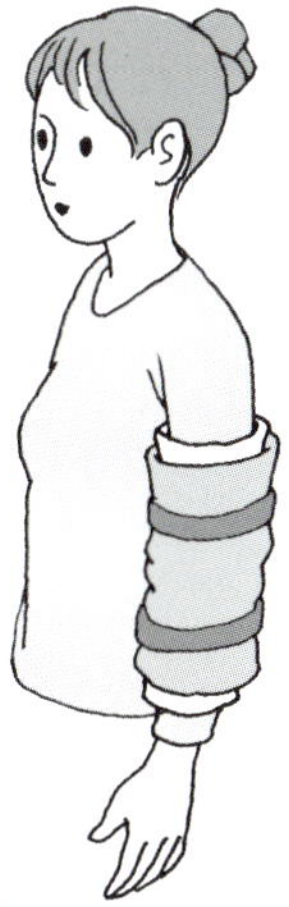

ホットパック

布袋に保温剤（シリカゲル）を入れたもの。お湯または電子レンジで 40 度ほどにあたため、患部にあてます。ホットパックは薬局で入手できます。

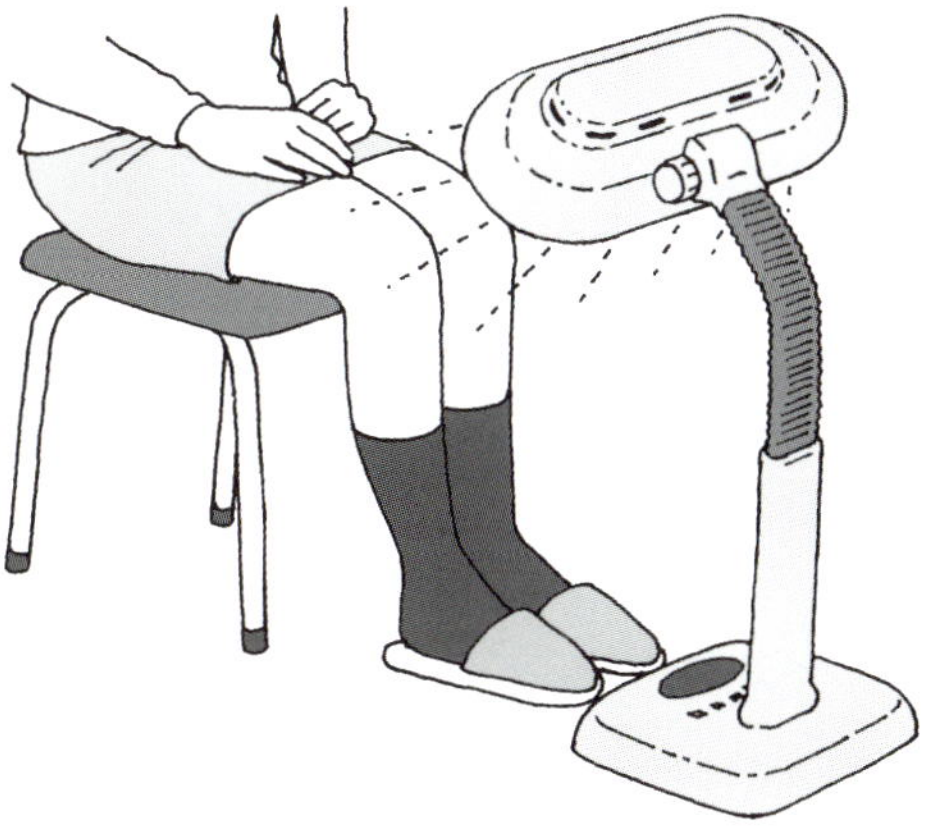

電気療法

赤外線、レーザー、超音波などを使います。赤外線は、体の深部まで温熱を浸透させ、血液の循環や新陳代謝をよくする効果があり、痛みをやわらげます。

らです。

家庭で行う温熱療法：お湯や電子レンジであたためるホットパック、パラフィン浴、入浴や部分浴などは家庭でできますので、日常的なリハビリとして活用できます。

■冷却療法

炎症が激しく、患部のはれや痛みが強いときに行います。炎症をしずめ、痛みをやわらげて、筋肉のけいれんなどを改善させます。冷却をやめたあとは、その反射で、血管が拡張して血流が増加し、あたたまるので、筋肉がやわらぐ効果もあります。

方法は、氷を入れた氷《ひょう》のうやビニール袋を患部にあてながら行います。氷のうを皮膚に直接あてると冷たすぎるので、タオルをかけた上からあてるとよいでしょう。痛む関節を冷やしながら、やさしくマッサージすると効果があります。

関節の機能を保ち、筋力低下を防ぐ運動療法

Point
- 関節は、一部分ではなく全身の関節を動かす
- 関節を守るために、筋力を強化する運動も必要
- 運動療法は、少しずつでも毎日つづける

毎日、少しずつでも関節や筋肉を動かす

関節や筋肉の働きが弱っていくのを防ぎ、現在残っている機能を維持するためには、運動を習慣づけることが重要です。

医師や療法士から動かし方の指導を受け、そのあとは毎日の暮らしの中で、患者さん自身で運動をつづけましょう。それが、病気を悪化させないコツです。

毎日動かしていると、ちょっとした体の変化もつかめますし、病気に向かう積極的な意欲も生まれます。

関節リウマチの運動療法には、次のようなものがあります。

■関節を動かす運動

関節を動かせる範囲（可動域《かどういき》）が狭まるのを防ぎ、機能を保つために、関節を動かします。関節リウマチではすべての関節がおかされますので、たとえいまは限られた部位の病変だけでも、全身の関節を動かします。ただし、首の運動は、頸椎《けいつい》に変化があるときは行ってはいけません。134ページからのリウマチ体操を、毎日少しずつでもつづけてください。

■筋力を強化する運動

関節リウマチになると、筋力が低下し、筋肉の萎縮《いしゅく》も起こってきます。関節を支え、守るためにも、筋力を高める運動が大切です。

炎症が強い場合は、関節を動かさなくてもできる等尺性《とうしゃくせい》運動（左ページ参照）をします。どんな状態のときでも行ってよい運動です。

■その他の運動

背筋をまっすぐのばす姿勢矯正《きょうせい》、酸素の摂取量を増やし持久力を高める運動（水中ウォーク、サイクリングなど）、歩行訓練などがあります。

■関節を動かさずにできる筋力強化（等尺性運動）

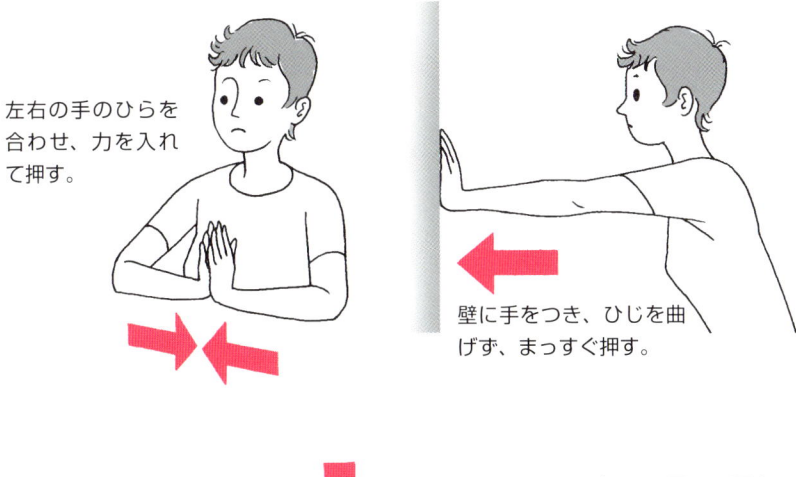

左右の手のひらを合わせ、力を入れて押す。

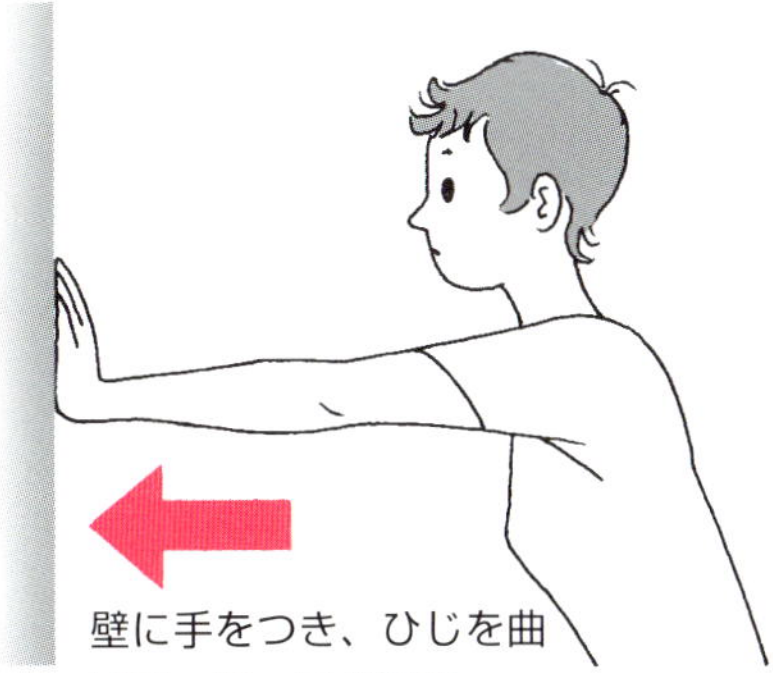

壁に手をつき、ひじを曲げず、まっすぐ押す。

タオルをひざの下に置き、下方へ押さえつけるようにする。

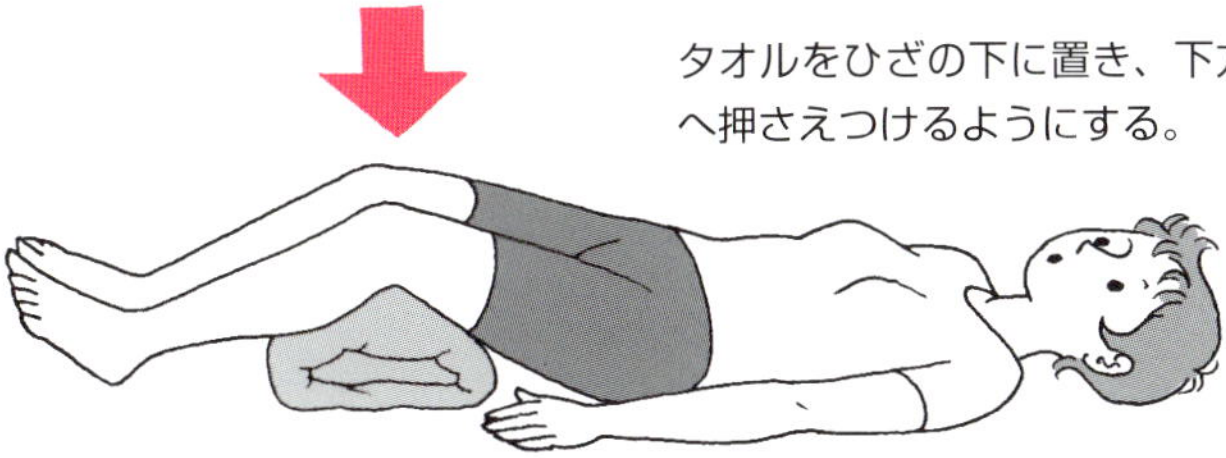

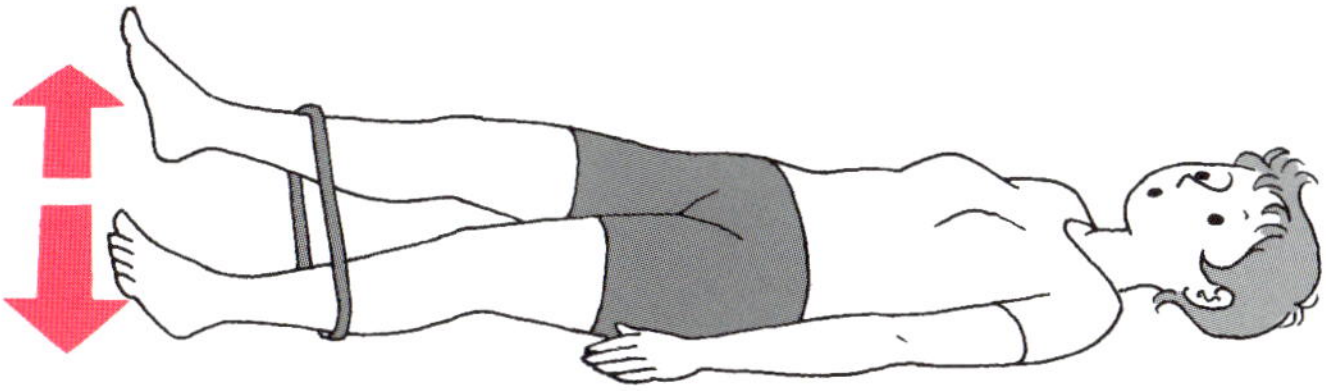

足首のあたりをひもで結び、足を左右上下に動かす。

■運動療法を行うポイント

- 毎日つづける。
- 全身の関節を動かす。
- 疲れているとき、痛みの強いときは休む。
- 動かしているときに、痛みを感じたらすぐやめる。
- 関節は、無理に曲げのばししない。
- 入浴などで、関節をあたためてから行うと効果的。

自分でできる「リウマチ体操」（1）手・手指・ひじ・腕・肩

■手・手首・手指の体操

手を水平にして、小指のほうや親指のほうへ曲げる。

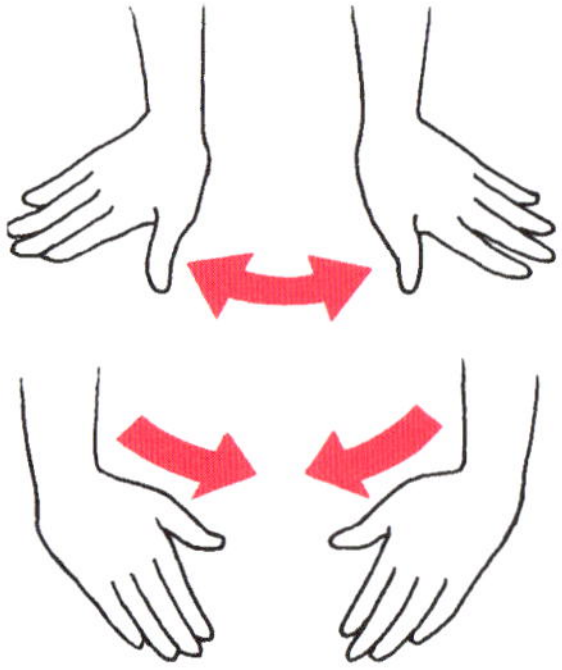

手首を上にそらしたり、下へ曲げる。

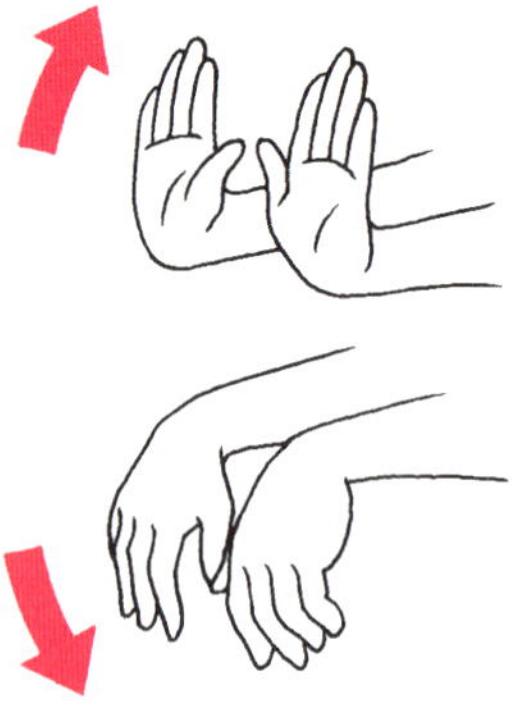

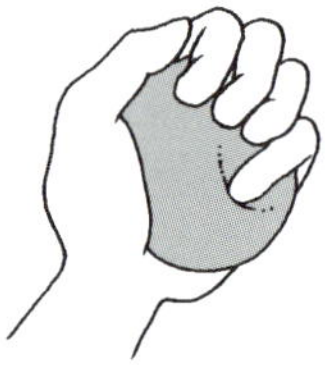

スポンジなどやわらかいものを握る。左右交互で行う。

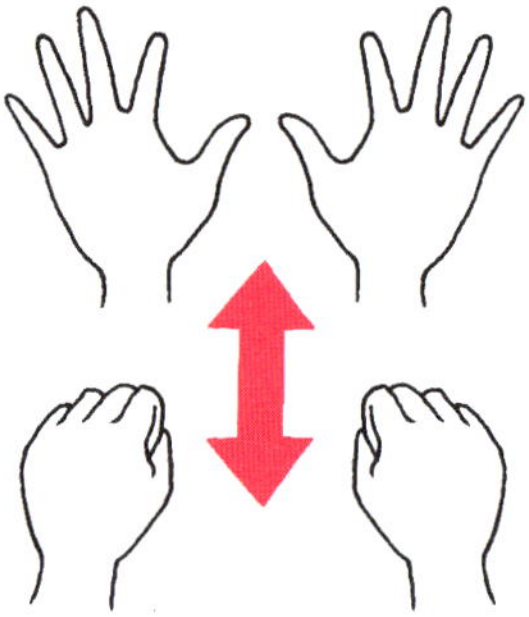

手を広げる、握る、をくり返す。

■ひじと腕の体操

台などの上に手の甲をのせ、次に手を返して、ひじ、手のひらを台にピタッとつける。

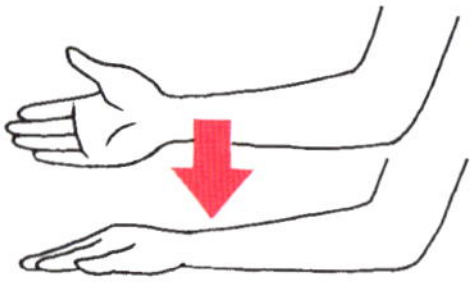

ひじを台につき、腕をまっすぐ前にのばしておろす。

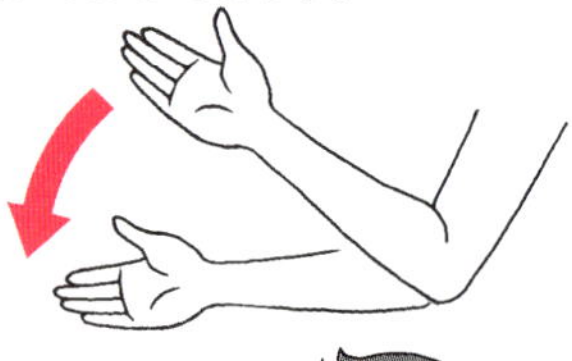

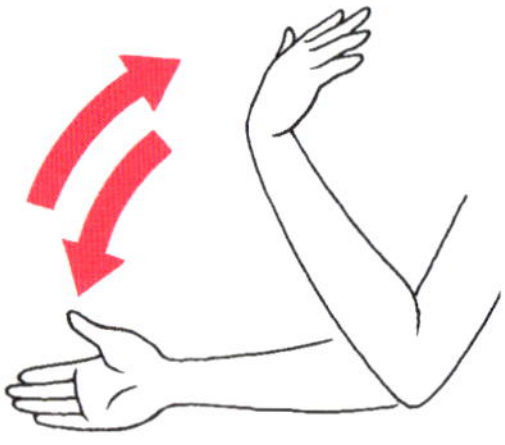

手のひらを上向きにして、腕を台にのせ、ゆるめて下げる、引き上げる、をくり返す。

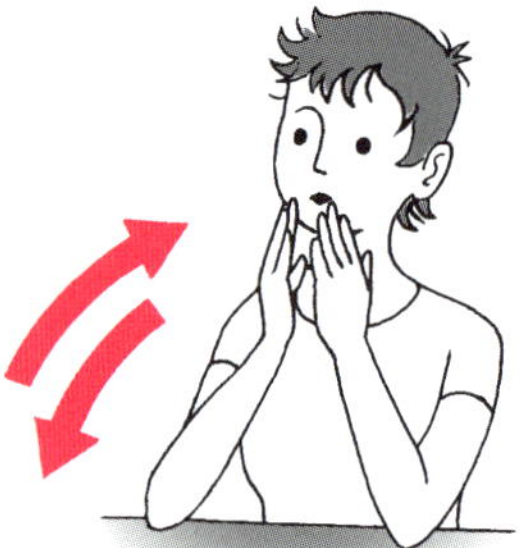

手のひらが口に届くまでひじを曲げ、次に前へのばす、をくり返す。

■肩の運動

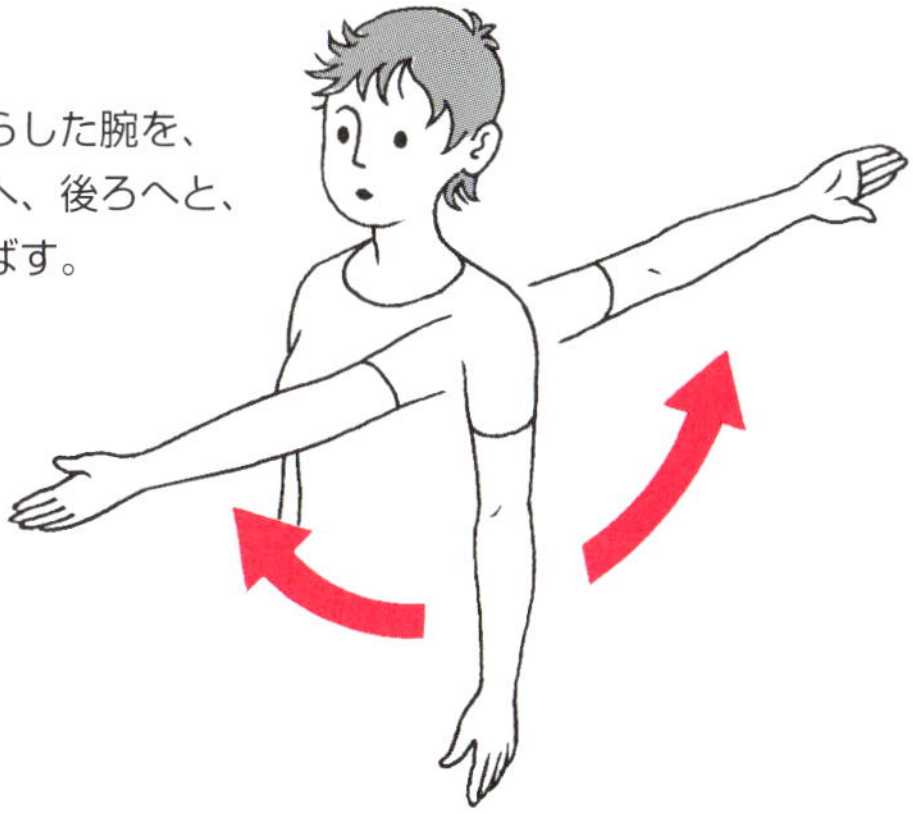

たらした腕を、
前へ、後ろへと、
のばす。

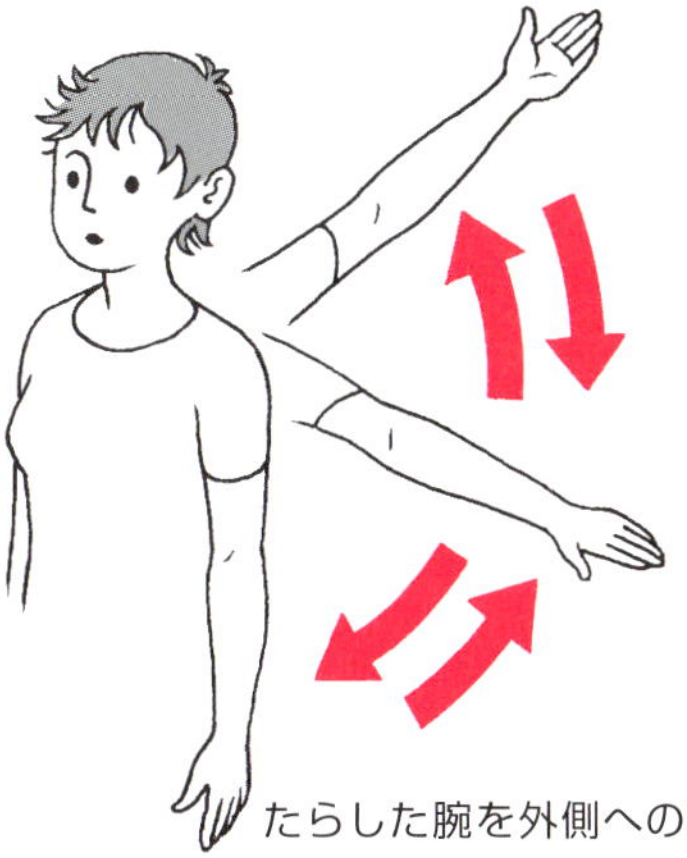

たらした腕を外側へのばし
上げながら、肩の関節を上
下に動かす。

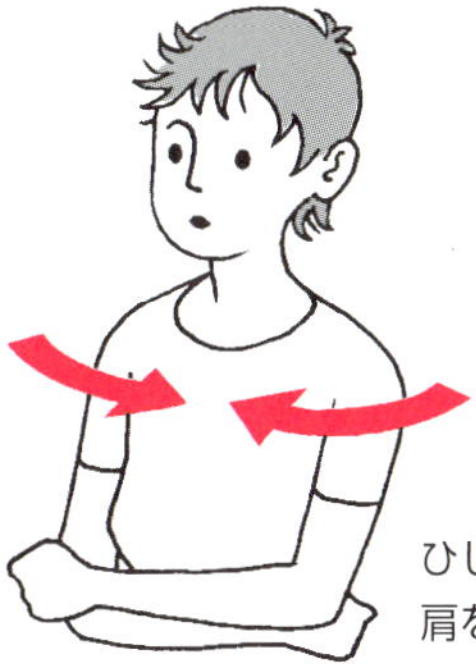

ひじを曲げ、
肩を内側へ回す。

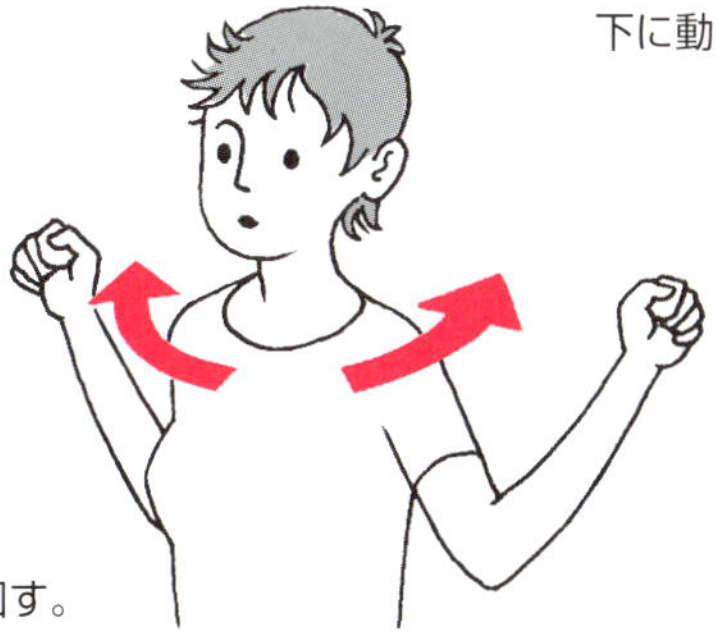

ひじを曲げ、
肩を外側へ回す。

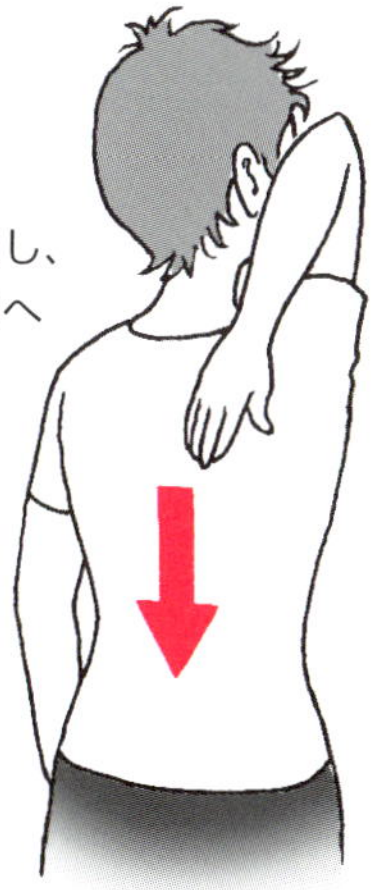

手を肩から背中へ回し、
できるだけ下のほうへ
のばす。

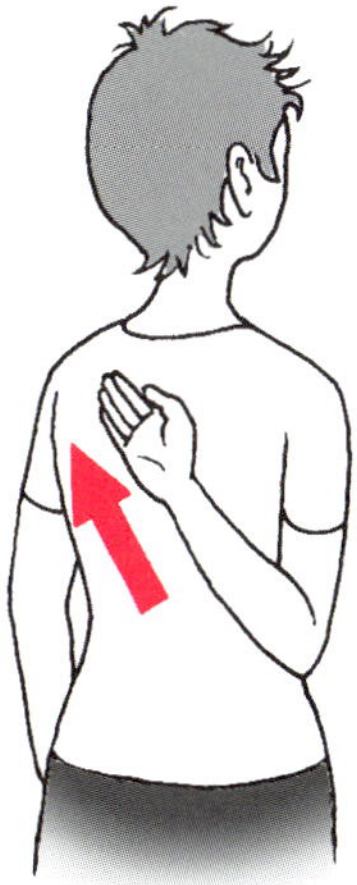

手の甲を、背中の
肩甲骨《けんこうこつ》の間に置き、
強く押す。

リウマチ体操のポイント①

- 痛みがある程度おさまっているときに行う。
- 動作は、ゆっくりと、勢いや反動をつけずに。
- 体操と体操の間は、深呼吸でリラックスする。
- それぞれ 10 回ずつ、１日２度を目安に行う。

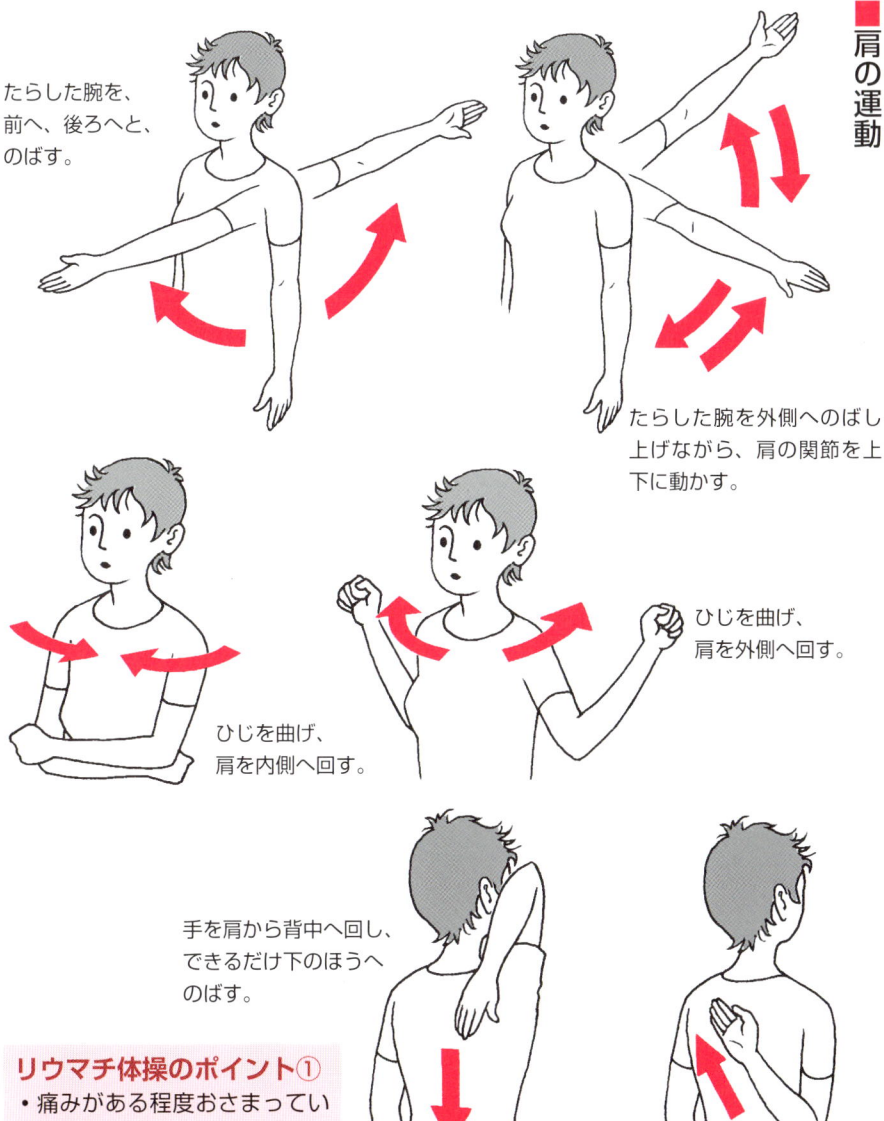

自分でできる「リウマチ体操」（2） 足・ひざ・股・太もも

■イスに座ってできる体操

【太ももの大腿四頭筋《だいたいしとうきん》】
ひざをのばして、足をゆっくり上げる。太ももが張った感じになるまで足をのばし、そのまま5～10秒保ったあと、ゆっくりおろす。左右交互に、5～10回行う。

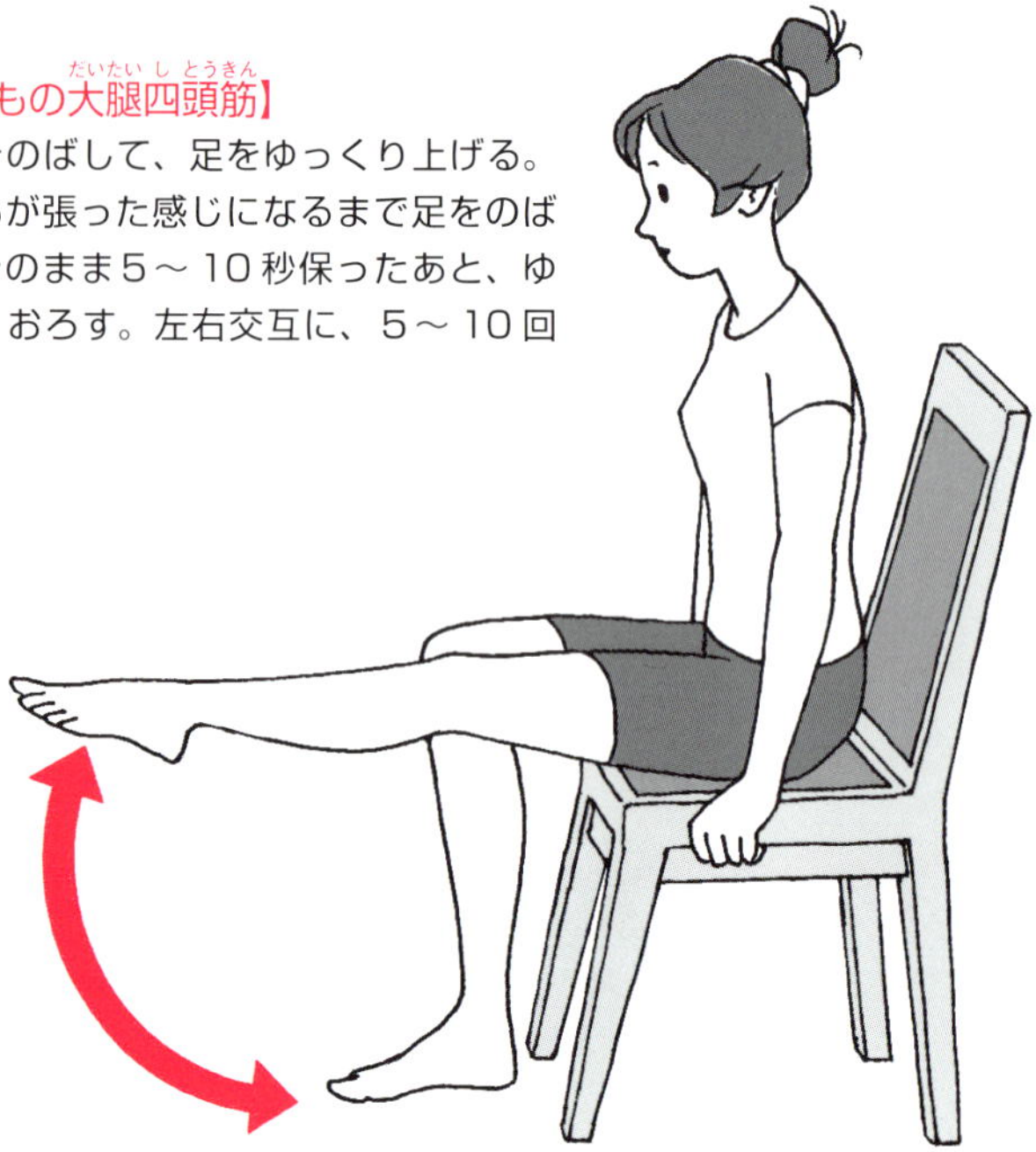

【足】

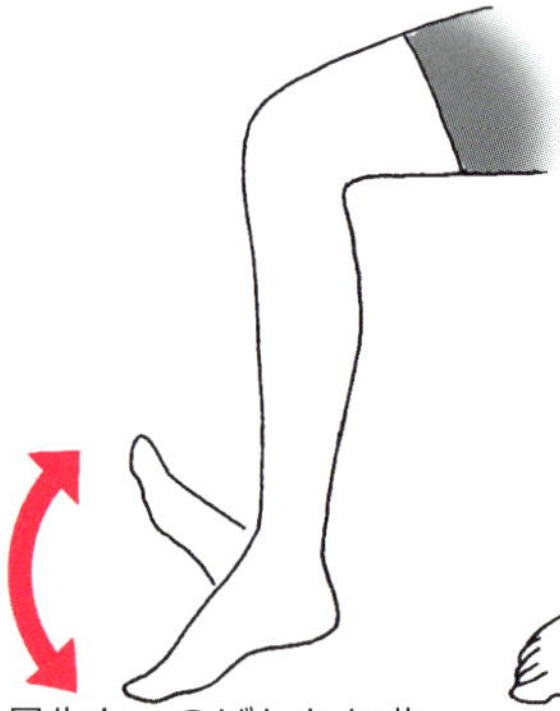

足先を、のばしたり曲げたりする。左右の足で同じように行う。

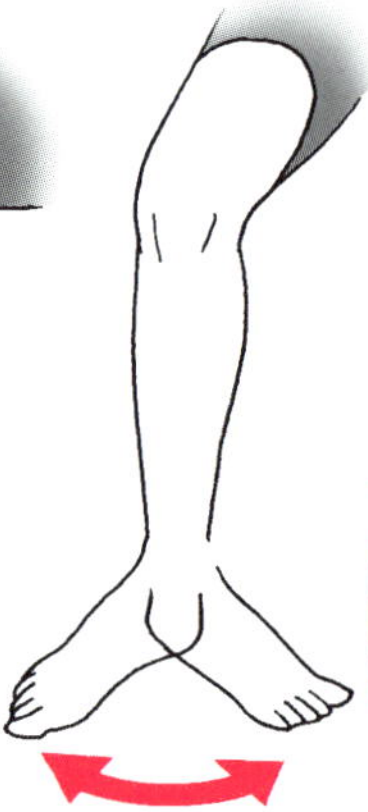

足先を、内側へ向け5秒ほど止める。また外側に向け、同じように。左右の足で行う。

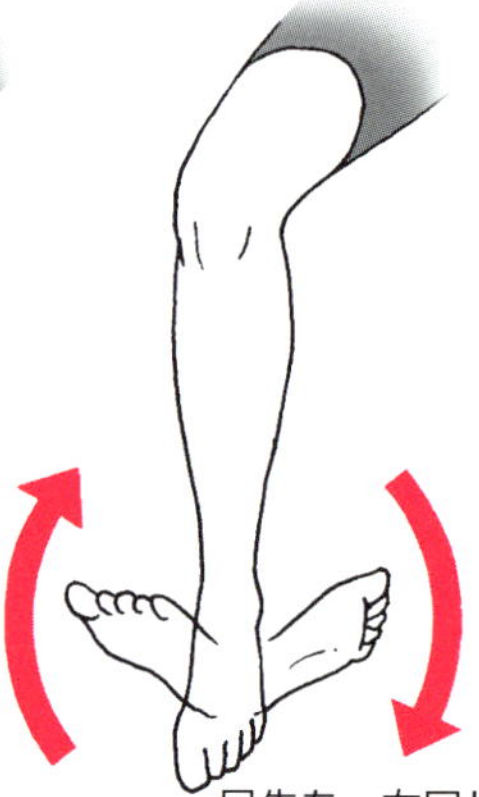

足先を、右回し、左回し。左右の足で同じように行う。

リウマチ体操のポイント②

- イスに座ったり、あおむけになって行う体操は、下肢《かし》の運動に最適。
- 多少の痛みは、がまんして行う。
- 運動後、2～3時間で痛みがやわらぐくらいが、ちょうどよい。
- 痛みが翌日まで残る場合は、やりすぎなので運動量を半分にする。

あおむけになってできる体操

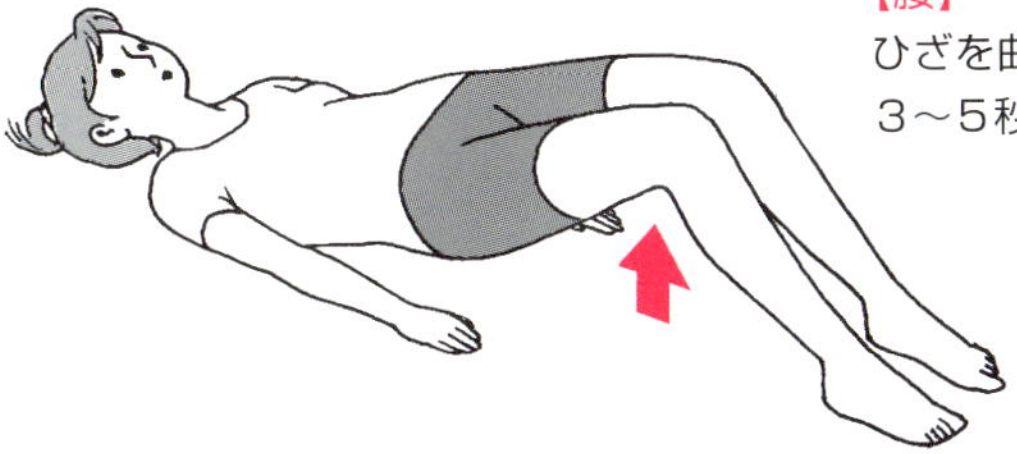

【腰】

ひざを曲げ、腰を上げた状態で3～5秒間、そのまま保つ。

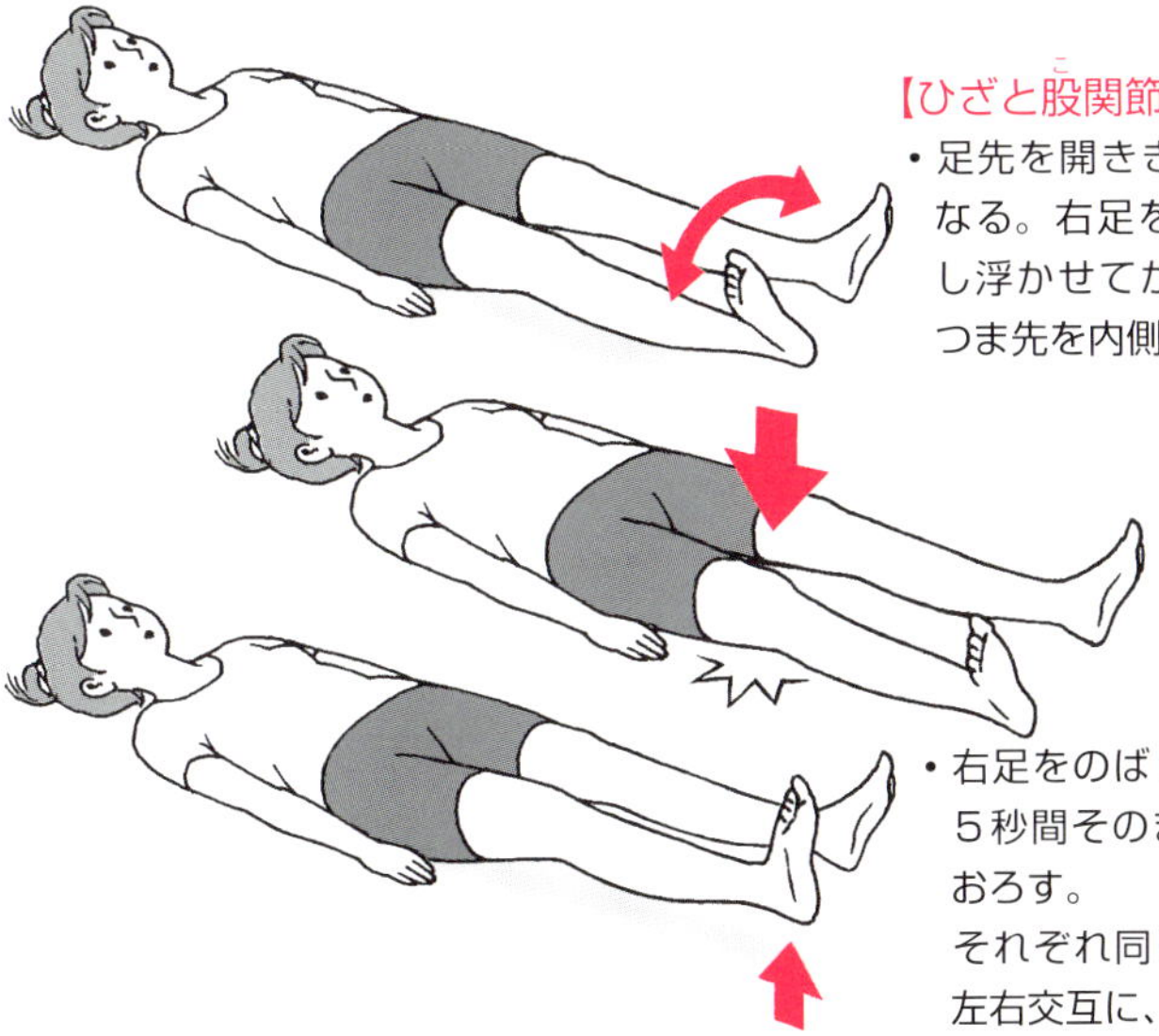

【ひざと股《こ》関節】Ⅰ

- 足先を開きぎみに、あおむけになる。右足をのばしたまま、少し浮かせてかかとを固定させ、つま先を内側へ、また外側へ回す。
- 右足をのばしたまま、ひざに力を入れ、ひざの裏を床に押しつけ、3～5秒間静止する。
- 右足をのばしたまま持ち上げる。3～5秒間そのまま保ったあと、ゆっくりおろす。
それぞれ同じ動作を、左足でも行う。
左右交互に、3～10回くり返す。

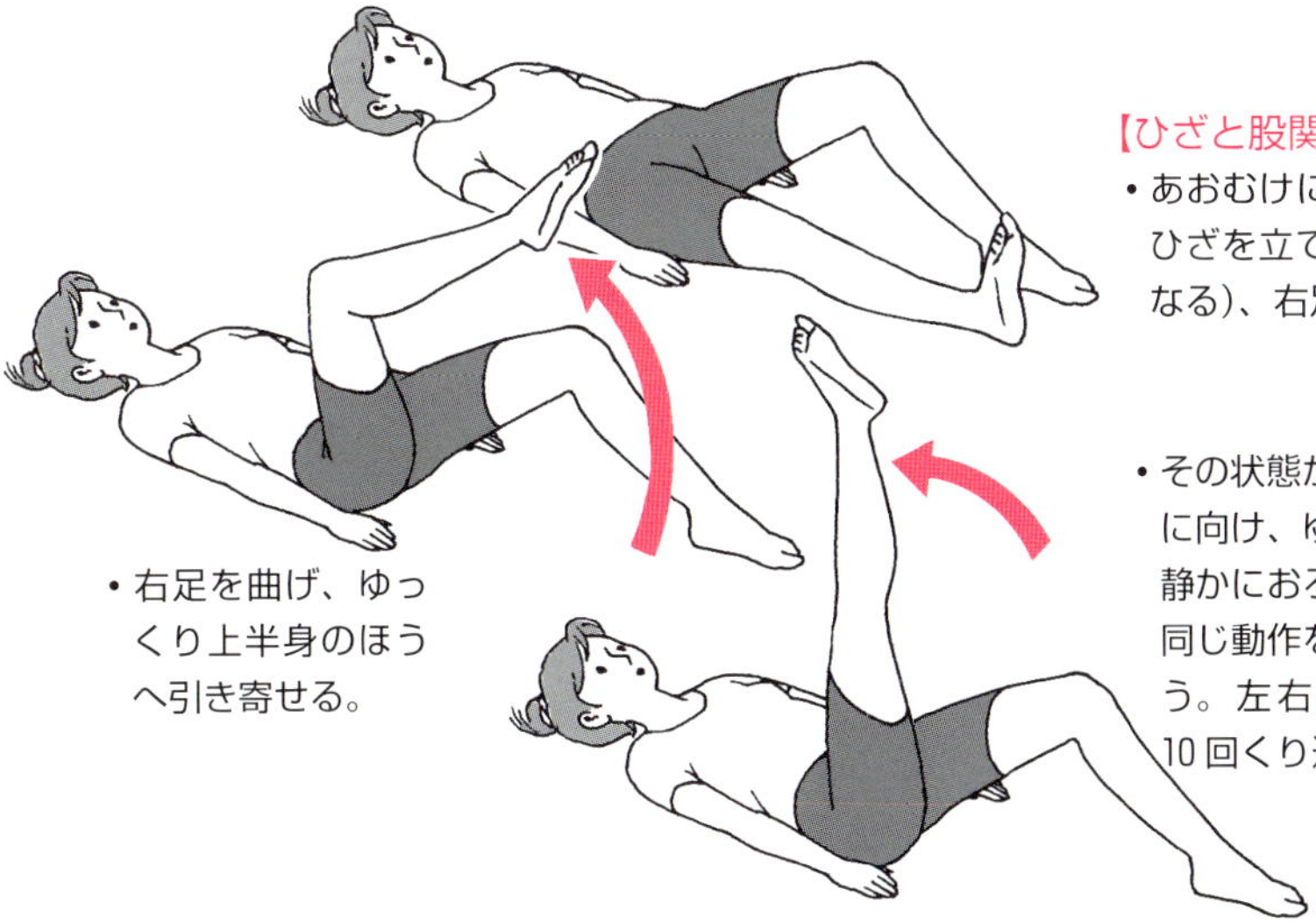

【ひざと股関節】Ⅱ

- あおむけに寝て、左足のひざを立て（安定がよくなる）、右足をのばす。
- 右足を曲げ、ゆっくり上半身のほうへ引き寄せる。
- その状態から、右足を上に向け、ゆっくりのばし、静かにおろす。
同じ動作を、左足でも行う。左右交互に、3～10回くり返す。

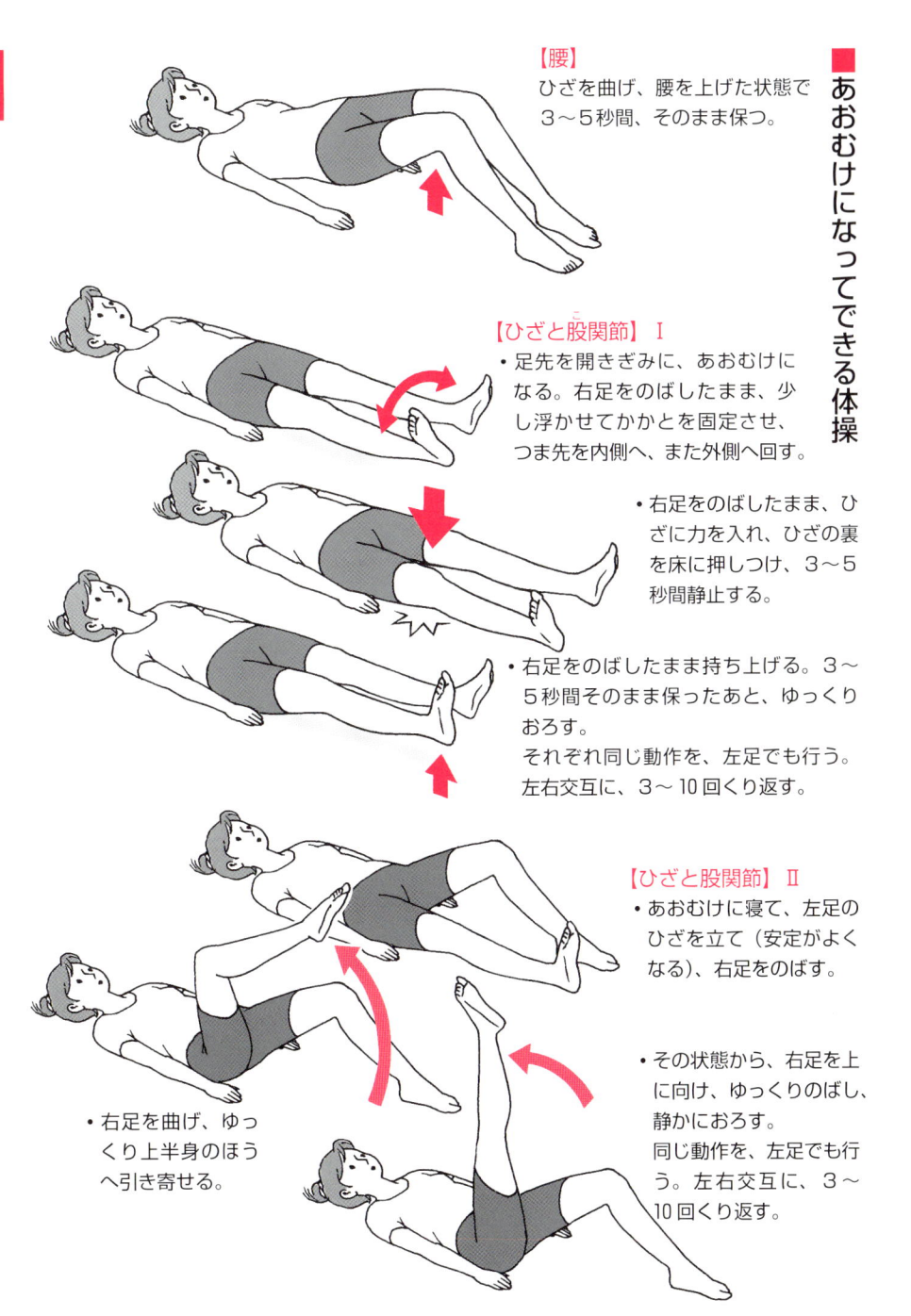

手や指を中心に、生活動作を改善する作業療法

Point
●主に手や指先の機能回復が目的
●作業メニューは、趣味としてできるものが多い
●友人ができたり、行動範囲が広がる効果も

趣味を持つことが、日常動作の訓練につながる

関節リウマチのために、料理、洗濯、針仕事などの家事が不自由になったり、服の脱ぎ着、洗顔、髪の手入れといった日常動作の一つ一つが思うようにできなくなったとき、女性の患者さんは男性以上に、こういった生活の不自由さが精神的に落ち込む要因になるようです。

作業療法は、病気によって不自由になった日常動作を改善するため、主に手や指先の機能回復を目的に行うリハビリです。

作業療法を行うときは、まず医師が患者さんの日常動作を診断し、それにもとづいて、作業療法士がその人に合った作業を指導します。指導は、病院や地域の医療センターで受けられます。

作業療法のメニューは、編み物やパッチワークなどの手芸、粘土細工、絵画、書道、パソコン、点字など、趣味的なものが中心です。

いずれも指先のこまかな動きを要求される作業ですので、手や指の機能回復に役立つだけでなく、いまある機能が低下しないようにするためにも有効です。

また、作業療法は、「楽しみながらできる」のもよいところです。最初のうちは指先の動きがスムーズにいかず、もどかしく感じることもあるでしょう。しかしつづけていくうちに、トレーニングをした絵画なり書道なりが、かけがえのない生きがいになることもあります。パソコン技能などは、身につけておくと職業訓練につながる場合もあります。

さらに、いっしょに訓練を受ける患者さんどうしで、人間的なふれ合

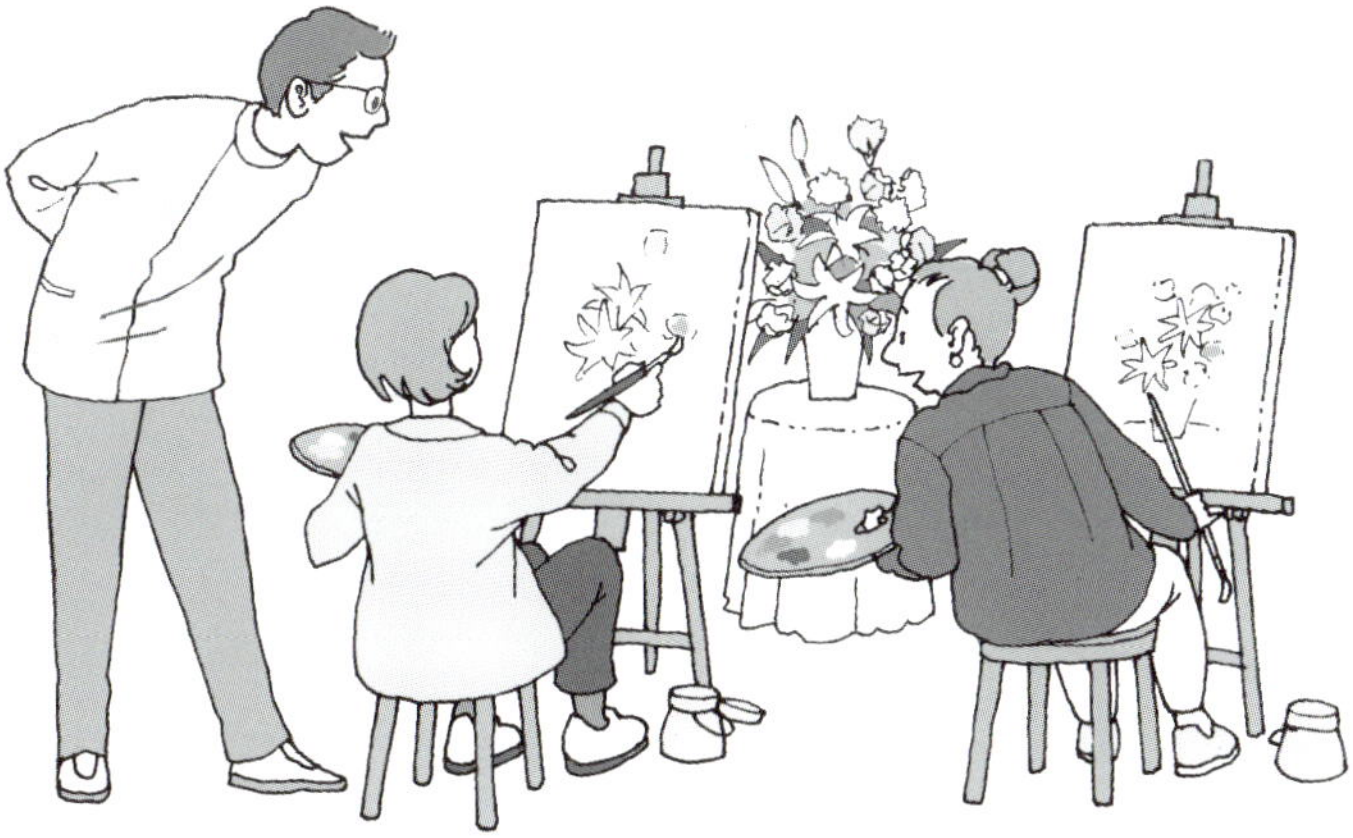

いをはかることもできます。

関節リウマチの患者さんの中には、あまり外出せず、家に引きこもるようになる人がいます。こういった人にとって作業療法は、人間関係や行動範囲を広げる絶好の機会にもなります。

作業療法を行うときに、注意したいこと

作業療法は楽しみながらできますので、痛みも忘れ、つい夢中になりがちです。

次のようなことには、気を配るようにしましょう。

■負担の少ないメニューを選ぶ

メニューを選ぶときは、手や指の関節にあまり負担をかけない作業がよいでしょう。ちぎり絵、絵手紙、ビーズ細工、編み物、刺繍など、扱う材質がやわらかで軽いもののほうが適しています。ただし、こういったものでも長時間つづければ、関節に負担がかかりますので注意が必要です。

■合間に休憩を入れる

長い間、同じ姿勢をつづけると、関節のこわばりや痛みが増します。30分に一度は、深呼吸をしたり背筋をのばして、体の緊張をほぐすようにしましょう。また翌日に疲れを残さないように、少しもの足りない程度で作業を切り上げることも大切です。

■装具などを活用する

下を向いて行う作業は、頸椎《けいつい》への負担がかかります。頸椎カラーをつける、作業台を高くする、といった工夫をして負担を少なくしましょう。

また、手先の作業を行うときは、手や指の変形への注意が必要です。スプリントなどの装具をつけたり、手に合った道具を使うなどの工夫をしましょう。

関節を支え、破壊の進行を予防する装具療法

Point
- 装具は、つけること自体が治療になる
- 外出時には、より負担がかかるので、装着する
- 装具に頼りすぎず、自分の筋肉で関節を守れるようにする

つける、つけないで変形の進み方が変わる

関節リウマチの装具《そうぐ》は、つけることと自体が治療になるもので、手指の関節固定用スプリント（副子《ふくし》）、サポーター、腰椎《ようつい》コルセット、頸椎《けいつい》カラー、足底板、ひざ関節用装具などがあります。

装具を使う目的としては、

- 関節を固定して痛みをやわらげる
- 患部を安静に保ち炎症をしずめる
- 関節にかかる負担を軽くする
- 関節の変形の予防と矯正《きょうせい》

といったものがあります。ただし、装具は根気よく装着しなければ効果は得られません。外出の際に人目を気にして、はずしてしまう人がいますが、外出時のほうが関節にかかる負担は大きくなりますので、必ずつけるようにしてください。

また、装具は、病気が進んだときに、それをカバーするためのものと考える人がいますが、機能障害がひどくならないための予防として使うことに意味があります。医師からすすめられたら、積極的につけるようにしてください。

装具には、左ページにあるようにさまざまな種類がありますが、医師や作業療法士と相談しながら、自分に合ったものをオーダーメイドでつくります。

なお、装具は、つけると楽なため、頼りすぎてしまうことがあります。特に、ひざ関節用装具や腰椎コルセットは長期間つけると、かえって筋力低下をまねくことがあります。痛みや炎症がおさまったら装具をはずし、リウマチ体操や筋力強化リハビリをして、自分の筋肉で関節を守るようにすることも大切です。

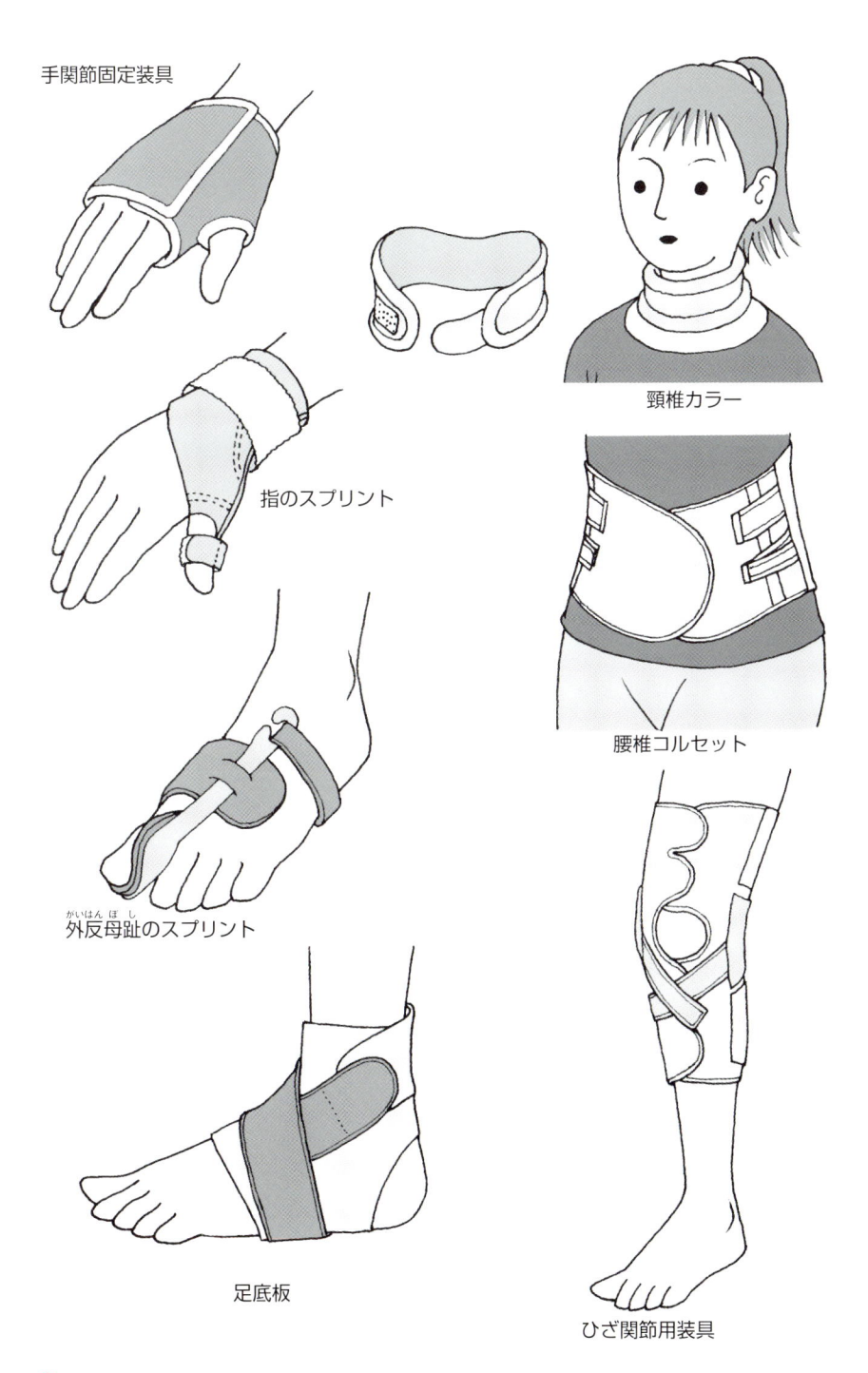

手関節固定装具

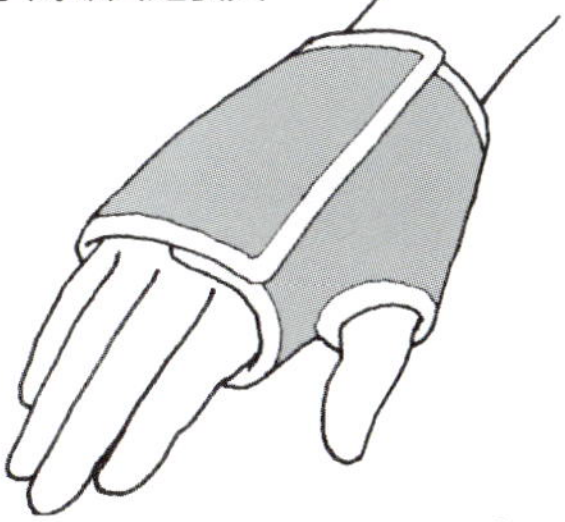

頸椎カラー

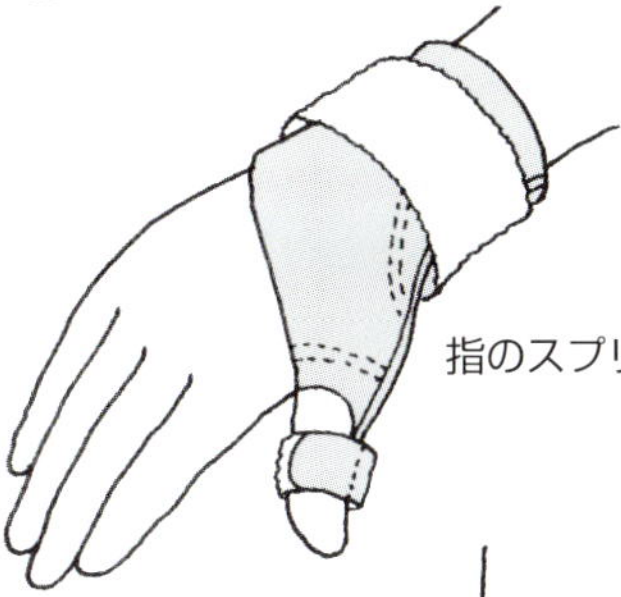

指のスプリント

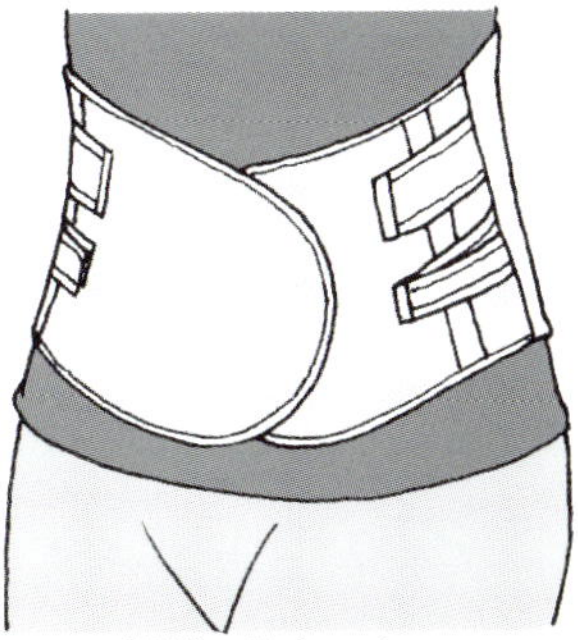

腰椎コルセット

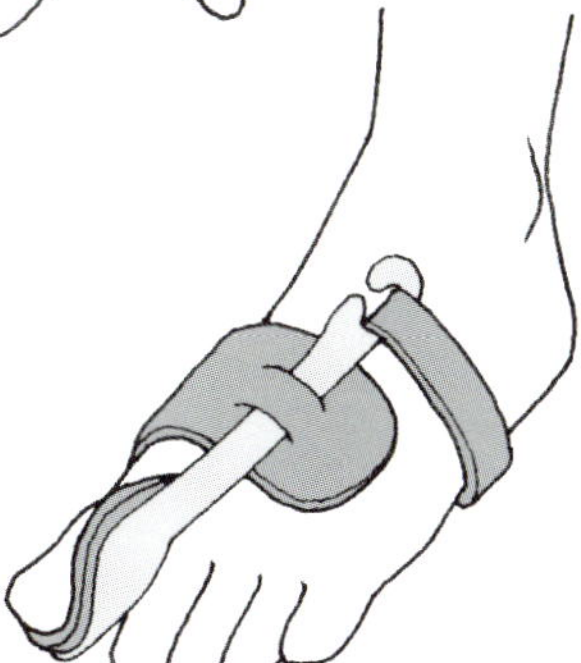

外反《がいはん》母《ぼ》趾《し》のスプリント

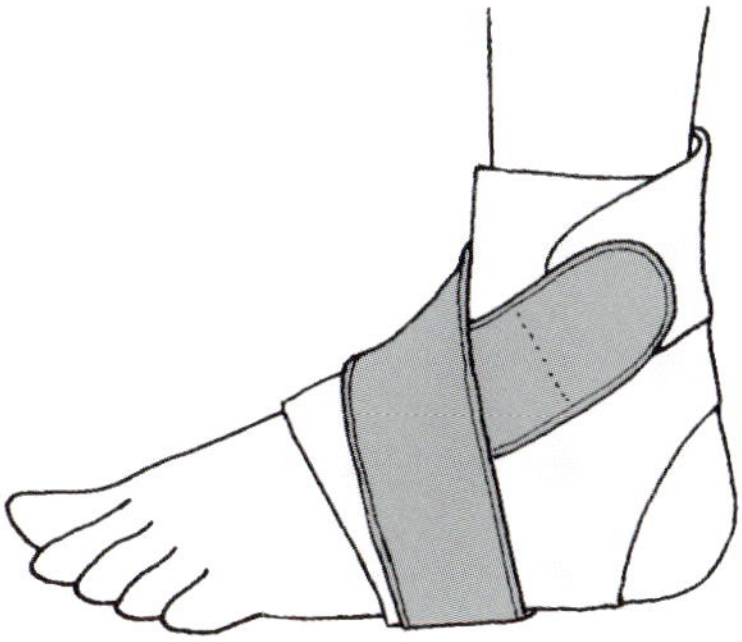

足底板

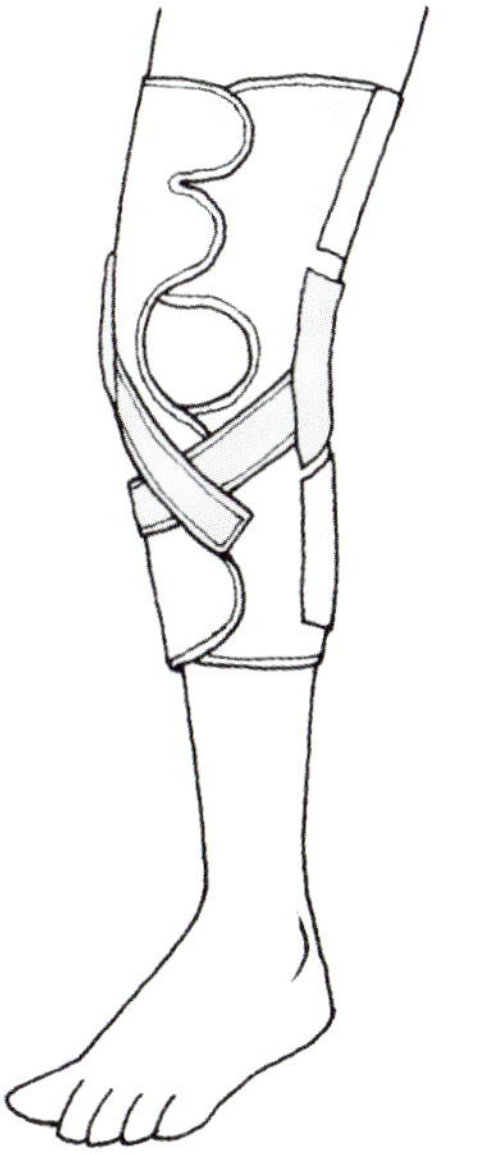

ひざ関節用装具

関節リウマチの人に向く水中ウォーク

関節への負担が少なく運動効果は高い

骨や関節は、力を入れ、負荷《ふか》をかけて動かさないと強くできません。一方、関節リウマチは関節に炎症を起こす病気で、負荷をかけると炎症が悪化し、関節を傷めます。

こういった「むずかしさ」を解決するのが、温水プールなどを利用する水中ウォークです。

水の中では浮力が働き、体重が軽くなるため、関節に負担をかけずに力を入れた運動ができます。陸上で動かすより、関節を傷めることも少なくなります。

さらに、陸上では動かせなかった部分も動かせるようになり、血液の流れがよくなりますので、病気で不足がちだった酸素を関節の近くの組織に送ることができます。

水中ウォークをつづけることで、関節まわりの筋肉が強化され、痛みやこわばりもしだいに軽くなります。

ただし、水中ウォークは関節への負担が軽いとはいえ、やはり運動です。炎症がある程度おさまっていることが条件です。水中ウォークをはじめる前は、自分が適した状態かどうか、医師に相談してください。

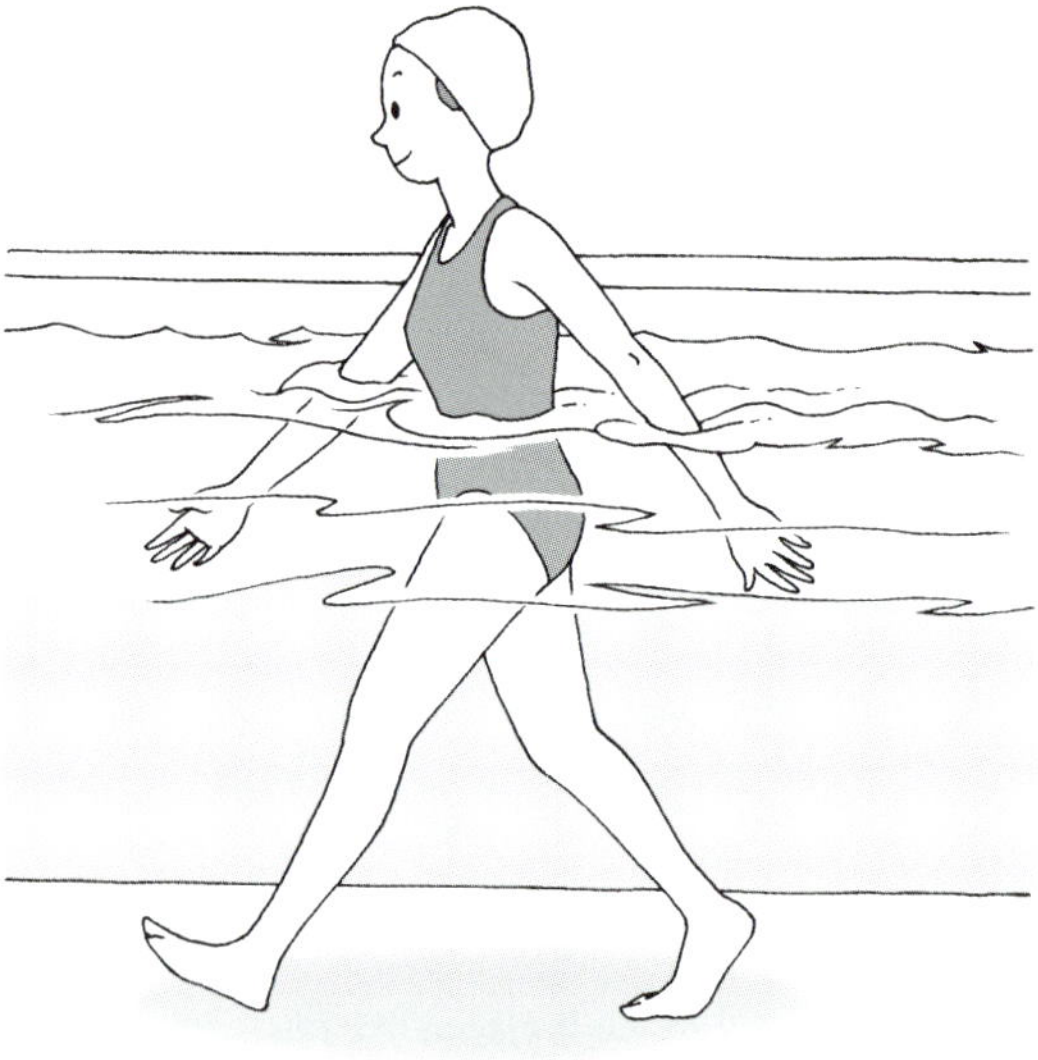

●水中ウォークのやり方

最初は、水の中で15分ほど柔軟体操をします。慣れてきたら、水の中をウォーキングします。なるべく大股《おおまた》で、足を上げながら、速度をつけて歩きます。水の抵抗があり、はじめはむずかしいかもしれませんが、だんだんスムーズになります。

第7章

関節リウマチの治療4
新しい治療法

さらに詳しく知る

生物学的製剤・標的合成抗リウマチ薬

Point

- 生物学的製剤は炎症を起こす物質を細胞の外でブロックする薬
- 標的合成抗リウマチ薬はＪＡＫという細胞内の酵素をブロックする薬
- 標的合成抗リウマチ薬はＭＴＸでも効果が不十分な場合に投与が考慮される

生物学的製剤

分子レベルの解明で、治療の標的がしぼり込まれる

生物学的製剤は、関節リウマチの治療を劇的に進めました。これほどの効果を可能にしたのは、炎症とかかわる細胞や物質について、分子レベルで明らかになったからです。つまり、治療のターゲットがはっきりとしぼり込めたのです。

それまでの薬は、たとえば高い効果が見られるメトトレキサートでも、一つの分子を標的にしてつくられたものではなく、結果的に有効性が認められたにすぎません。

一方、生物学的製剤は、最初から一つの分子に的をしぼり、それを抑え込むようにつくられます。

■炎症を起こすサイトカイン

生物学的製剤の治療のターゲットとなるのは、サイトカインや免疫細胞の分子です。

サイトカインは、Ｔ細胞から放出され、本来は、外部から侵入してくる細菌やウイルスを攻撃するための武器となります。サイトカインには多くの種類がありますが、正常な状態ではサイトカインどうしのバランスがうまくとれています。

しかし、関節リウマチが起こっている関節では、ＴＮＦ（腫瘍《しゅよう》壊《え》死因《しいん》子《し》）や、ＩＬ（インターロイキン）−１、ＩＬ−６といったサイトカインが過剰につくられます。そして、外敵ではなく、味方である自分自身の体（関節）に向かって攻撃をしかけてしまいます。Ｔ細胞を活性化させ、滑膜《かつまく》細胞を増殖させてしまうのです。

さらには、古い骨を取り除く役割をする破骨《はこつ》細胞に働きかけて、よい

骨まで削り取らせてしまうことがわかってきたのです。

最初の生物学的製剤 TNF阻害薬

ターゲットがしぼり込めたので、次はこのサイトカインに働きかけて抑え込む製剤の開発です。

それにはバイオ技術によって、標的になるサイトカインの抗体や受容体たんぱくをつくる研究が進みました。

●インフリキシマブ（商品名：レミケード）

最初につくられたのは、インフリキシマブでした。これは、マウス由来のたんぱくと、ヒト由来たんぱくを融合させ、TNF－αの抗体を製剤化したものです。TNF－αを抗原とし、この薬が結びつくことでTNF－αの活動性を抑《おさ》えます。

標的とするTNF－αの分子だけに強く反応するモノクローナル抗体（単一の抗体）のため、ほかの分子の働きには影響をおよぼしません。

インフリキシマブは、メトトレキサートでも無理だった、きわめて活動性の高い関節リウマチの関節炎を抑え、さらには関節破壊の進行を止めることも可能にします。

抗サイトカイン製剤の中ではもっとも広く使われていて、症状が重い人の標準的な治療法として位置づけられています。

【使い方】

★投与は点滴《てんてき》で行います。1回の点滴にかかる時間は約2時間です。

★メトトレキサートとの併用が必要です。

★2回目は2週間後、その次は4週間後（最初から数えると6週間後）、4回目以降は8週間に1回点滴します。2009年7月から、効果が不十分な場合は、「点滴の間隔を4週間まで短縮する」「1回の点滴量を増やす」ことが可能になりました。

【効果が見られたケース】

病気になって数カ月で30の関節に関節炎が起こり、車イスで通院していた男性、発病して20年以上が経過し、片方のひざは人工関節になって、やはり車イスで通院していた主婦、こういった重度の障害がある患者さんが、インフリキシマブによって、車イスも必要なくなり、不自由なく日常生活が送れるようになりました。

●エタネルセプト（商品名：エンブレル）

エタネルセプトは、TNFの受容体たんぱくを遺伝子の配列（設計図）から人工的につくり出し、ヒトの抗体の一部分とつなぎ合わせた融合たんぱくです。

完全ヒト由来のたんぱくでつくられますので、体内での反応がおだやかです。

生物学的製剤は、構造的に見て大きく2つに分けられます。一つは、インフリキシマブのような「抗体製剤」であり、もう一つが、このエタネルセプトのように受容体をまねた「受容体製剤」です。

　TNFは、この薬を自分の受容体とかんちがいして結びつくため、働きが抑えられます。TNFにはα《アルファ》とβ《ベータ》の2種類がありますが、エタネルセプトは両方の働きを抑えます。


【使い方】

★メトトレキサートと併用してもしなくても使用できます。そのため、インフリキシマブよりも治療対象は広くなります。

★週2回、皮下注射します。医師の指導を受け、許可されれば、自己注射を行うこともできます。

【効果】


　エタネルセプトの効果は、インフリキシマブとほぼ同等とされます。

　メトトレキサートと併用すると、長期間（約10年）の有効性と安全性があると認められています。

　なお、インフリキシマブとエタネルセプトは、承認後に効果などを確認する調査（全例市販後調査）が終わっており、それを見ると「なんらかの効果がある」率は80～90％にのぼっています。

●アダリムマブ（商品名：ヒュミラ）

　完全ヒト由来たんぱくでつくられる抗体製剤で、TNF－αを抑えます。インフリキシマブと同じような寛解《かんかい》率と、エタネルセプトと同様の長期効果が認められています。

【使い方】

★2週間に1回、皮下注射します。

★医師の指導を受け、自己注射することもできます。

●ゴリムマブ（商品名：シンポニー）

　完全ヒト由来たんぱくの薬で、TNF－αを抑えるTNF阻害薬です。4週間に1回の皮下投与ですみ、投与方法がもっとも簡便なことが特徴です。

【使い方】

★4週間に1回、皮下注射します。

★自己注射は認められていません。

★投与量を変更することができます。

日本で開発されたIL－6阻害薬

　次に治療のターゲットになったサイトカインは、IL－6です。

●トシリズマブ（商品名：アクテムラ）

　トシリズマブはIL－6の受容体と特異的に結合し、受容体の働きを阻害する抗体製剤で、日本で開発されました。

　IL－6は、TNFと同じくサイトカインの一種ですが、TNFとは分子構造がちがいます。そのため、インフリキシマブでは効果が出ない人にとっては、効果が期待できるもう一つの選択肢になります。

　TNF阻害薬とくらべ、効果があ

らわれるのには時間がかかりますが、いったん効きはじめると安定した効果が得られます。

ＴＮＦ阻害薬とメトトレキサートを併用した場合と同等の効果が認められています。

【使い方】

★4週間に1回、点滴します。かかる時間は、約1時間です。

●サリルマブ（商品名：ケブザラ）

サリルマブは、ＩＬ－6受容体に対するヒト型モノクローナル抗体で、関節滑膜での炎症に重要な役割を果たしていると考えられているＩＬ－6の作用を抑制する薬です。

サリルマブは、既存治療で効果が不十分な関節リウマチで、過去の治療で少なくとも1剤の抗リウマチ薬による治療を行っても効果不十分な患者さんに対して使われます。

【使い方】

★2週間に1回、200mgを皮下注射します。患者さんの状態によって1回150mgに減量します。

新たなターゲットは免疫の中心、Ｔ細胞

生物学的製剤のターゲットとしては、炎症性サイトカインのほかに、現在、免疫細胞のＴ細胞やＢ細胞の表面にある分子や、細胞と細胞、あるいは細胞とたんぱく質をのりづけする接着分子などが考えられています。

中でもＴ細胞は、免疫と直接かかわるもので、これをコントロールできれば、免疫システム全体がコントロールできます。

そこで開発されたのが、Ｔ細胞の活性化を抑える生物学的製剤です。

●アバタセプト（商品名：オレンシア）

免疫システムには多くの細胞が関係しており、細胞と細胞は互いに情報をやりとりしながら免疫反応を起こしますが、この免疫システムの中心的役割をしているのがＴ細胞です。Ｔ細胞の表面には、ほかの細胞から情報を受け取る窓口のような部分（ＣＴＬＡ－4と呼ばれる）がありますが、アバタセプトは、このＣＴＬＡ－4をさえぎることで情報を遮断し、Ｔ細胞の働きを抑えるように作用します。

ＣＴＬＡ－4とヒト抗体をつなぎ合わせた融合たんぱくで、成分は完全ヒト由来です。

【使い方】

★投与は点滴《てんてき》で行います。1回の点滴にかかる時間は約30分です。

★2回目の点滴は2週間後、その後は4週間に1回点滴します。

【効果】

サイトカイン阻害薬と同様のすぐれた効果が認められています。さらに、サイトカイン阻害薬にくらべて日和見《ひよりみ》感染症の心配が少ないなど、

安全性の面でも海外では高く評価されています。

サイトカイン阻害薬より早い段階で使うことで、薬を中止しても寛解が維持できる可能性があり、より根本的な治療に近い薬と考えられています。これまでの生物学的製剤では効果が出なかった患者さんにとって、有力な選択肢になることが期待されます。

●セルトリズマブペゴル（商品名：シムジア）

ポリエチレングリコールで修飾した抗TNF－α抗体製剤で、ほかのTNF阻害薬と同様の有効性が認められます。

【使い方】

★2週間に1回の皮下注射が基本ですが、症状が安定したら、4週間ごとに変更することも可能です。

生物学的製剤はいつまで使えばよいか？

「いつまで使うのだろうか」「一生、必要なのだろうか」……生物学的製剤を使っている患者さんが、必ずといっていいほど持つ疑問です。

生物学的製剤は高額な薬なので、長くなるほど経済的な負担も大きくなるため、当然の疑問です。

最近、発症2年以内の早期からメトトレキサートといっしょにインフリキシマブを使ったケースで、約50%の人がインフリキシマブをやめても寛解が維持されていることがわかりました。

日本でも、発症して5～6年の人で、インフリキシマブをやめても寛解～活動性の低い状態がつづくことが報告されていますので、今後、どのような人がやめられるのかが知りたいところです。

大切なことは、はじめのうちに十分な量のメトトレキサートと生物学的製剤でしっかりと治療し、病気の勢いを徹底的にたたいておくことです。

そうすれば関節破壊が進むことも避けられますし、運動機能の維持もできます。関節リウマチの治療は、現在、いかに早く寛解へと導くかが、大きな課題となっています。

発病から3年で寛解になったとしても、この間はもっとも骨破壊が進む時期でもあります。

関節リウマチの治療は、発症後9カ月までの寛解をめざして、さまざまな方法を試みますが、生物学的製剤などの開発で、それが現実的なものとなってきているのです。

標的合成抗リウマチ薬

特定のサイトカインを細胞内でブロック

生物学的製剤は、TNFやIL（インターロイキン）といった特定のサイトカインを細胞の外でブロックすることで、細胞に炎症を起こす刺激が入らないようにする薬です。これに対し、サイトカインの細胞内シグナル伝達に重要な役割を果たすＪＡＫ（ヤヌスキナーゼ）と呼ばれる酵素を阻害し、刺激が核に伝わるのを遮断して炎症を抑えるのがＪＡＫ阻害薬です。ＪＡＫ阻害薬は、ＪＡＫを特異的に阻害する低分子化合物で、いわゆる分子標的治療薬です。

合成された抗リウマチ薬には、従来型の合成抗リウマチ薬（前述）と、分子標的治療薬として新しく開発された標的合成抗リウマチ薬とがあります。

●トファシチニブ（商品名：ゼルヤンツ）

２０１３年７月、日本で最初に発売された経口のＪＡＫ阻害薬です。ＪＡＫには４種類のサブタイプがありますが、トファシチニブはＪＡＫ１、ＪＡＫ２、ＪＡＫ３を抑えます。

トファシチニブは、過去の治療において、メトトレキサートをはじめとした、少なくとも１剤の抗リウマチ薬による治療を行っても効果が不十分な場合に、１回５㎎を１日２回内服します。

これまでの臨床試験では、生物学的製剤と比較して遜色のない高い臨床効果、関節破壊抑制効果が示されています。

ただし、副作用として、Ｂ型肝炎や結核を含む感染症、肝機能障害、貧血などに注意が必要です。

また、国際共同試験において、日本人では帯状疱疹《たいじょうほうしん》の発現率がやや高い傾向が見られたこと、投与中に悪性リンパ腫や固形がんの発現が見られたことなどがありますが、トファシチニブとの因果関係は明らかではありません。

●バリシチニブ（商品名：オルミエント）

２０１７年７月に国内で製造承認された２番目の経口のＪＡＫ阻害薬です。

バリシチニブは、トファシチニブと比較して、ＪＡＫ１とＪＡＫ２を特に強く抑えるという特徴があります。

バリシチニブは、通常は４㎎の錠剤を１日１回内服しますが、バリシチニブは腎臓から排出されるため、腎機能が低下している場合には使用することができません。

副作用としては、トファシチニブと同様に、感染症、肝機能障害、白血球の減少、貧血、血中コレステロール値の上昇などが見られることがあります。

呼吸器感染症や帯状疱疹は、重症になることがあるため、特に注意が必要です。

関節リウマチにもテーラーメイド医療の試み

Point
●その人に合う薬を遺伝子によって判定
●試行錯誤せずに治療方針が立てられる
●遺伝子チップなどでスピーディーな解析が可能に

遺伝子解析でその人に合う薬を判定

病気の治療法には、薬物療法をはじめさまざまな方法がありますが、いずれも、その治療を受けてどのくらいの割合の人に効果があったかで評価されます。

ただし、100%の人に効果が見られるというような方法はまずありません。たとえば、関節リウマチの治療薬の中ではもっとも効果が高いとされるTNF阻害薬でも、効果が見られるのは50~70%です。

現在の医学では、「この薬の効果は○%です」とはいえても、残念ながら「その人に効くか効かないか」は断定できないのです。

そこで、現在、個々の人の遺伝子を解析し、その解析結果から、どの薬が効くかを予測して治療方針を立てるという取り組みが進められています。

こうしたアプローチ法を、「**テーラーメイド医療**」といいます。既製《きせい》服《ふく》を買うのではなく、自分の体形にぴたりと合うように仕立て屋（テーラー）さんに服を仕立ててもらう方法になぞらえ、こう呼んでいます。

テーラーメイド医療は、抗がん剤などの領域でさかんに推し進められていますが、関節リウマチの薬にもこの流れが見られます。

現在、血液にあらわれる遺伝子パターンから薬の効果を予測する方法の研究が進められ、ある程度予測が可能になってきています。

これが、すべての生物学的製剤に応用できるようになれば、患者さんの血液を事前に採取し調べることで、もっとも効果の上がる薬の選択が可能になります。

いくつもの薬で効果を試す必要がなくなるわけですから、患者さん自身にとっても大きなメリットになりますし、高騰する国民医療費の問題解決にもつながると考えられます。

遺伝子チップなどの先端技術を活用

ただし現実には、ターゲットとなる分子がはっきりしているサイトカイン阻害薬ですら、薬の有効性を個々人のレベルで判定するのはむずかしいという面があります。

たとえばＴＮＦ阻害薬なら、当然、関節でＴＮＦが多くなっている患者さんに効きそうですが、実際にはそう簡単ではありません。ＴＮＦにかかわる遺伝子はいくつもあるので、それを探し出し、そのうちのどの遺伝子にアプローチすれば効果の予測に使えるのか、なかなかわからないのです。

ただし、それは、あらかじめ候補遺伝子をしぼってアプローチしようとするからはずれるわけです。人の遺伝子は数万個ですので、全部の遺伝子を検索し、その中から役立ちそうなものを見つけていけばよいのです。

以前は、こういった作業は技術的にも困難で、時間もかかりました。しかし最近では、一度に数万個の遺伝子を解析できる遺伝子チップやマイクロアレイと呼ばれる革命的な方法が開発され、かつては数カ月もかかった解析が、数日でできるようになっています。

この画期的な技術を使って、患者さんの血液から生物学的製剤の効果の有無を判定する試みがすでにはじまっています。

実現するのはそう遠くないことと思われます。

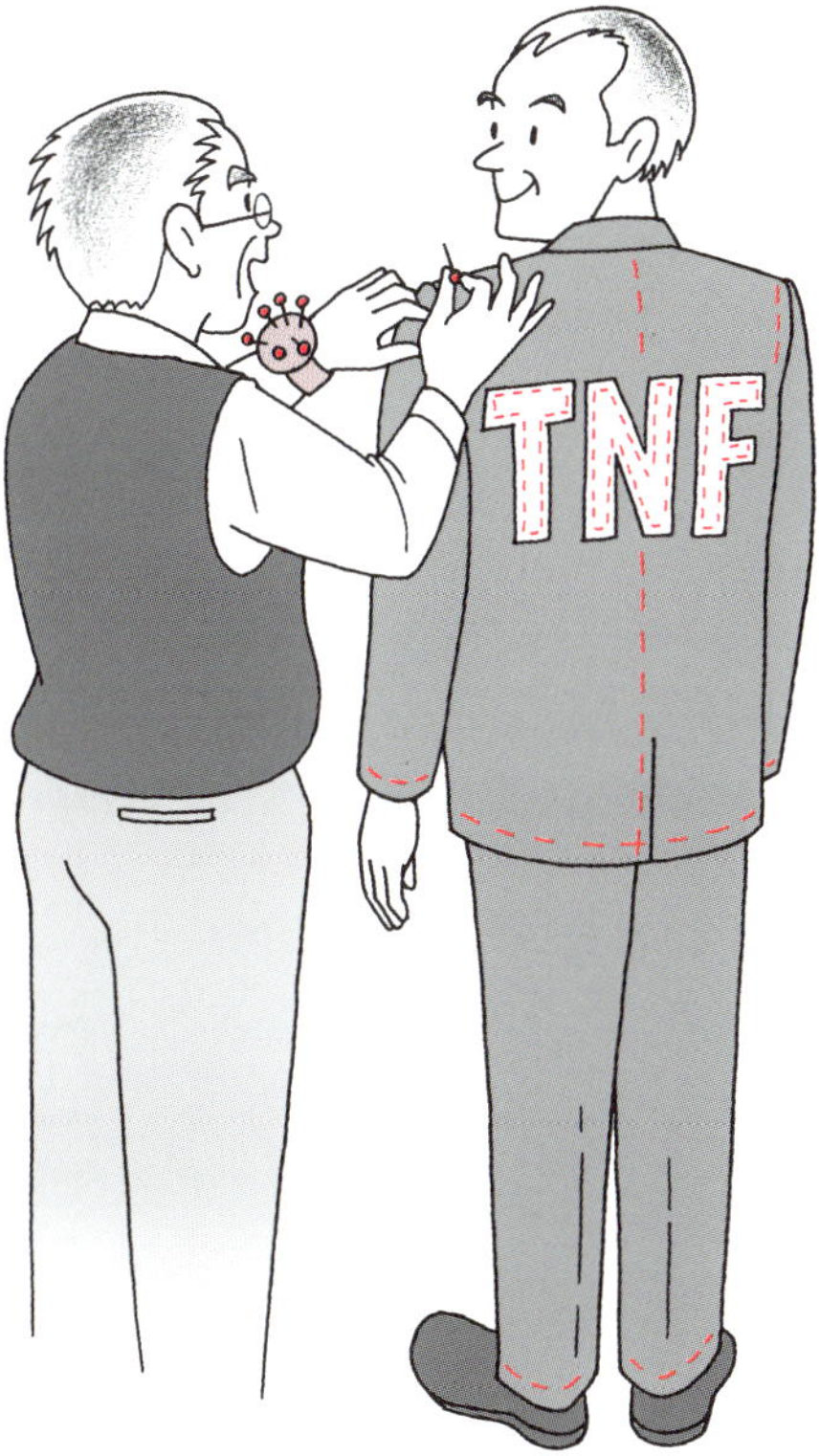

テーラーメイド医療で、仕立て服のような、
その人にフィットする薬が可能になる!?

関節リウマチの新しい尺度・DAS28

病気の活動性を客観的な数値で示す

「DAS《ダス》28」という言葉を知っているでしょうか。これは関節リウマチの患者さんの病気の活動性を評価するスコアで、ここ数年で急速に普及しています。

このスコアは欧州リウマチ学会が考案したもので、DASとは「Disease Activity Score」の略。28は、このスコアで評価する全身の関節の数です。

DAS28は、患者さんの状態を正確にはかることができる、世界共通の尺度になっています。

これによって病気の回復具合なども、「だいぶよくなった」といった漠然とした表現ではなく、数値によって客観的にあらわすことができるのです。

【DAS28の計測法】

- 28の関節のうち腫脹《しゅちょう》のある関節数
- 28の関節のうち疼痛《とうつう》のある関節数
- 赤沈《せきちん》かCRPの測定
- 患者による病気全般の程度の評価

この4項目を計算機に入れて算出します。病気の活動性は1〜10の数字であらわします。

【DAS28の評価】

- 5・1以上＝高活動性
- 3・2〜5・0＝中活動性
- 3・2以下＝低活動性
- 2・6以下＝寛解《かんかい》状態

治療をする上で、DAS28は重要な物差しとなります。DAS28の数値から病気の活動性を見て、薬を使うタイミングをはかることができます。

また、治療前と治療後のDAS28の変化を見て、その治療が有効かどうかを判定することもできます。

たとえば、5・1以上の高活動期にあれば、抗リウマチ薬の使用や変更を考えます。また、2・6以下となって寛解が認められれば、薬の使用を中止します。3・2〜5・0の中活動期では、薬物療法をつづけます。

いま、関節リウマチの治療では、病気の活動性をしっかりコントロールすることが非常に重要になっています。

DAS28の役割は、今後ますます大きくなっていくでしょう。

第8章

日常生活のケアと福祉制度

病気を悪化させないためにも、心のケアを

Point

- 精神的ストレスは、関節リウマチを悪化させる
- 安定した精神状態を保つことが、療養生活のポイント
- 笑ったり泣いたりする、豊かな感情を大切に

ストレスはためないこと 病気とは前向きにつきあう

関節リウマチは、患者さんの精神状態によって病状が悪くなったりよくなったりすることが、よく知られています。

たとえば、人間関係や金銭問題などのトラブルに巻き込まれたりすると、その精神的ストレスで、多くの患者さんは病状が悪化します。

また、病気そのものによるストレスもあります。特に、関節リウマチの初期や進行期では、患者さんは先行きを心配して、精神的に不安定になりがちですが、それは決してプラスには作用しません。

安定した精神状態で毎日を過ごすことは、療養生活のポイントといえる大切なことなのです。

ストレスをためずに、病気と向き合う心がまえをつくっていくようにしましょう。とはいっても、健康な人でもストレスへの対処はむずかしいもの。次のようなことをヒントにしてみてください。

病気や治療について理解する

関節リウマチや、その治療法についての情報を集めましょう。病気の正体を見きわめることができれば、これは長いつきあいになる、イライラ、クヨクヨしても仕方がないと思えるようになります。そのようにして心のバランスをとることも、療養生活をつづけていくためには大切です。

病気や治療法について勉強していれば、医師にも相談しやすくなり、治療にも積極的に取り組めます。それが病状をよいレベルで保つことにもつながります。

プラス思考で考える

たとえば機能障害が進み、ひと月前にはできた動作がもうできないことを実感するとき。患者さんは、どうしても「できなくなった」ことを気にしがちです。

こういうときはプラス思考で、「まだできる」ことに目を向けましょう。その機能を保つためにはリハビリが必要だと身をもって感じるようになるはずです。

そうして真剣にリハビリをつづけるうち、痛みが軽くなり、失った機能が戻ってくると、精神面にもプラスの効果をあたえ、患者さんは見ちがえるほど明るく元気になります。

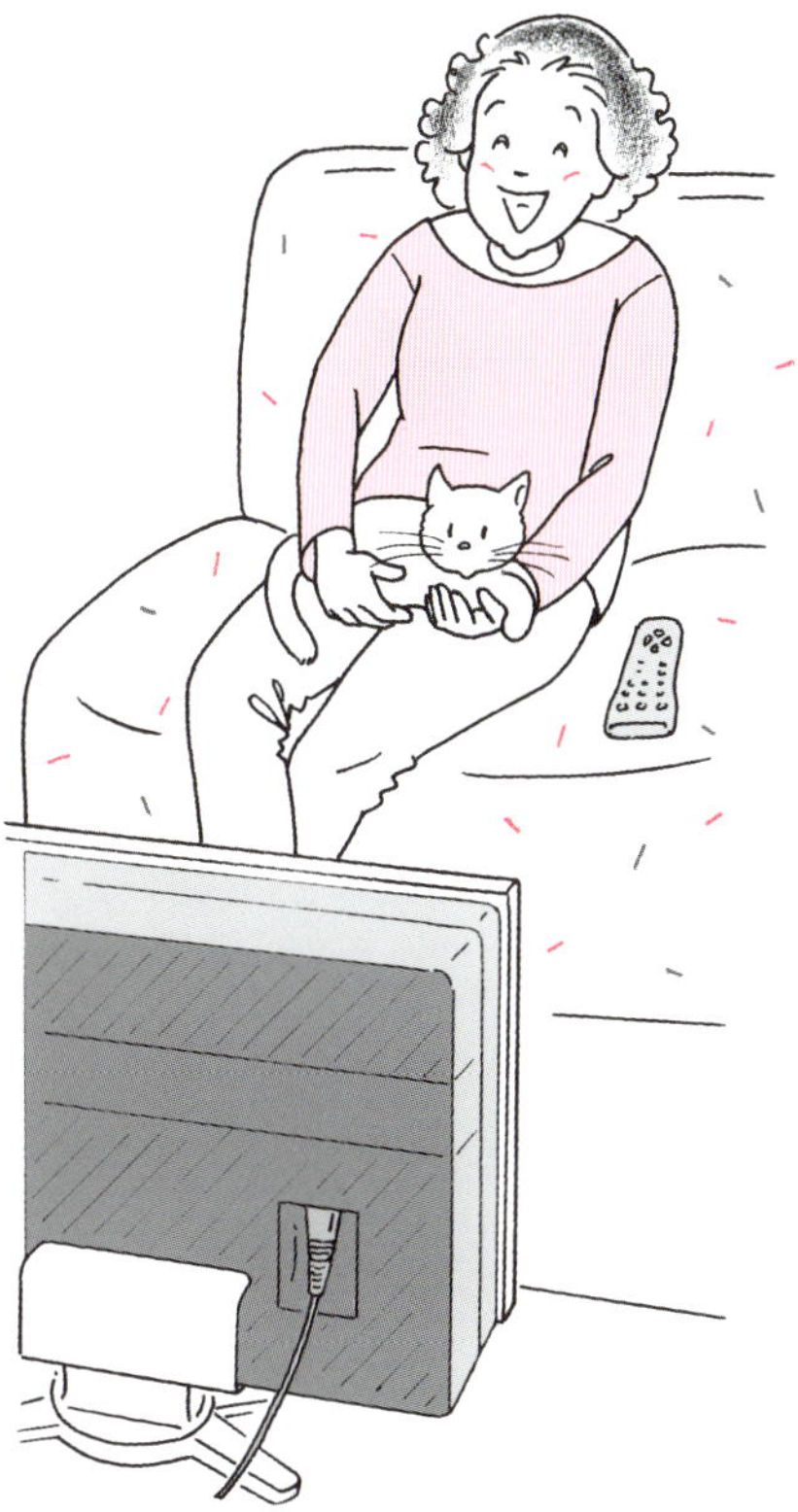

笑いや涙には病気をいやす効果がある

一人で悩まない

だれにもわかってもらえない「痛み」。患者さんの多くは、そのつらさを一人で抱えています。このようなケアには、同じ病気を持つリウマチ患者との交流がよいでしょう。

病院での集団リハビリや、友の会など患者どうしの集まりは、ともに語り合える仲間づくりのよい機会です。

家族にも伝えにくかった病気の苦しみも、同病の人にだったら打ち明けられます。苦しんでいるのは自分だけではないという連帯感も持てます。患者どうしの集まりに参加しようと思う前向きな気持ちは、病気にもよいほうへと作用します。

笑い、泣く、豊かな感情を持つ

関節リウマチになったからといって、人生が終わるわけではありません。小さな日常のできごとにも、悲喜こもごもの感情が生まれます。そういうときは無理をして自分を抑《おさ》えず、楽しいときは笑い、悲しいときは泣いていいのです。

笑いや涙には、関節リウマチを悪化させるサイトカインなどの物質を減らす効果のあることが、研究でも明らかになっています。

安全で使いやすい生活環境をととのえる

Point

- イスやベッドのほうが、関節への負担が少ない
- 段差をなくして、転倒を防ぐ
- トイレ、浴室、台所は、使いやすく改修する

洋式の生活にして負担を少なくする

関節リウマチの患者さんにとって、毎日過ごす住まいの環境をととのえることは、病気にも影響する大切なことです。

安全で、使いやすいかどうかをポイントに、患者さんの体の状態を中心に置いた住まいづくりを考えてみてください。

患者さんがいつも過ごす部屋は、夏涼しく、冬は暖かで、風通しと日あたりがよく、特に湿気の少ないところにすることが重要です。

基本的には、イスに座る洋式の生活スタイルにします。和室での生活は、立ったり座ったりする動作が、関節に大きな負担をかけるため、おすすめできません。

同じ意味で、寝るときもベッドにします。布団の上げ下ろしは、患者さんには大変な負担です。布団干しも、布団乾燥機を利用するとよいでしょう。

敷き布団はかためのマットレス、上に掛けるものは、関節を保護するために軽いものにします。保温力のある羽毛布団がおすすめです。

枕は、大切です。高いものは首が前屈《ぜんくつ》しますので、低く小さなものにして、頸椎《けいつい》を保護します。

ベッドの近くに太いロープや手すりがあると、つかまって寝起きできます。ベッドサイドには、日常使うものをひとまとめに収めたワゴンを置きます。また、着替えがすぐ出せるタンスもそばにあると便利です。

段差をなくし手すりをつける

関節リウマチの人は、骨がもろく

■ここちよい寝室の例

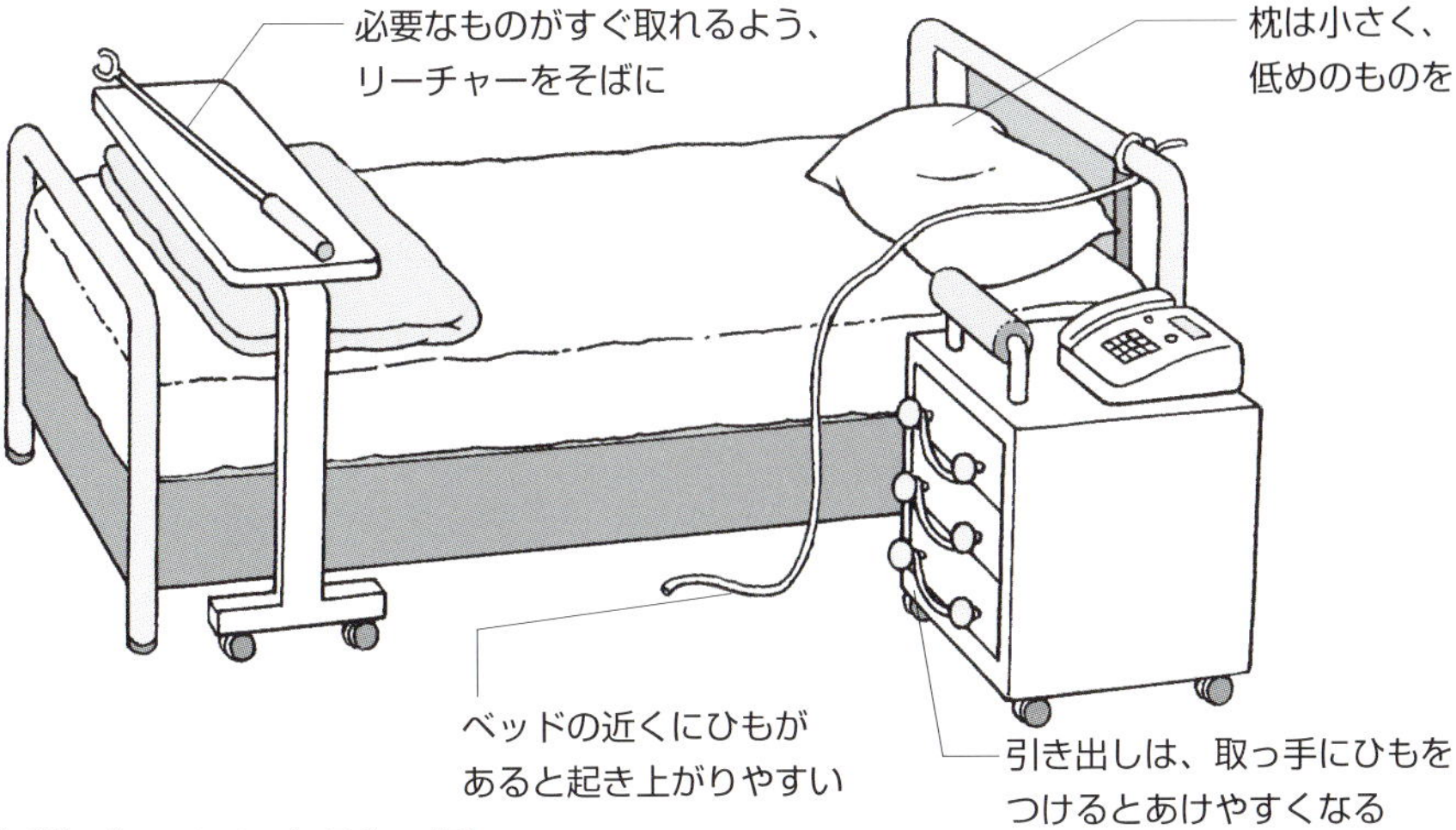
必要なものがすぐ取れるよう、
リーチャーをそばに
枕は小さく、
低めのものを
ベッドの近くにひもが
あると起き上がりやすい
引き出しは、取っ手にひもを
つけるとあけやすくなる

■作業がラクな台所の例

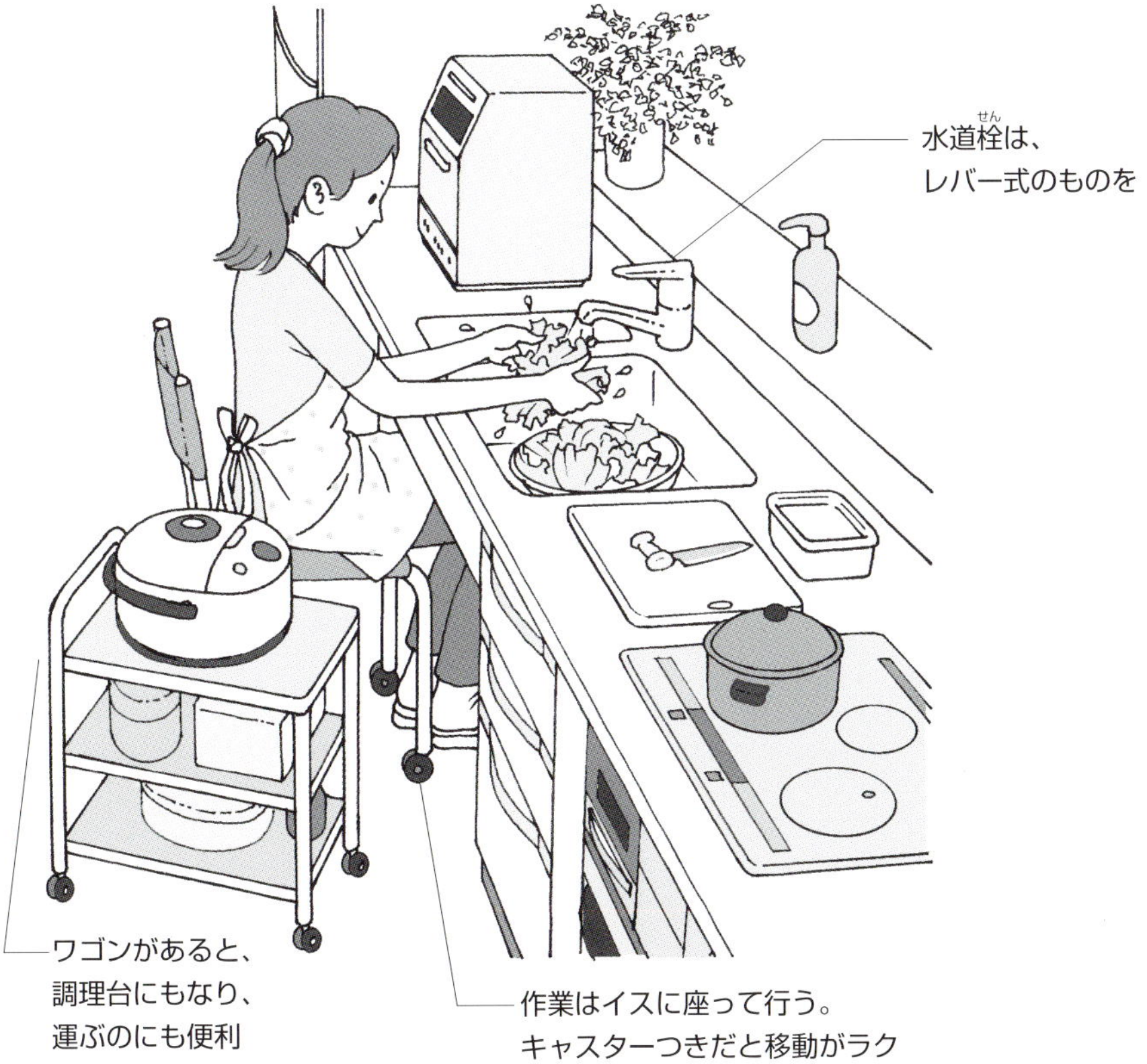
水道栓《せん》は、
レバー式のものを
ワゴンがあると、
調理台にもなり、
運ぶのにも便利
作業はイスに座って行う。
キャスターつきだと移動がラク

なっているため、転倒すると簡単に骨折します。それによって、車イスや寝たきりの生活に進むこともありますので、バリアフリーなどの予防措置をとっておきましょう。安全に移動できるように、床や廊下、玄関の敷居、上がりかまちなどは、できるだけ段差をなくすようにします。

　ドアは、車イスになった場合でも開閉しやすいように引き戸がよいのですが、改装が無理な場合は、レバー式のドアノブにするか、腕だけで回せる自助具をノブにつけます。

　廊下には手すりをつけます。位置は高くしないで、患者さんの腰のあたりにします（床から75㎝程度）。このくらいの高さなら、歩いて疲れたときに、もたれることができます。

　生活は、すべてを1階でするようにしたほうがよいのですが、階段を上らなければならないなら、階段にも手すりと滑り止めが必要です。

患者さんが、自分でできるような配慮を

入浴やトイレは、たとえ病気が進んでも、人に頼むより自分でしたいと患者さんは望みます。

　できるだけラクに動作ができて、安全なように工夫しましょう。

　浴室の脱衣スペースは、脱ぎ着が無理なくできるよう、広さを確保します。また浴室には、必ず滑り止めマットを置きます。浴槽と同じ高さの台か腰掛けを用意し、さらに壁にもしっかりとした手すりをつけ、これらを利用して浴槽に出入りします。

　シャワー用のイス、関節に負担をかけないポンプ式のシャンプーボトル、長柄のボディブラシなどのグッズも用意しておくとよいでしょう。

　トイレも洋式にします。便座の高さは48㎝程度。温水洗浄器をつけると、手に変形がある人には便利です。ペーパーホルダー、洗浄器のボタン、非常ボタンなどは、手が自由に使える側にまとめて設置します。

台所作業は、座ってできるようにする

患者さんが主婦の場合、台所は大切な場所。家族のための料理は、患者さんにとって喜びにもなります。

　座って作業できるよう、環境をととのえましょう。コンロ、流し、調理台の高さを統一し、流しの下にひざが入るくらいのスペースをとります。イスは背もたれのある、キャスターつきのものにすると、台所内の移動がラクにできます。

　ワゴンがあると、料理や食器を運ぶのに便利です。また、自動食器洗い機、火を使わずに調理できるＩＨ電磁器や電子レンジ、レバーハンドル式の水道栓《せん》など、作業を簡単にする道具は大いに活用したいものです。

■使いやすいトイレの例

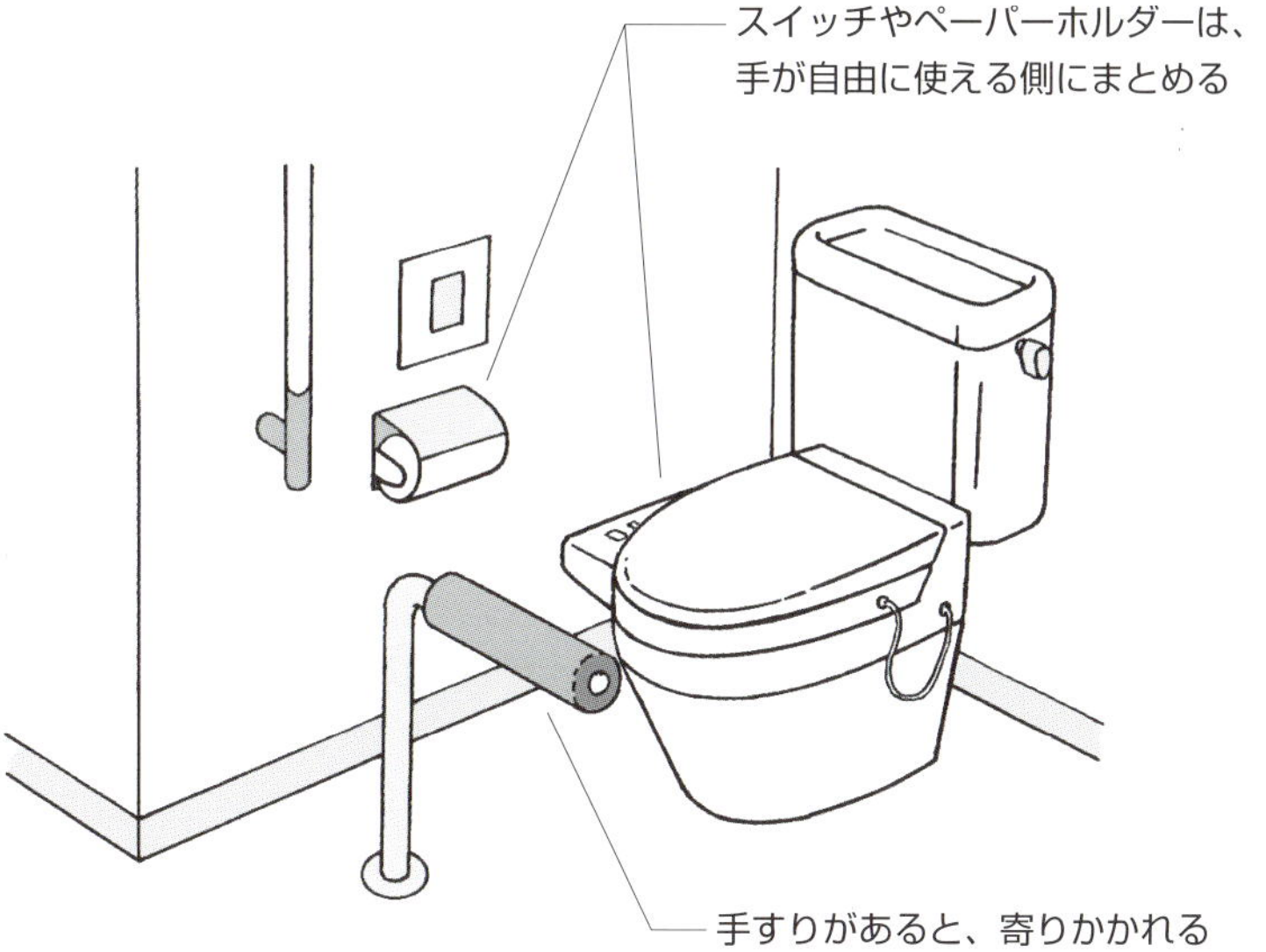
スイッチやペーパーホルダーは、
手が自由に使える側にまとめる
手すりがあると、寄りかかれる

■安心して使える浴室の例

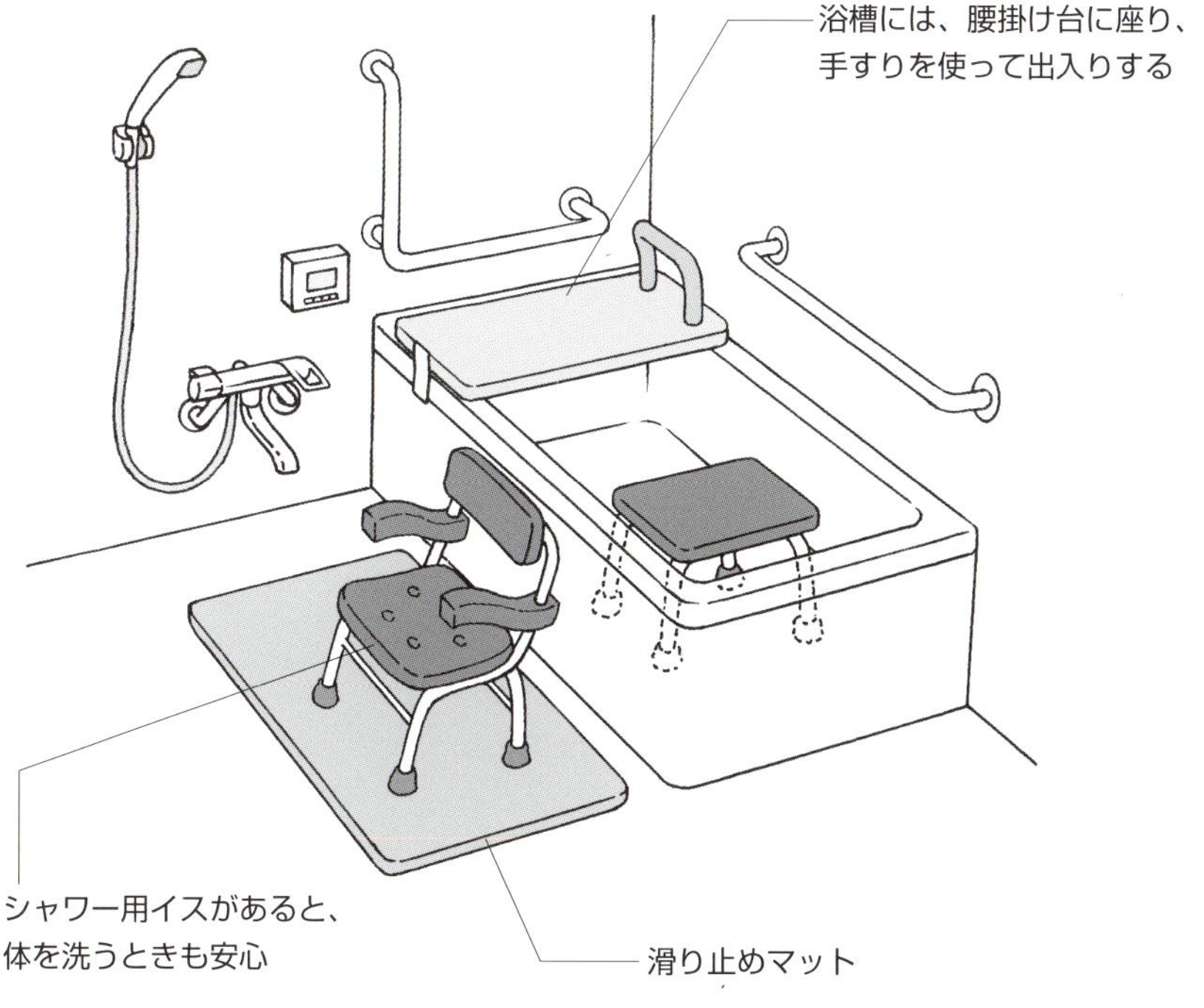
浴槽には、腰掛け台に座り、
手すりを使って出入りする
シャワー用イスがあると、
体を洗うときも安心
滑り止めマット

関節を守る生活動作の工夫

Point

- 毎日の動作を工夫することで、変形が防げる
- 関節に負担をかけない動かし方を身につけよう
- 自助具を活用することも有効

痛みを軽くし、変形を予防するコツ

食事をする、飲みものを飲む、顔を洗う、歯をみがく、髪をとかす、物を持つ、文字を書く……日常生活で必要な動作をあげるときりがありませんが、関節はこれらすべてにかかわります。

そのため関節リウマチの人は、生活のおりおりに、関節を守る動作を心がけることが大切です。関節にかかる負担を少なくすることで、痛みが軽くなり、変形を防ぐことができます。

●座る

関節リウマチの人には、イスに座る生活が適しています。イスは、座面がかたく、あまり深くないものにします。高さは、座って足を床につけたとき、ひざが90度程度になるのがよいでしょう。

座るときは、イスの背まで腰を入れ背筋をのばします。こうすることで、脊椎の負担を少なくできます。

●持つ

★荷物を持つときは、小さな関節より大きな関節を使うようにします。

軽い荷物は、ひじにかけるか、あるいは手先ではなく手のひらを使い両手で持つようにします。

少し重い荷物は、リュックサックのような両肩にかけられるもの、あるいはキャスターつきのカートに入れて運ぶと、手の関節にかかる負担が避けられます。

★茶わんやカップなどは、指先で持たず、片方の手のひらで受けながら、両手で持つようにします（左ページの図参照）。

手首を小指側に曲げないようにするなど、関節に無理のかからない動

●カップの持ち方

指ではなく、手のひらで受けるように持つ

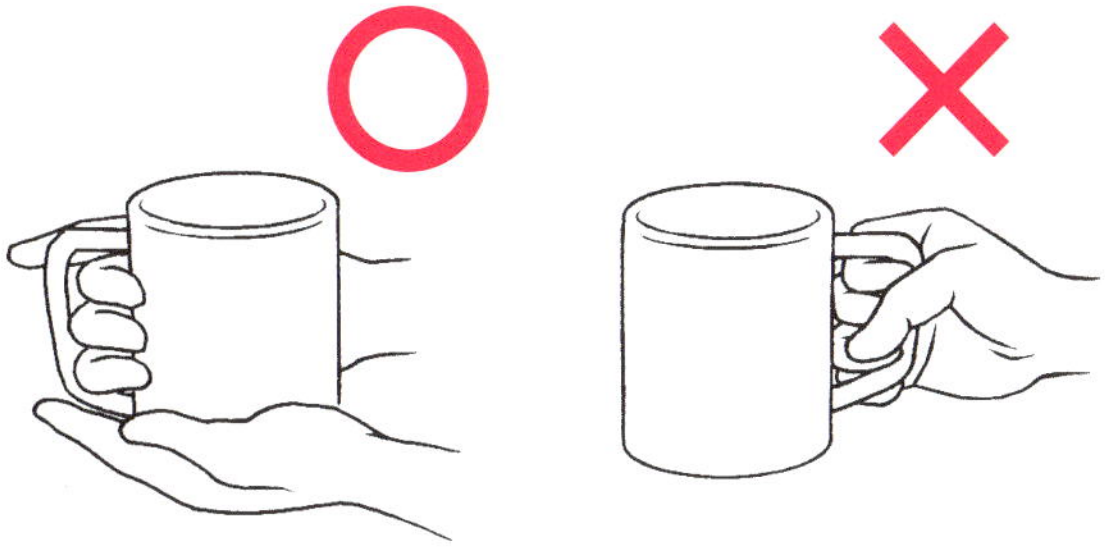

●ふき掃除のしかた

関節を守るために、手首を曲げない

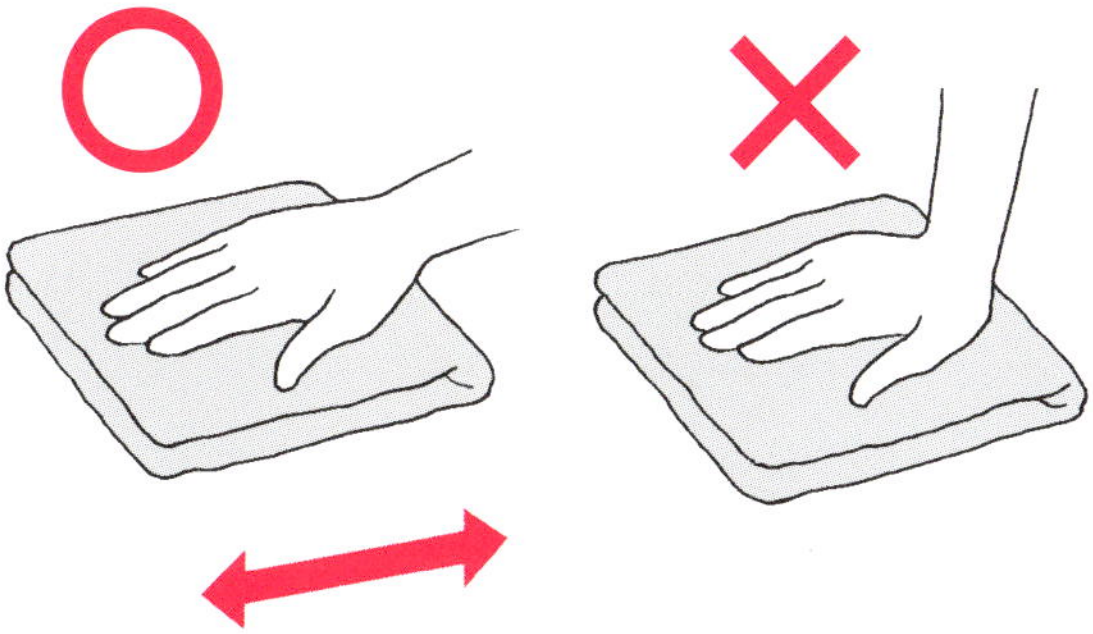

●タオルのしぼり方

蛇口にかけ、少しずつひねる

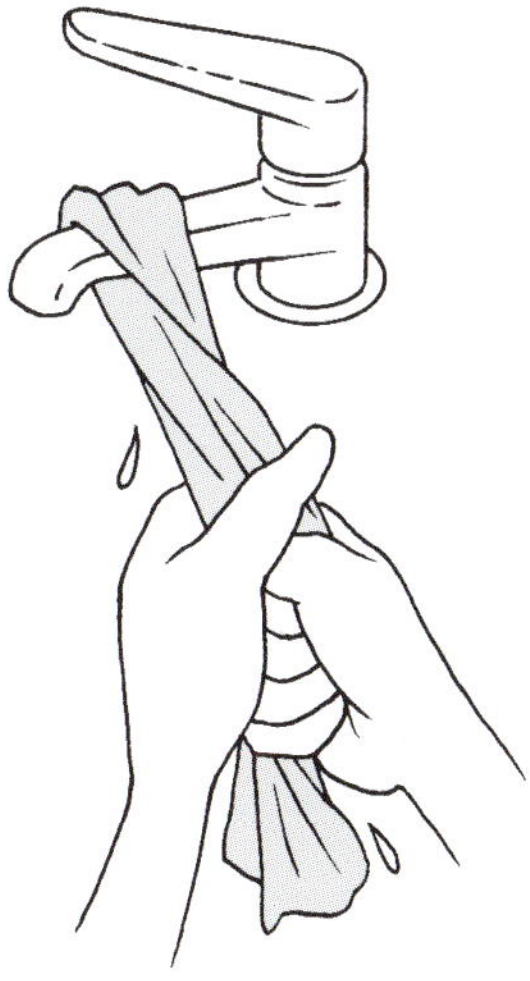

●ビンの栓《せん》の抜き方

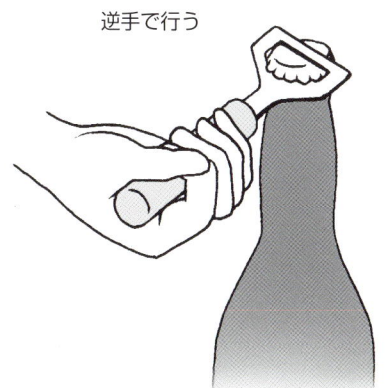

逆手で行う

かし方を工夫し、習慣づけるようにしましょう。

★指ではさんだり、つまんだりする動作は、指先に負担をかけるため避けましょう。しかし、ペン、スプーン、フォークなどは細くて、つまむことさえむずかしいものです。このような場合は、太くする自助具《じじょぐ》（フォームラバーなど。164ページ参照）を使うと、握りやすくなります。

●しぼる

タオルやぞうきんをしぼる動作は、関節の変形を促進させてしまいます。しぼるときは、何かに押しつけるか、水道の蛇口にかけてしぼるとよいでしょう（161ページの図参照）。

また、ふくときも、関節を守るために手首を曲げず、のばしたまま行うようにします(161ページの図参照)。

ほかにも、変形を促進させやすい動作があります。

★折り紙：一方向に押す力が、指の変形を促します。少し楽しむ程度にして、長時間つづけることは避けましょう。

★パソコン：マウスを長時間持ちつづけると、尺側偏位《しゃくそくへんい》を起こしやすいといわれます。

★ビンのふたを開ける動作：尺側偏位を促すといわれます。自助具を使うなどの工夫をしましょう。

動作を助ける自助具を活用しよう

生活動作を助ける自助具も、いろいろありますので、上手に活用するとよいでしょう。

それも、不自由だから使うのではなく、関節を守り変形を予防するという、前向きな目的を持って利用しましょう。

自助具は、164ページで一部を紹介していますが、ほかにも多種多様なものがあります。使いやすそうなものを選んでください。

リーチャー(物をつかむ自助具)は、可動域《かどういき》を補い、手のかわりになって活躍してくれる道具です。いつでも使えるよう、身近に一つ備えておくと、いろいろな場面で助かります。

また、台所の作業や食事には、指先を使う動作が多く、関節に負担がかかります。

レバーハンドル式の水道栓《せん》、水道栓回し、ガスのつまみ栓ひねり、自助スプーンやフォークなど、さまざまなものがあります。

さらに、見回してみれば、自助具とうたっていなくても役に立ちそうな道具はたくさんあります。使い勝手のよい、自分に合いそうなものを試してみるのもおすすめです。

たとえ関節リウマチであっても、生活を工夫し楽しむ気持ちは大切です。それは、病気にもよい影響をあたえます。

寝るときの姿勢

○ 安静の正しい姿勢：
首や肩の力を抜き、背筋や足は自然にまっすぐのばします。
枕は脊椎の保護のため、小さく、低いものを。

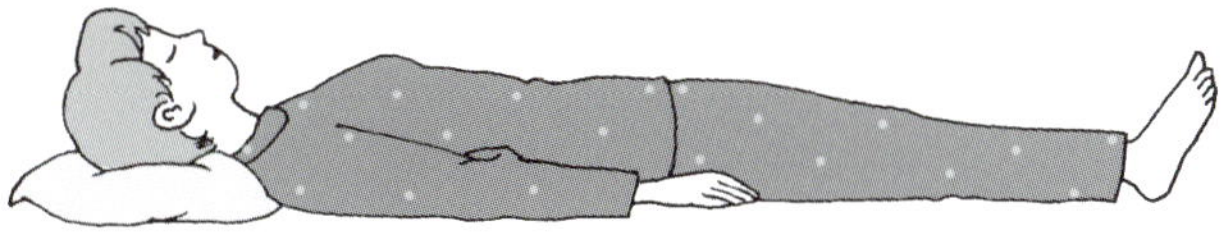

× まちがった姿勢：
高い枕は、避けてください。立てひざもよくありません。

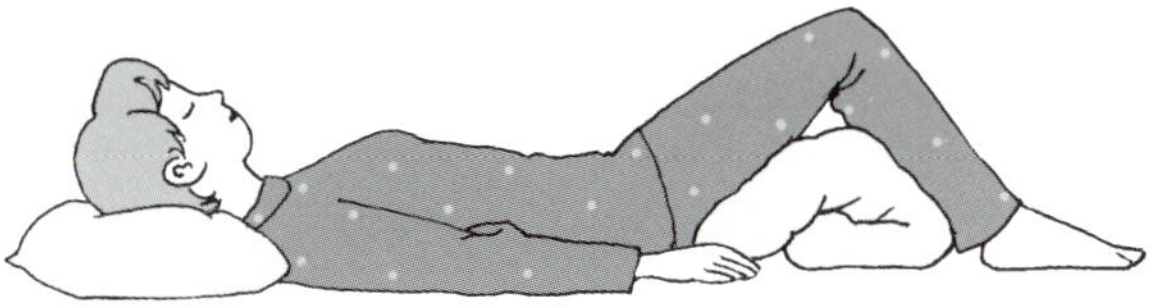

× まちがった姿勢：
ひざを“く”の字に曲げたり、横に寝るのもよくありません。

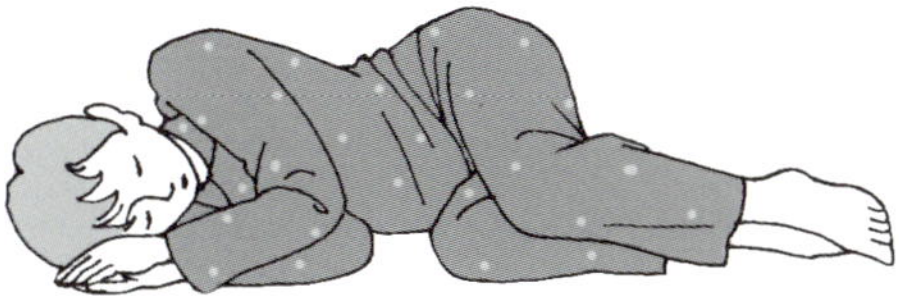

毎日のことだから、負担の少ないラクなものを

衣服を脱ぎ着するときは、指先からひじ、首、ひざ、足首まで、体中の関節を、無意識のうちに深く曲げたり、ねじったりします。

健康なときは、何でもない動作ですが、関節リウマチの人にとっては、大きな負担になります。毎日のことですので、できるだけ負担を軽くする工夫をしましょう。

ブラウスやセーターは、かぶるタイプのものより前が開くものを、リーチャーを使って着るほうがラクです。ボタンなどの留め具はなるべく少なくし、マジックテープ®にしたり、ファスナーにはリングやひもをつけるなど、着やすくする工夫をしましょう。着替えに活用したい自助具は、165ページで紹介していますので、参考にしてください。

■家事や食事を助ける自助具

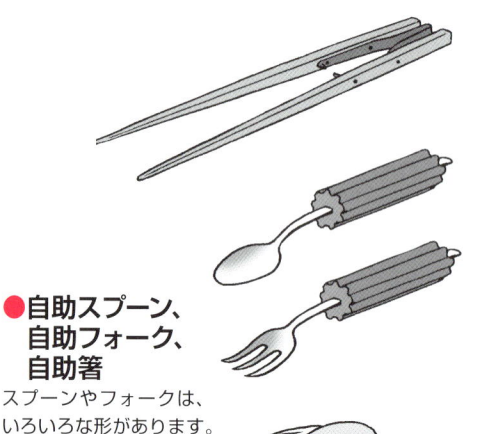

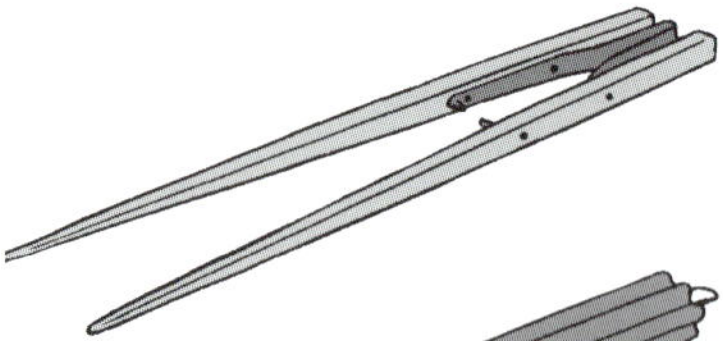

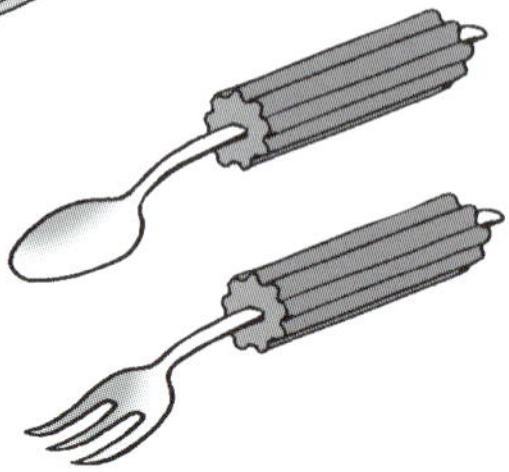

●自助スプーン、自助フォーク、自助箸

スプーンやフォークは、いろいろな形があります。箸《はし》は、スプーンのように握って使えます。

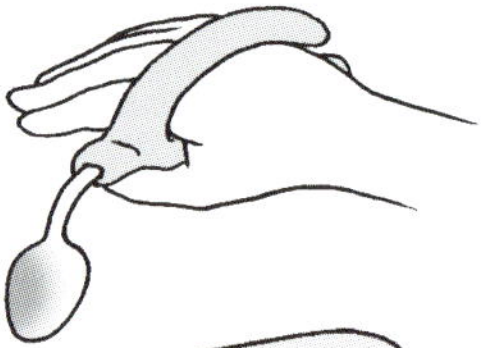

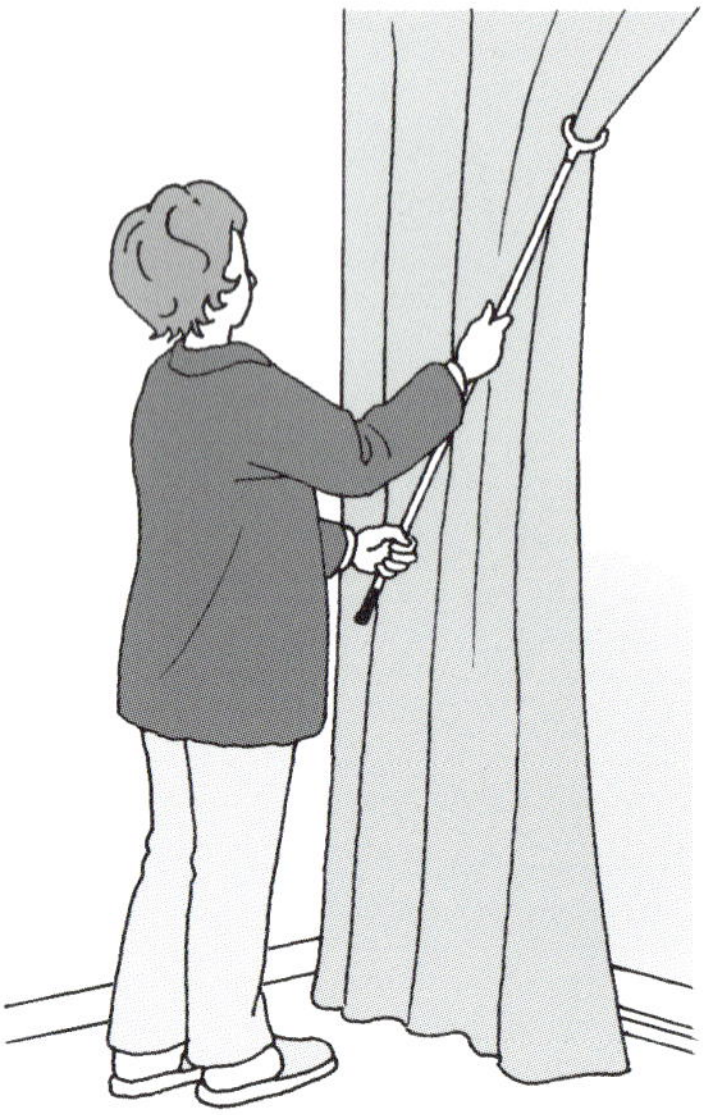

●リーチャー

物を動かす（引きよせる、押しやる）、床に落ちたものをひろう、カーテンのあけ閉め、衣類の脱ぎ着など、さまざまな使い道があります。先端はC型や、二連の鉤《かぎ》がついているものがあります。

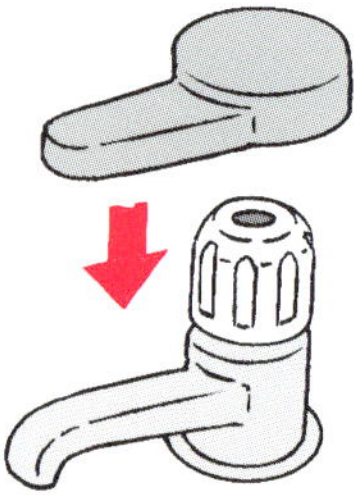

●水道栓回し

ふつうの水道栓につけて使えます。

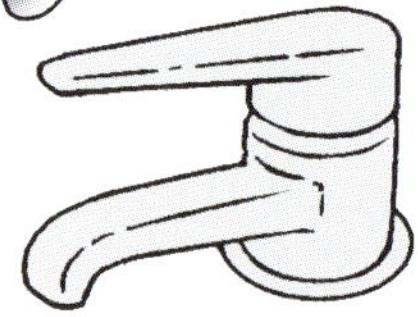

●レバーハンドル式水道栓

レバーを上下するだけですむ、使いやすいタイプ。

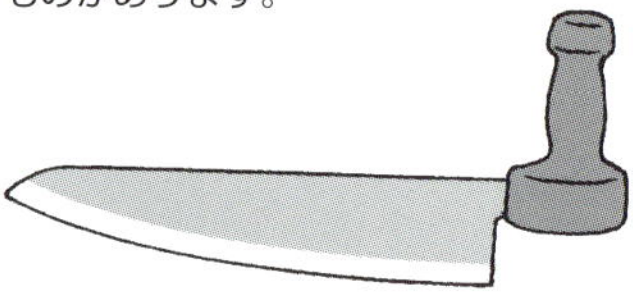

●自助包丁

力が弱くても使えるものなど、さまざまなタイプがあります。

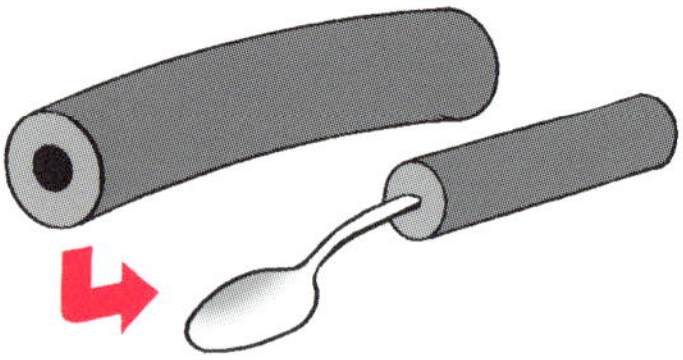

●フォームラバー

適当な長さに切り、スプーンやフォークなど使いたいものを差し込むだけ。握り部分を太くします。

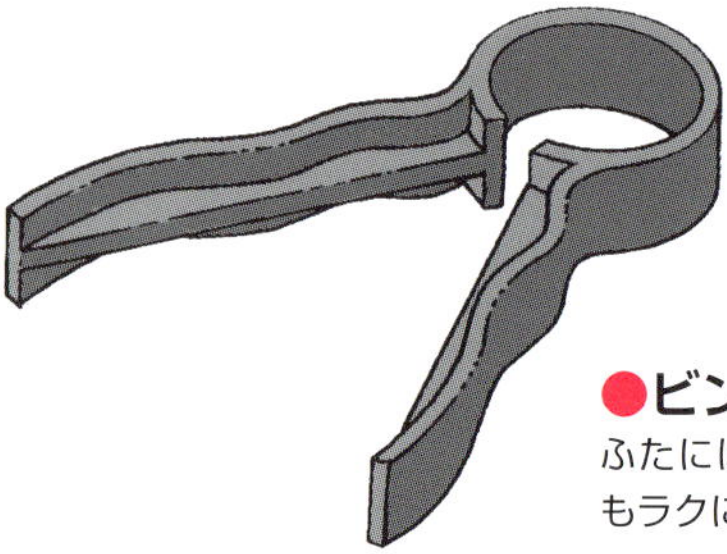

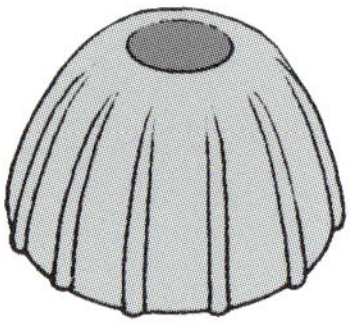

●ビンのふたあけ

ふたにはめ、回せば、力の弱い人でもラクにあけられます。

■着替えを助ける道具や、着るときのコツ

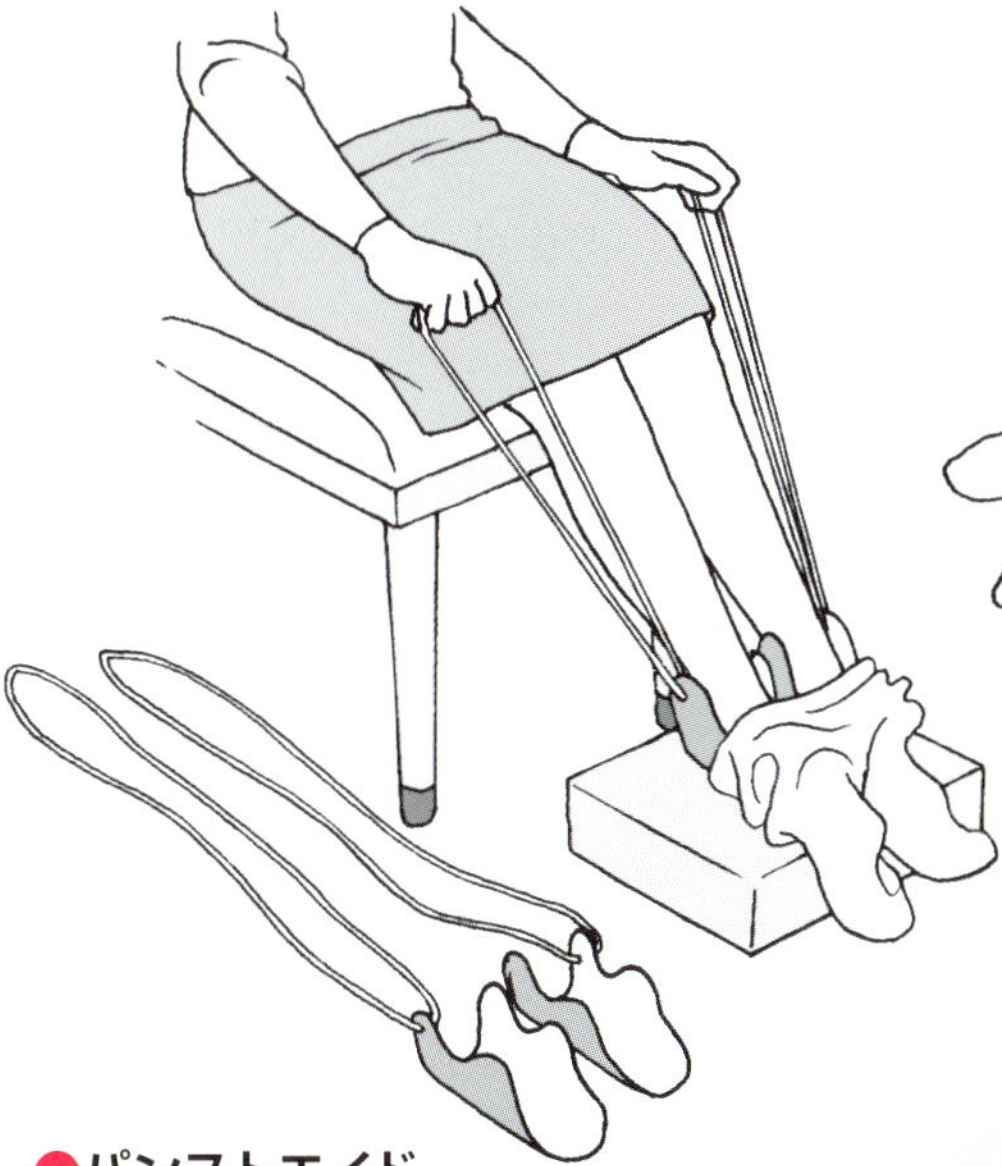

●パンストエイド
パンストをはくときは、イスなどに座ります。足元に台を置くと便利です。ただし、このような動作を無理せずできる人に限ります。ストッキングは、本体のくびれ部分までかぶせ、足を中に入れ、両手でひもを引き上げます。

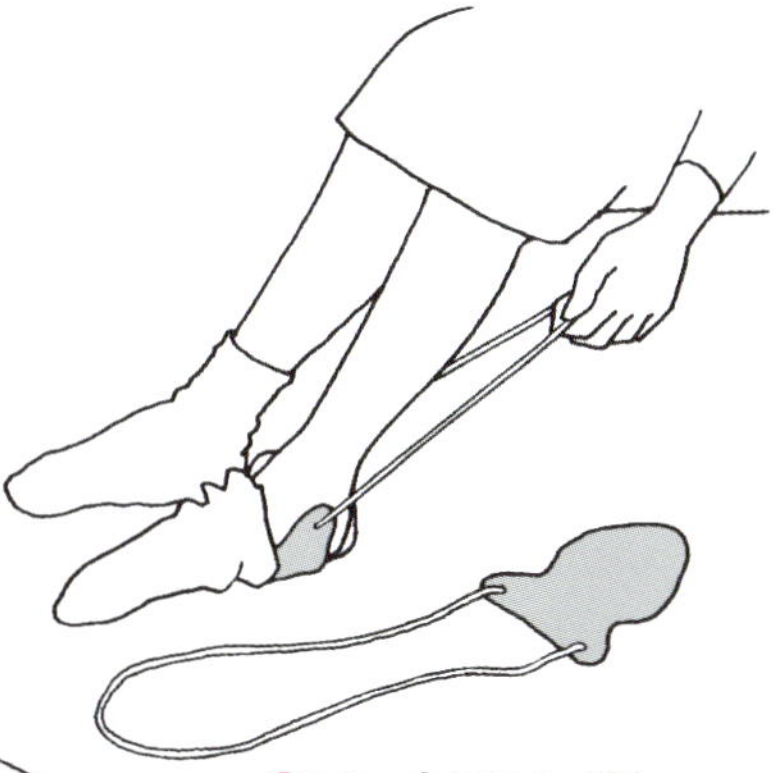

●ソックスエイド
ソックスを筒状の部分にはかせ、足を入れてひもを引き上げます。

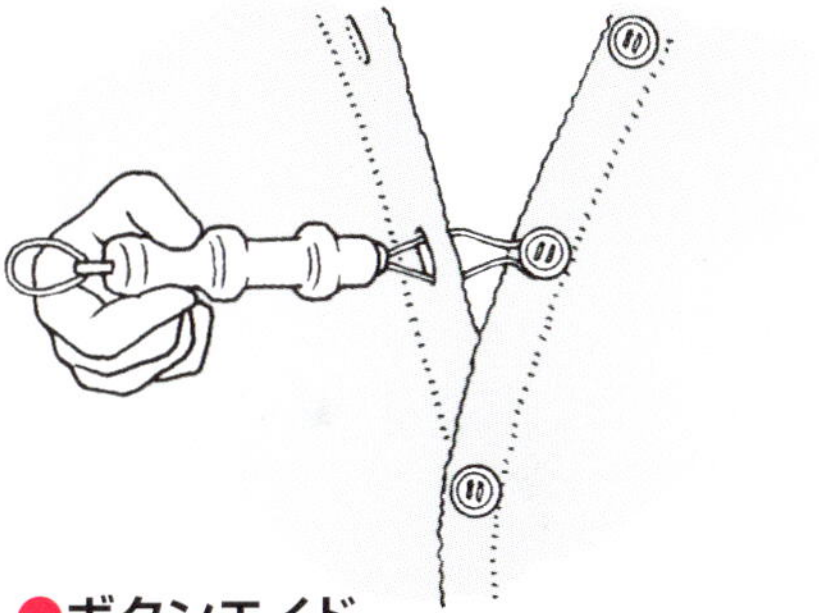

●ボタンエイド
ボタンかけがラクにでき、指への負担がありません。

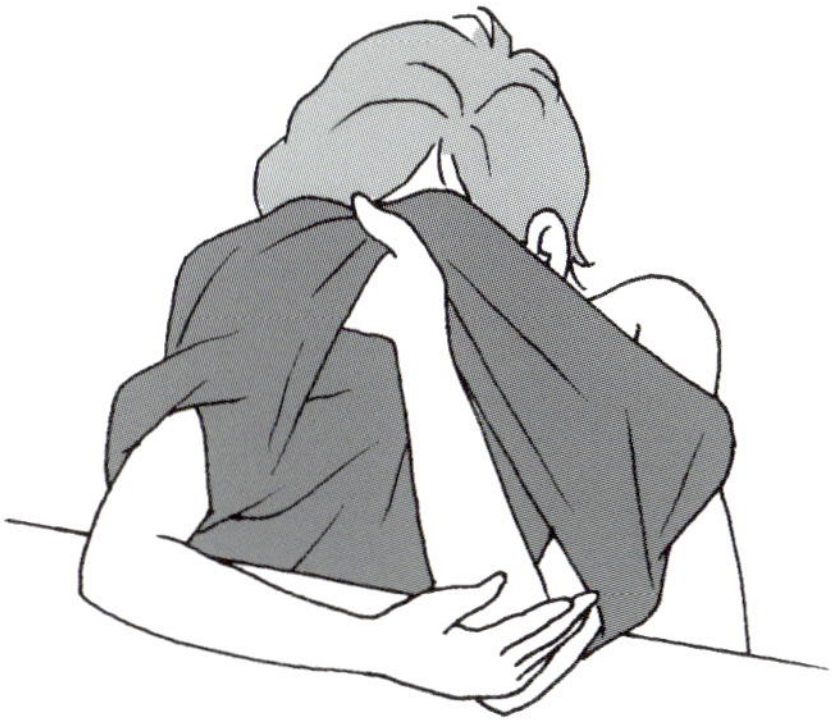

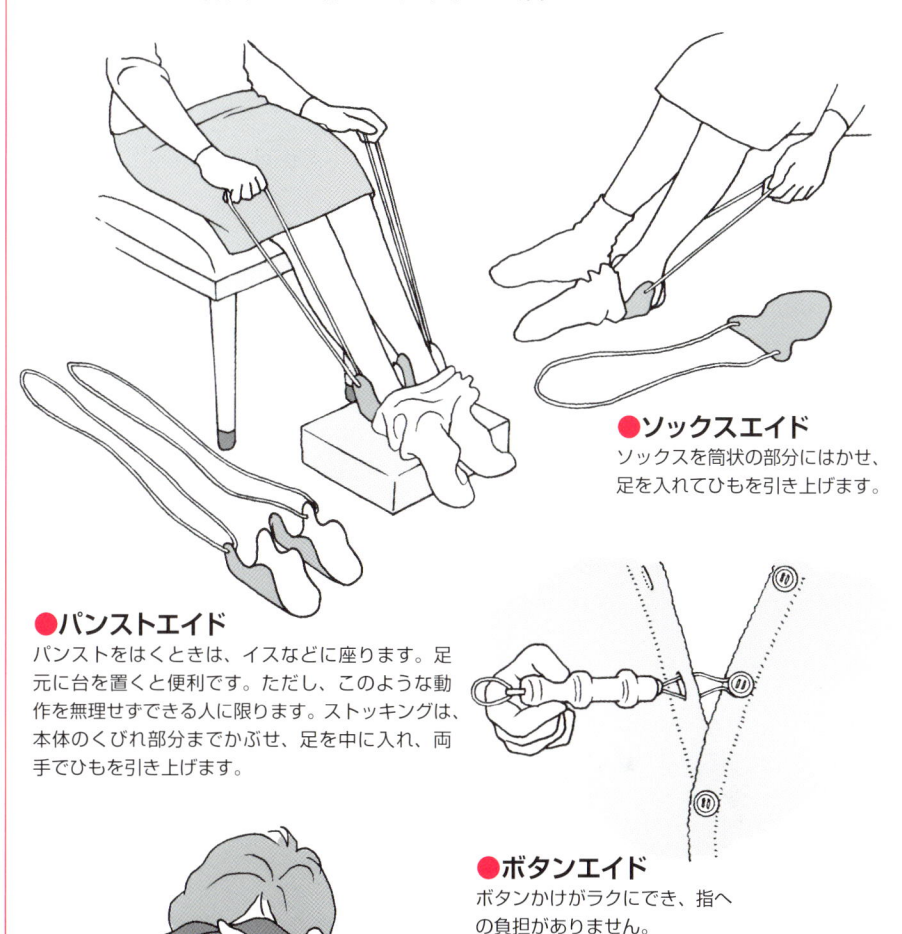

●かぶる服を着るとき
ひじに障害のない人は、かぶるデザインの服を楽しむのもよいでしょう。着るときは、テーブルの上に腕を置いて支えます。

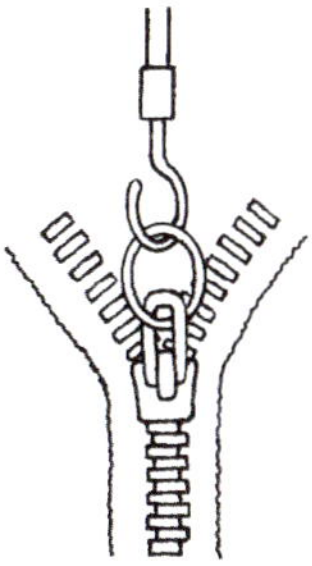

●ファスナー用リーチャー
ファスナーにリングをつけておくと、引いて上げ下げできます。また、リーチャーを利用すれば、長いファスナーや後ろファスナーなどもラクに上げ下げできます。

関節リウマチの人のための、病気に負けない食事法

Point

- 少量でも、バランスのとれた食事を
- 筋肉をつくる、良質なたんぱく質を
- ビタミン、ミネラルなどもたっぷりとる

たんぱく質を中心に豊富なビタミン、ミネラルを

関節リウマチには、特別な食事療法はありません。基本的には穀物、野菜、肉、魚、卵、大豆製品、乳製品などをバランスよくとる食事がよいのです。

ただし、この病気ならではの注意ポイントがいくつかありますので、見ていきます。まず、筋肉とのかかわりです。

■落ちた筋肉をつくる食事

関節リウマチになると、炎症や発熱の影響でたんぱく質の分解が活発になります。また病気によって日常の動作が制限され、そのため食生活が乱れがちになります。食欲がないため、自分の好きなものばかりかたよって食べる人も見られます。

このようなことが影響し、関節リウマチの患者さんには、全身の筋肉量が落ちる傾向があります。

筋肉をつくるためには、**良質なたんぱく質をとる**ことが大切です。また、動物性たんぱく質には、鉄を吸収する働きを助ける作用もあり、次に述べる貧血予防にも重要な栄養素です。とはいえ、肉や魚ばかり食べるのはよくありません。

一つ一つの食べものは、人間にとってはアンバランスな栄養しか含んでいないため、さまざまな食物から、炭水化物（糖質）、たんぱく質、ビタミン、ミネラルなどを、バランスよくとることが大切です。

■抗炎症作用がある青背の魚

毎日の献立はかたよらず、さまざまな種類の食べものを組み合わせ、量は少なくてもバラエティに富むよう工夫してください。

主食はごはんやパンなどの穀物。

主菜は、肉、魚、卵、大豆製品などのたんぱく質を中心に。副菜としては野菜、海藻、きのこ類などを必ずとり入れるようにします。

主菜は同じ肉を毎日つづけるのではなく、牛の次は鶏《とり》に、また肉の次は魚にする、というようにローテーションを組むのもよいでしょう。

中でも、いわし、さんま、さば、にしん、ぶりなど、背の青い魚にはEPA（エイコサペンタエン酸）が多く含まれています。EPAには抗炎症作用があります。背の青い魚は、関節リウマチの人におすすめできるたんぱく源です。

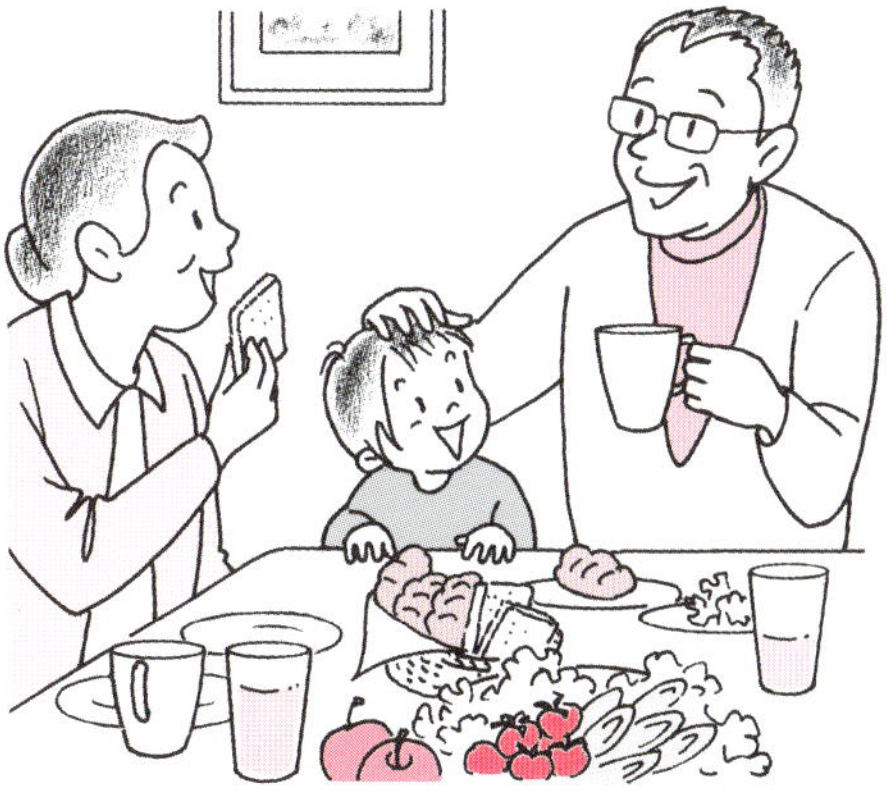

骨粗しょう症や貧血を食事で予防する

関節リウマチでは、骨粗しょう症や貧血を合併しやすくなりますので、これを予防する栄養素を食事からとるようにしましょう。

骨をつくるカルシウム

カルシウムは、骨や歯をつくる材料になる栄養素で、骨をじょうぶに保つためには、カルシウムを含む食べものをとることが大切です。

同時に、カルシウムを骨に沈着させるためには、運動によって骨に刺激を加えたり、太陽の光を浴びることが必要です。

ただ、関節リウマチになると、運動量が低下し、外に出る機会が減るため日光にあたることも少なくなります。さらに、治療のために服用するステロイド薬には、カルシウムが腸で吸収されるのを抑《おさ》えたり、尿といっしょに外へ排泄するように作用するため、骨粗しょう症が起こりやすくなります。

そのため関節リウマチの人は、カルシウムを豊富に含む食べものを、カルシウムの吸収を助けるビタミンDといっしょにとることが重要です。

カルシウムを含む食べものは、牛乳や乳製品、小魚、小松菜などの緑黄色野菜ですが、腸での吸収率は食べものによってちがいがあります。

牛乳は約50％、小魚は約30％ですが、野菜は約18％と低くなります。

牛乳に含まれるたんぱく質は腸で吸収されるとき、カルシウムの吸収を助ける物質をつくることがプラスに作用するのです。また小魚にはた

■いろいろな食品を組み合わせてとりましょう

	食　品	備　考
良質なたんぱく質を含む食品	肉、魚、卵、大豆製品、乳製品	いわし、さんまなど、背の青い魚には、抗炎症作用のあるＥＰＡが多く含まれている
カルシウムを多く含む食品	牛乳や乳製品 （ヨーグルト、チーズ、スキムミルクなど） 海産品（小魚、ひじき、わかめなど） 野菜（小松菜、かぶの葉、しその葉、パセリなど） 大豆製品（豆腐、油揚げ、厚揚げ、がんもどきなど） 乾物（切干大根、凍《こお》り豆腐）	ビタミンDを含む食品といっしょに食べると吸収がよい
ビタミンDを多く含む食品	レバー、卵黄 魚（いわし、まぐろ、かつおなど） きのこ類（天日干しの干し椎茸など）	カルシウムの吸収を助ける
鉄分を多く含む食品	動物性のヘム鉄（レバー、丸干し、きはだまぐろ、かつお、あさりなど） 植物性の非ヘム鉄（ひじき、切干大根、ほうれん草、ごまなど）	動物性たんぱく質やビタミンCといっしょにとると吸収がよい

んぱく質やビタミンDが含まれ、やはりカルシウムの吸収を助けます。

ですから、野菜のカルシウムの吸収率を上げるには、たんぱく質やビタミンDを含む食品といっしょに調理すると吸収がよくなります。

■貧血予防には鉄を含む食品を

貧血予防には、鉄を含む食品を食べることでよい効果を上げます。

鉄にはヘム鉄と非ヘム鉄とがあり、体内吸収率はヘム鉄が約15〜25%なのにくらべ、非ヘム鉄は約2〜5%と低くなります。ただし非ヘム鉄も、ビタミンCや動物性たんぱく質といっしょにとることで、吸収率が高くなります。ヘム鉄を多く含む食品は、肉の内臓（レバー）や魚の赤身など。非ヘム鉄を多く含むのは、ひじきや大豆製品など植物性食品です。

ただし、とりすぎると胆石や腎結石などを起こすこともありますので注意が必要です。

健康食品や民間療法とのつきあい方

成分内容やリスクを冷静に調べましょう

関節リウマチは、よくなったり悪くなったりしながら慢性的に経過することが多い病気です。病気の先行きが見えないと、患者さんの中には、現代医療とは別の方法を探りたくなり、その結果、いわゆる健康食品や民間療法に心が動く人もいるようです。「リウマチにはこれがいい」と周囲の人からすすめられることもあるかもしれません。

しかし、たとえばグルコサミン、コンドロイチン、サメ軟骨は、変形性関節症には若干の効果があることが科学的に示されていますが、関節リウマチはこれだけでは治せません。

ところが、患者さんの中には、グルコサミンなどのサプリメントだけで治そうとする人がいる、というのが現状です。

民間療法や健康食品を利用したい場合は、次のような問題点があることを理解した上で、冷静に選択してください。どうしても利用したい場合は、主治医と相談することも大切です。

★**費用が高い**：医師が処方する医薬品にも高額なものはありますが、それには根拠があります。しかし、民間療法や健康食品は、販売方法に違法性がない限り、たとえ原価の数百倍の価格をつけたとしても問題にはなりません。

★**不純物混入など汚染による副作用**：医薬品とは異なり、健康食品には副作用の報告義務はなく、成分表示も義務化されていません。不純物が含まれていたり、表示されていない成分が含まれているとしても、確かめようがないのです。

★**医薬品との相互作用による副作用**：健康食品の成分と、現在使っている医薬品の成分とが相互作用して、問題になることがあります。

あるケースでは、メトトレキサート（葉酸《ようさん》を抑《おさ》える）を飲んでいる患者さんが、友人からすすめられ、葉酸がたくさん含まれている健康ジュースを気づかないまま飲みつづけ、症状が悪化したことがありました。

★**アレルギーの危険性**：健康食品は成分の保証がなく、どんなものが含まれているかさえ、ほとんどの食品には表示されていません。アレルギーは、さまざまな原因で起こりますが、健康食品がきっかけになるケースも多く見られます。

出かけるのが楽しくなる、靴や服選び

Point
- 外出で悩むのは「合う靴がない」こと
- 最近増えている「靴外来」で相談する方法もある
- 服やつえで、いつもとは違うおしゃれを楽しもう

足に合った靴をオーダーメイドする法

外に出かける。それだけで、気持ちが明るくなるという患者さんは多いものです。関節リウマチは、家の中で安静にしているばかりではよくなりません。積極的に外出する意欲は、病気にもよい影響をあたえます。

出かけるときのポイントになるのは、まず靴でしょう。

関節リウマチの人にとって、歩きやすい靴の条件とは――

●ヒールの高さは2～3㎝以下。

●かかとや、土踏まずの部分をしっかりサポートするもの。

●靴底は、厚くかたいもの。

●はいたとき、靴の中で足の指を曲げたり動かしたりできるもの。

●靴の中に中敷き（インソール）があるもの。中敷きには、土踏まずのアーチを支える、体重の分散をする、歩くときの衝撃を吸収する、といった働きがあります。

●はき口が大きく、留める部分がマジックテープ®のものは着脱がラク。

■困ったときは「靴外来」で相談

しかし、多くの患者さんは、靴選びに苦労しているようです。

関節リウマチになると、痛みやはれのため、これまでの靴では歩きにくくなりますし、さらに病気が進んで足の裏にタコができたり、足指の変形（外反母趾《がいはんぼし》、扁平足《へんぺいそく》、槌指《つちゆび》など）が進むと、合う靴が見つからず、悩みはますます大きくなります。

このような場合は、シュー・フィッター（〈一社〉足と靴と健康協議会認定）が常駐している靴屋で、リウマチ用の靴について相談してみるのも一法です。

また「靴外来」を受診するのもい

いでしょう。

靴外来とは、病気や外傷のために足に変形が起こり、歩行に障害がある人を対象に、その人に合った靴やインソール（足底板）をオーダーメイドでつくる専門外来です。

つくった装具は、保険が適用になります。

このところ靴外来を設ける病院や整形クリニックが増えていますが、

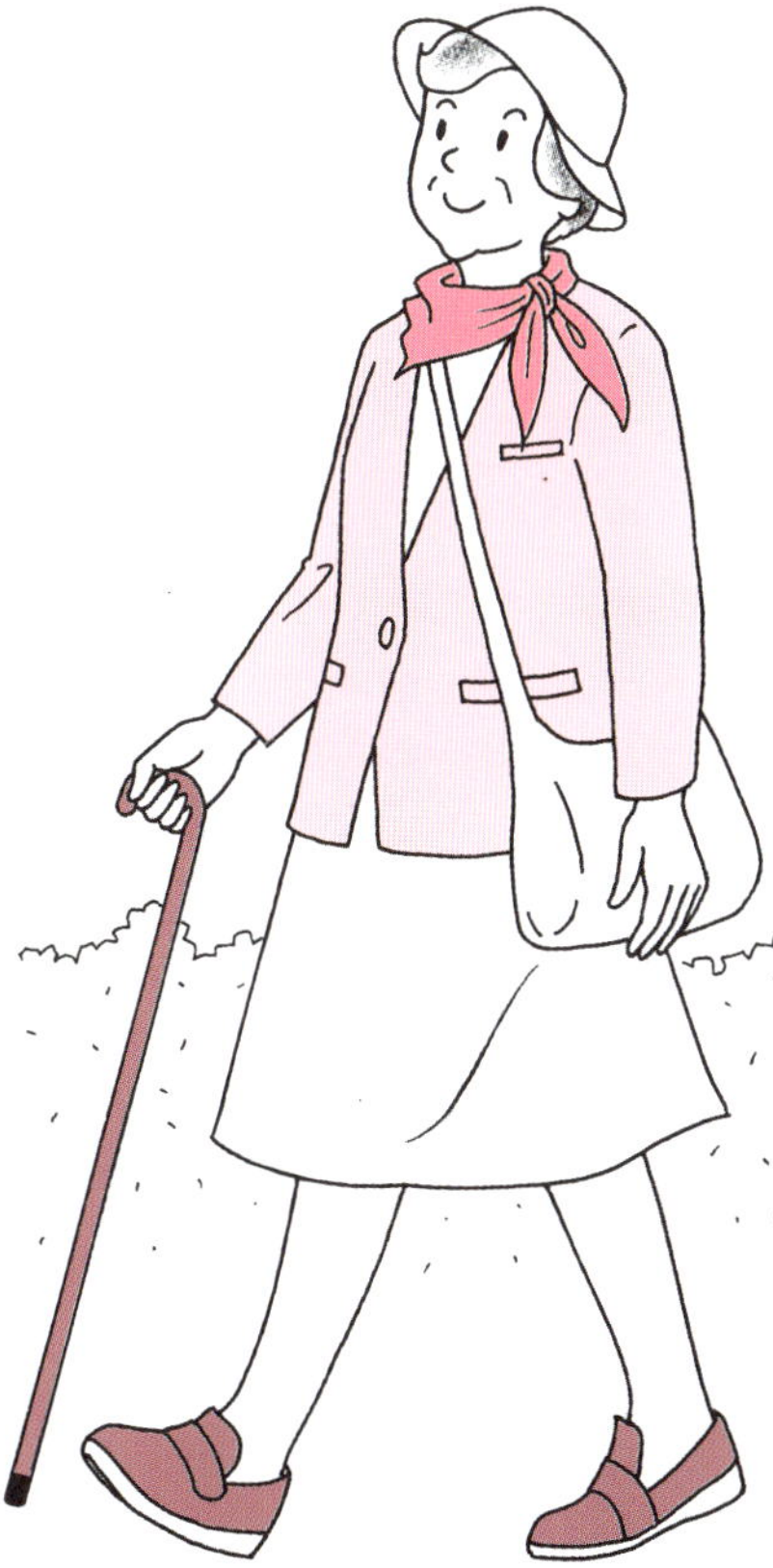

現在通っている病院にない場合は、担当の医師と相談し、紹介状を書いてもらいましょう。

手間や費用はかかりますが、自分の足に合った靴をはき、行動範囲が広がる喜びは、苦労を上回るものがあるはずです。

体を締めつけず動きがラクな服を

外出のもう一つの楽しみは、いつもとは違うおしゃれができることではないでしょうか。

関節リウマチの人の服は、関節に負担をかけず、着ているときに体を締めつけない、ゆったりしたものがよいとされていますが、あまり大きなサイズは着くずれします。

肩幅が合っていて、背幅でゆとりをもたせたものがおすすめです。

色は、人によって好みがありますが、病気だからと無理に地味な色にする必要はありません。身につけると気持ちが元気になるもの、楽しくなるものを選んでください。

素材は軽くソフトで、肌ざわりのよいものにしましょう。冬は保温性、夏は通気性がポイントです。吸湿性があり汗がこもらないことも必須条件です。

伸縮性がある素材は、動きがラクで、しわにもなりにくい利点があり

歩きやすい靴

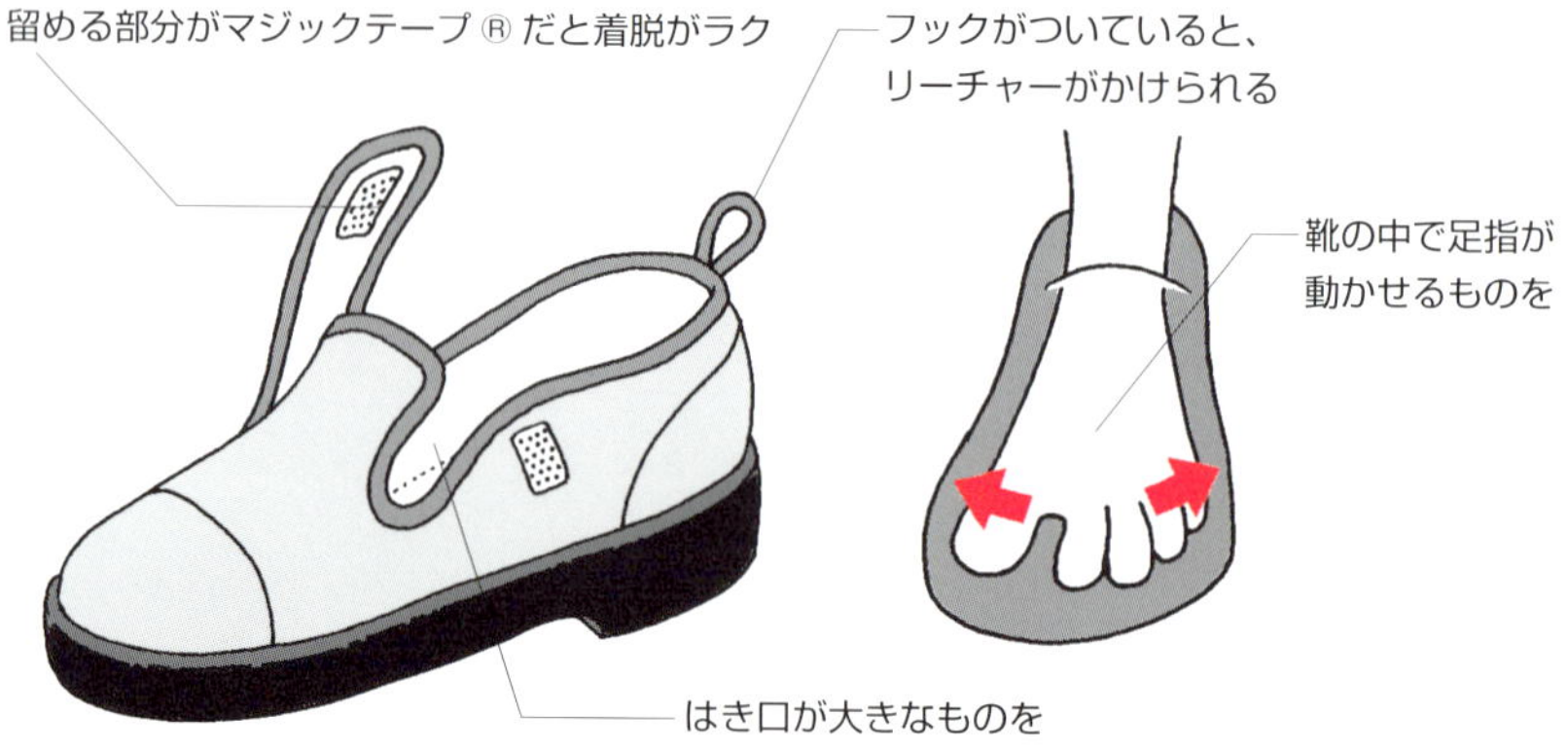
留める部分がマジックテープ® だと着脱がラク
フックがついていると、
リーチャーがかけられる
靴の中で足指が
動かせるものを
はき口が大きなものを

ます。スカートやスラックスなどにとり入れましょう。

夏の冷えには要注意

いまや冷え対策は、夏のほうが重要です。バスや電車などの交通機関も、デパートやスーパー、映画館、飲食店などでも、強いクーラーがかかっています。

関節リウマチの人にとって、冷やしすぎは関節の痛みを増幅させるもとになります。ひじやひざなどの関節は、むき出しにしない、冷たい風に直接あたらないようにする、といった工夫をしてください。はおるものを持ったり、いっそ長袖にするのもよいでしょう。

つえは、外出に安心をプラスする

もう一つ、外出に欠かせないのがつえです。

家の中ではふつうに歩ける人でも、出かけるときは持ったほうがよいでしょう。特にはじめての場所は、エレベーターの有無《うむ》や、段差の状態もわかりません。人にぶつかったり、つまずいて転倒するなど、思いがけないことも起こります。

つえを持っている人には、周囲の人も気づかいをしやすいのです。無理をしてつえなしで歩くより、服とコーディネイトするなど、おしゃれの小道具と考え気軽に使いましょう。

つえには、いろいろな種類があります。関節の変形や、歩行の障害は人によってさまざまで、どんなものが合うかは、その人の状態にもよりますので、お店の人に相談してみてください。

また、買い物をしたら荷物はキャリーで運ぶ、バッグは手にさげるより肩にかけるタイプにするなど、関節に負担をかけないような工夫も大切です。

「リウマチ友の会」でネットワークづくり

一人で悩まず、ともに支え合う仲間を

関節リウマチという病気は、名前はよく知られていますが、一般の人からの理解は十分得られているとはいえません。「一度かかったら治らない」と誤解されることも多く、患者さんは孤立しがちです。

こういったときは、「リウマチ友の会」のような患者どうしの集まりに参加してみてはいかがでしょう。

病気について、ともに語り合える仲間ができると、「自分だけではない」という気持ちも生まれます。

会に参加することで、一人で閉じこもりがちだった毎日から、より広がりのある世界へと目を開くきっかけにもなるでしょう。

福祉サービスの申請法や、リハビリ、装具、治療法など、療養生活に必要な情報を知ることもできます。

（公社）日本リウマチ友の会は、1960年に創立された歴史のある患者会です。会の主な活動は――

★機関誌『流』の配布：最新の医療情報、知っておきたい制度、会員の体験など、関節リウマチとつきあっていくヒントが満載です。

★『リウマチ手帳』の配布：検査結果や、飲んでいる薬の記録など。

★『リウマチ白書』の発行：5年ごとに、リウマチ患者（会員）の実態調査を行い、まとめています。

★自助具などの紹介、頒布《はんぷ》：日々の生活に役立つものを集めています。

★全国大会・療養医療講演会・支部行事：全国大会は、全国各地で順番に開催。支部は全国で47あり、療養医療講演会、相談会、懇親会などを行っています。

★専門医による医療相談：専門医が、質問に詳しくお答えします（会員のみ対象）。電話相談は毎月1回、文書相談は随時行っています。

★専門医の紹介：早期診断・早期治療のために専門医を紹介しています。

支部は全国にありますが、まず左記のホームページから会の活動などをのぞいてみるのもよいでしょう。

【問い合わせ先】
公益社団法人 日本リウマチ友の会
〒101-0035
東京都千代田区神田紺屋町6
大矢ビル2階
電話：03-3258-6565
ホームページ：http://www.nrat.or.jp/

関節リウマチの人の結婚、妊娠、出産

Point
- ●よいパートナーを得ることは、治療にプラスになる
- ●多くの患者さんが、赤ちゃんに恵まれている
- ●リウマチ薬の大部分は、妊娠・出産に影響するので要注意

結婚前には、二人で医師の説明を受けよう

関節リウマチの発症は、30～40代の女性に多く、20代で発症する人もかなり見られます。

20～40代は、結婚、妊娠・出産、育児と、女性の人生の中ではもっとも変化に富む時期です。結婚前に発症した場合は、病気があるのに無事に家庭生活が営めるかと、不安に思う人もいるでしょう。

しかし、関節リウマチが、結婚の障害になることはありません。気持ちを強く持ちましょう。

ただし結婚前には、二人でよく話し合ってください。病気の状態や、今後の治療の見通しなど、二人でいっしょに医師から説明を受けることも大切です。

隠しごとをしては、結局あとで悩みやトラブルの元になります。

率直に語り合うことで、互いの理解が深まり、いたわる気持ちが生まれれば、病気をきっかけにきずなを深めることもできるでしょう。

実際、患者さんの中には、よいパートナーを得たことで生活に前向きになり、病気がよくなるケースもあります。

心配なのは、お子さんのことだと思いますが、関節リウマチの人でも、健康な赤ちゃんに恵まれる人はたくさんいます。

ただし、前もって計画的に治療を進めていく必要がありますので、妊娠・出産については、結婚当初から、医師と相談するようにしてください。

妊娠・出産のためには病気のコントロールが必要

一般的に、関節リウマチの患者さ

んが妊娠すると、状態はよくなるといわれています。

リウマチ患者への調査では、妊娠3カ月で50％、妊娠後期では60％の人の病気が改善し、20％の人は悪化したという報告があります。

症状の改善は妊娠中つづきますが、出産後は半年以内に、90％の人が再発し、元の状態になります。

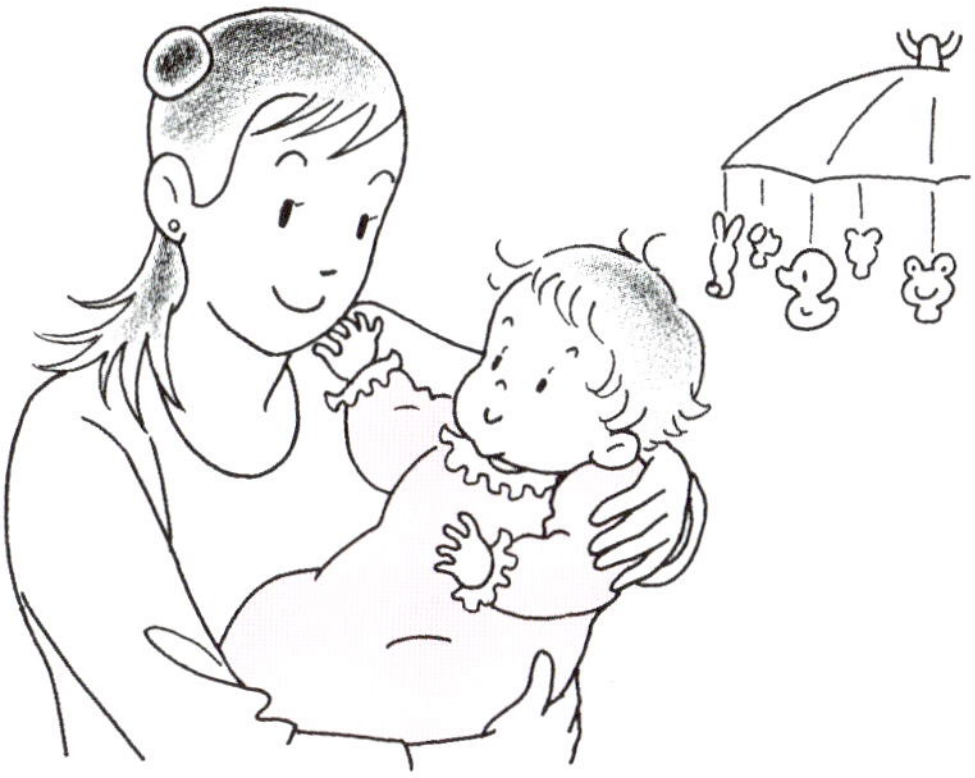

人によっては、悪化する場合もあります。これには、妊娠中に増えていた免疫抑制物質が少なくなることや、授乳中に分泌されるプロラクチンというホルモンの影響（24ページ参照）が考えられます。

授乳を早めにやめる、といった対処をしましょう。

遺伝病ではありません

関節リウマチには遺伝的、体質的要素がありますが、遺伝病ではありません。環境的な因子が加わってはじめて発病するのです。このような病気は、高血圧、膠原《こうげん》病、アレルギー疾患など、ほかにも数多くあります。

薬による影響には注意が必要

母体が治療のために飲む薬の中には、胎児へ影響するものがありますので注意が必要です。

★非ステロイド性抗炎症薬の催奇形《さいきけい》性（奇形《きけい》を誘発）については、現在では否定的ですが、胎児の心臓動脈を収縮させたり、閉塞《へいそく》させる危険があります。また分娩《ぶんべん》を遅らせたり、分娩時に子宮の収縮を弱める作用もあるため、使用は中止します。

★抗リウマチ薬は、妊娠中は使用できません。金《きん》製剤、ペニシラミン、タクロリムス、メトトレキサートには催奇形性があり、さらにメトトレキサートは薬剤が肝臓に数カ月とどまるため、妊娠3カ月前には中止することが望ましいとされています。

いずれにしても、薬を服用している人が気づかないうちに妊娠し、そのまま薬を飲みつづけてしまうことはありうることです。

結婚当初から医師と相談し、病気の活動性を十分にコントロールした上で、安定した状態で妊娠することが大切です。

療養生活を支えるさまざまな福祉制度

Point
●制度は複雑でよく変わるので、専門家に相談しよう
●医療費負担を軽くする制度はよく知って活用しよう
●在宅サービスは介護保険を活用しよう

福祉サービスを利用するには申請が必要

関節リウマチは慢性的に経過する病気ですから、長い期間にわたって診察を受け、治療をつづけていく必要があります。

病気とは長いつきあいになりますので、あせりは禁物なのですが、患者さんや家族にとっては、長くなるほど気がかりなことも増えてきます。中でも、医療費の問題は大きくのしかかってくるでしょう。最新の治療法や薬は費用がかかるため、負担が大変です。

また、障害が重くなり、日常の動作が不自由になってくれば、介助の手が必要になることもあります。

このようなリウマチ患者さんの療養生活を支えるために、さまざまな福祉制度があります。

ただし、福祉サービスは自動的に受けられるわけではなく、申請しなければなりません。

いまの制度は複雑で、金額などはたびたび変更になりますし、制度によっては利用できる場合とできない場合があります。ぜひ、専門家に相談して、上手に活用するようにしてください。

【相談窓口】
●市区町村の担当窓口
●病院のソーシャルワーカー　など

医療費を軽減するさまざまな制度

〈健康保険による援助〉
●**高額療養費の払い戻し**

1人の患者さん（70歳未満で3割負担の人）が支払う1カ月の医療費が自己負担限度額（179ページの表参照）を超えた場合、超えた分を払い

戻してもらえます。

★高額療養費は、診療月ごと、医療機関ごと、診療科ごと、入院・外来ごとに計算されます。複数の医療機関や診療科にかかった場合、それぞれで自己負担限度額を超える必要があり、合計することはできません。

★過去12カ月の間に、高額療養費に達した月が4回以上あると、4回目以降は自己負担限度額が下がります。長期間にわたって高額な医療費が必要になる場合は、医療費負担の軽減がはかられるわけです。

★還付されるまでには、通常、手続きをしてから2～3カ月かかります。

★払い戻しの申請には、領収書が必要になります。医療機関の窓口で支払ったときの領収書は、必ず保管しておきます。

●限度額適用認定証

入院費に限っては、加入している健康保険組合から、事前に「限度額適用認定証」を発行してもらうと、医療機関の窓口での支払いは自己負担限度額だけですみます。

２００７年からはじまった制度で、それまでは、入院でかかる費用はいったん窓口で支払い、払い戻し手続きをする必要がありました。いくら戻ってくるとはいえ、高額な入院費

■こんなときは、こんな制度がある

希望	制度（内容）
医療費の負担を軽くしたい	●健康保険（高額療養費の払い戻し／高額医療費貸付制度／限度額適用認定証） ●身体障害者手帳（障害者医療費助成制度／自立支援医療） ●特定疾患医療制度（悪性関節リウマチが対象。一般の関節リウマチは対象にはなりませんが、合併症の中には対象になるものがあります） ●確定申告による税の免除
ヘルパーを頼みたい	●身体障害者手帳 ●介護保険 ●難病患者等居宅生活支援事業
装具や用具を入手したい	●身体障害者手帳（補装具） ●介護保険(福祉用具貸与·販売) ●健康保険（治療用装具） ●難病患者等居宅生活支援事業（日常生活用具）
住宅を改修したい	●身体障害者手帳 ●介護保険

※それぞれの制度には、サービスを受けるための条件があります。詳しくは相談してください。

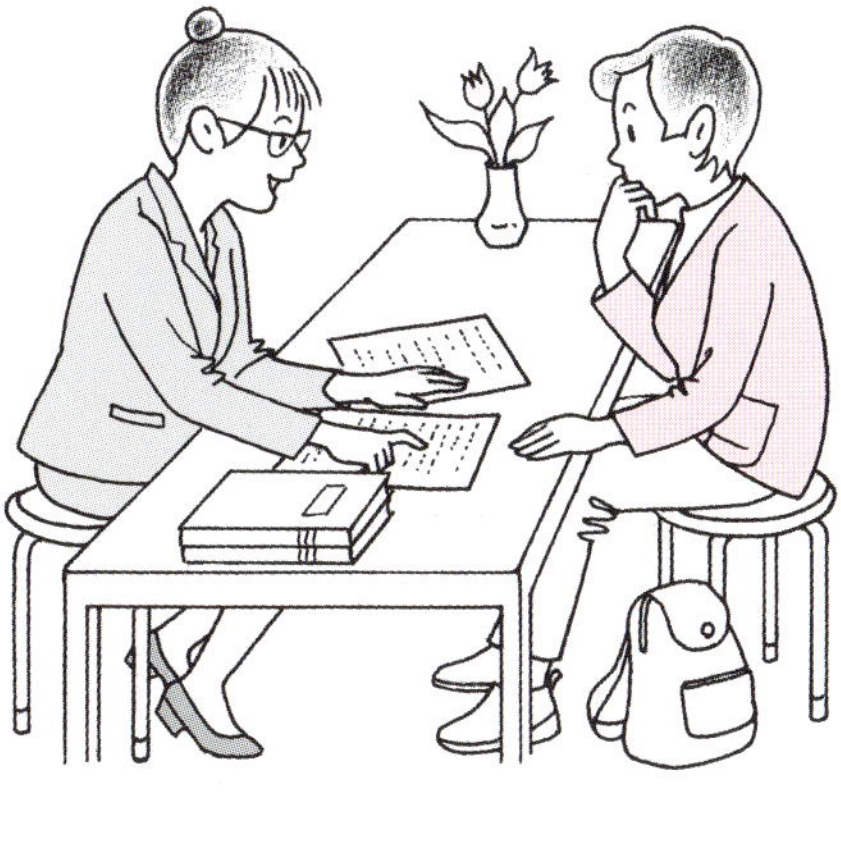

を準備することは大変でしたが、この制度ができたために、その心配はなくなりました。

●高額医療費貸付制度

高額療養費の払い戻しが見込まれる場合、当面の医療費を貸しつける制度です。国民健康保険では、戻ってくる予定額の9割まで、社会保険では8割まで貸してもらえます。

高額療養費は、払い戻されるまでに数カ月かかります。その間、家計がひっ迫《ぱく》するおそれがある場合などは、利用を考えてみてもよいでしょう。

【問い合わせ・申請窓口】 加入している健康保険の担当窓口

●国民健康保険は市区町村の担当課

●社会保険は管轄の社会保険事務所

〈身体障害者福祉制度による援助〉

●障害者医療費助成制度

身体障害者手帳を持つ人が、手帳に証明されている障害の程度を軽くしたり、進行を防ぐために行う治療にかかる医療費を助成する制度です。多くの場合、身体障害者手帳1級、2級の人が対象になりますが、自治体によっては対象等級を拡大しているところもありますので、問い合わせてください（所得制限あり）。

●自立支援医療

身体障害者手帳を持つ人の障害の程度を軽くしたり、進行を防ぐために行う治療にかかる医療費を補助する制度です。障害者医療費助成制度の対象にならない人が利用できます。

関節リウマチの場合は、人工関節置換術など整形外科的な手術が対象になります。

【問い合わせ・申請窓口】 市区町村の担当窓口、福祉事務所

〈その他の制度〉

●特定疾患医療制度

原因が不明で治りにくく、経済的に負担となる病気は特定疾患として指定され、一部の病気は医療費の公費負担の対象になっています。

一般の関節リウマチは対象ではありませんが、「悪性関節リウマチ」「全身性アミロイドーシス」などと診断されると対象になります（公費負担は、患者さんの所得により異なる）。

【問い合わせ・申請窓口】 市区町村の保健所

〈税金の免除〉

●確定申告による税の免除

支払った医療費から保険金などを差し引いた額が、一定額（10万円、または所得金額の5％のいずれか少ない金額）以上の場合は還付申告ができます。

【問い合わせ・申告窓口】 地域の税務署

身障手帳で利用する生活支援サービス

関節リウマチが進行し、固定した障害がつづいている場合は、「**身体**

障害者手帳（以下、**身障手帳**と略）」の交付を受けましょう。身障手帳は身分証明書のようなもので、この手帳を持つことで、身体障害者福祉法にもとづく福祉サービスや、自治体が独自に設けているサービスが受けられるようになります。

■高額療養費で本人が負担する限度額（70歳未満）

所得区分	自己負担限度額
区分ア（月収 83 万円以上の人）	252,600 円＋（総医療費－842,000 円）× 1％
区分イ（月収 53 万～ 79 万円の人）	167,400 円＋（総医療費－558,000 円）× 1％
区分ウ（月収 28 万～ 50 万円の人）	80,100 円＋（総医療費－267,000 円）× 1％
区分エ（月収 26 万円以下の人）	57,600 円
区分オ（低所得者・住民税非課税の人）	35,400 円

※ 2018 年 3 月現在

■身体障害者手帳で受けられる主なサービス

●交通機関運賃の割引
- JR 運賃割引
- バス運賃割引
- 航空旅客運賃割引
- タクシー運賃割引
- 有料道路の割引

●各種料金の減免
- NHK 放送受信料の減免
- 電話番号案内料の免除　など

●税の特別措置
- 所得税、住民税の減免
- 軽自動車税の減免
- 相続税の減免
- 事業税の減免
- 自動車（取得）税の減免

●障害福祉サービス
- 居宅介護（ホームヘルプ）
- 生活介護
- 短期入所（ショートステイ）など

●地域生活支援事業
- 相談援助事業
- コミュニケーション支援事業
- 日常生活用具の給付
- 移動支援事業
- 自動車運転免許取得助成　など

●住宅設備改造費の支給

●補装具費の支給

●手当など
- 特別障害者手当
- 特別児童扶養手当
- 生活福祉資金の貸しつけ　など

身障手帳の等級は、1級から6級まであり、等級によって受けられるサービスの内容が異なります。

【申請窓口・申請方法】

★地域の窓口（市区町村の担当課あるいは福祉事務所）で、申請用紙一式をもらいます。

★都道府県知事の指定する医師に診断書を書いてもらいます。主治医が指定医かどうかは、地域の窓口で確認してください。

★申請書に、写真（4×3㎝）1枚と診断書を添え、地域の窓口に提出します。

★申請後、2カ月くらいで身障手帳が交付され、同時に「手帳のしおり」が送られてきます。受けられるサービスは、しおりを見て（地域によって異なります）確認してください。

主なサービスは、前ページの一覧を参考にしてください。

所得を補償する傷病手当金と障害年金

●傷病手当金

健康保険の被保険者がケガや病気をして、その療養のために、連続する3日間を含み4日以上会社を休み、給与がもらえなくなった場合は、4日目から1年6カ月を限度に傷病手当金が現金で支給されます。

★認定基準：「働くことができない」かどうかは、それまで従事していた仕事と同じ業務に耐えられるかどうかを基準とします。軽い仕事ならできるものの、健康なときと同様の仕事はできない状態であれば認定されます。

★手当金の額：標準報酬額の3分の2に相当する額。

【問い合わせ・申請窓口】 加入している健康保険の担当窓口

●障害年金

傷病手当金の受給期間（1年6カ月）を過ぎても病気が治らず働けない場合は、「障害年金」を受ける手続きをします。

★年金はふつう、65歳からの受給ですが、障害年金は65歳になる前から受けられます。

★受給対象者は、公的年金（厚生年金・共済年金、あるいは国民年金）に加入している人で、病気やケガによる障害で、日常生活や就労の面で支障があると医師が診断した人。

★初診日（障害の原因となったケガや病気ではじめて医師の診察を受けた日）から1年6カ月が経過すると申請できます。ただし、関節リウマチは進行の速度が遅く、1年6カ月では認定を受けられないこともよくあります。

★のちのち重度の障害が起こった場合は、「事後重症制度」で再度申請ができます。初診のときの医療機関、主治医の名前、日付などは、忘れないよう記録しておきましょう。

※60歳からの減額老齢年金を受給している場合は、障害年金は受けられません。

【問い合わせ・申請窓口】 加入している年金の担当窓口

- 厚生年金・共済年金は年金事務所（旧・社会保険事務所）
- 国民年金は市区町村の年金担当課

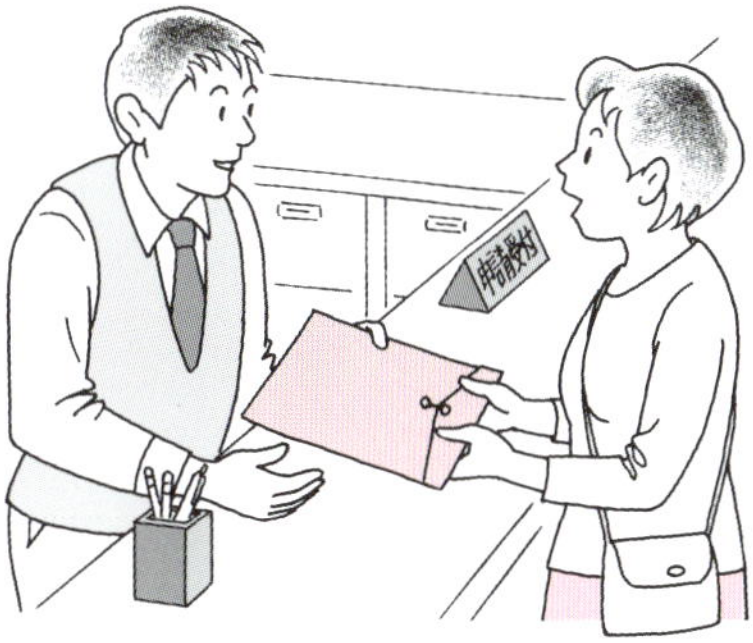

介護保険サービスを上手に使おう

介護保険のサービスは、原則は65歳以上の人に給付されるものですが、40~64歳の人でも、指定されている「15特定疾病」の場合は給付が認められます。

関節リウマチは、この15特定疾病の一つですので、40歳以上の人なら申請できます。

介護保険サービスを利用するためには、まず認定を受ける必要があります。しかし、「できる」「できない」で判定される認定調査では、関節リウマチならではの「無理をすればできるけれど、関節を保護するためには無理はできない」といった状態はなかなか認めてもらえません。

医師とよく話し合い、きちんと認定してもらえるよう、症状を詳しく書いてもらうことが大切です。

また、介護保険のサービスは高齢者向けのものが多く、関節リウマチの人は利用しにくい、スタッフもリウマチ症状については勉強不足、といった声もあります。

しかし、介護保険には、介護や看護などスタッフの手を借りるサービスだけでなく、生活環境をととのえたり、福祉用具の貸与・給付、住宅改修費の支給など、関節リウマチの人の療養生活を支える上で有用なサービスがたくさんあります。

なお、身障手帳と介護保険で重複するサービスは、法の優先順位から、介護保険によるサービスをまず利用しなければなりません。

関節リウマチの実態を知ってもらうためにも、介護保険サービスを上手に活用していきましょう。

【問い合わせ・申請窓口】 市区町村の介護保険担当窓口・地域包括支援センター

❖リウマチをさらによく知るためのQ&A

Q 指の関節が痛いのは関節リウマチの徴候？

2カ月ほど前の朝、指の関節がこわばって、動かすと痛みを感じました。そのときは、何度か動かしているうちに治ってしまいました。しかし、最近は、いつでも指を動かすと関節が痛いのですが、これは関節リウマチの初期症状なのでしょうか。

A 関節リウマチかどうかは、どの指の、どの関節が痛いのかが重要です。特に、指の第2、第3関節は、リウマチになると必ずといってよいほど痛みが出る部分です。

ただし、ご質問の内容だけでは関節リウマチの初期かどうかはわかりませんので、専門医にみてもらうことをおすすめします。

Q 検査でリウマチ反応が陽性ならリウマチ？

血液検査でリウマチ反応が陽性といわれました。関節のこわばりや痛みなどはまったくないのですが、リウマチなのでしょうか。

A ご質問の「リウマチ反応（RAテスト）」は、リウマトイド因子（RF）という自己抗体の有無を調べる検査ですが、リウマトイド因子が陽性というだけで関節リウマチとは断定できません。リウマトイド因子は、感染症や膠原病でも陽性になることがありますし、また、何も異常がない人でも、5％以下の頻度で陽性になることがあります。逆に、少数ながら、関節リウマチであっても、リウマチ反応が陰性の患者さんもいます。関節リウマチであるかどうかは、問診、視診、血液検査、画像検査などを行いながら、総合的に判断します。

Q RAの数値が高くても、すぐに治療しなくてよい？

2年ほど前に、手指の関節に痛みを感じ、リウマチの検査を受けました。その結果、RAは陽性、CCPは陰性と診断されました。その後、関節の痛みはおさまりましたが、定期的な検査をすすめられていたので、今年またRA検査をしたところ、RAの数値が40台に上がっていました。医師からは様子を見ましょうといわれましたが、すぐに治療をはじめなくてもだいじょうぶでしょうか。また、抗CCP抗体検査は定期的に行ったほうがよいでしょうか。

A RAテストは、一般に、関節リウマチの患者さんの70～80

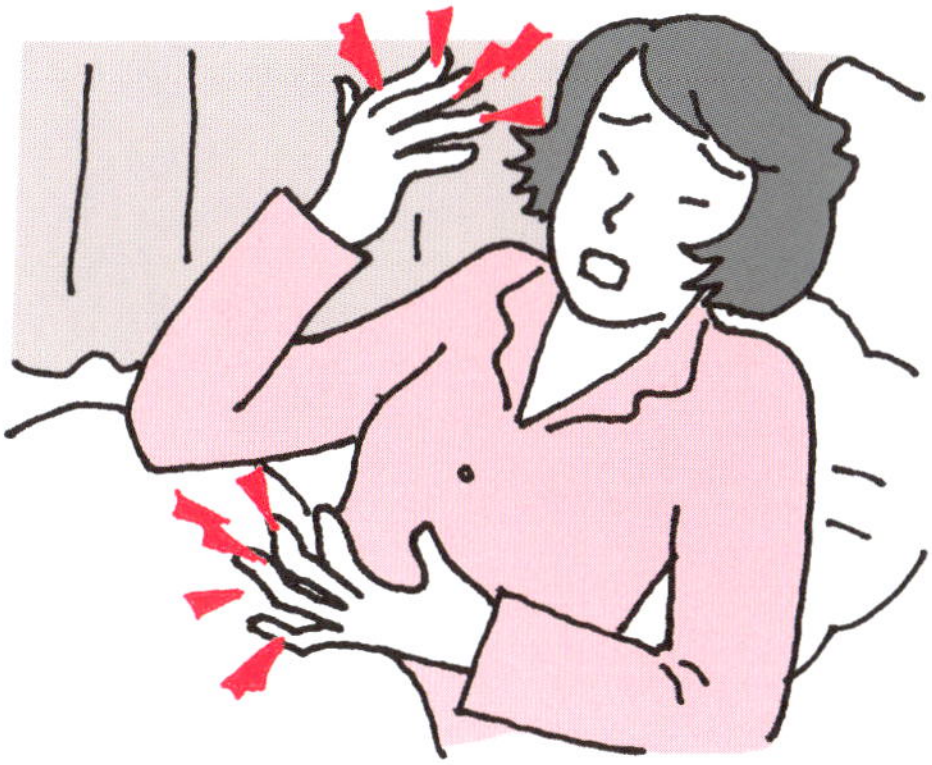

%で陽性となりますが、関節リウマチでない人でも5%以下の頻度で陽性となります。

一方、抗CCP抗体検査は、関節リウマチの患者さんの約80%で陽性、関節リウマチでない患者さんでは90%以上が陰性となります。したがって、関節リウマチかどうか診断するには、RAテストよりも抗CCP抗体検査のほうが正確で、よりすぐれている検査といえます。ただし、抗CCP抗体が陽性であるというだけでは、治療は行いません。実際には、関節のはれや痛みなどの症状が出てから、詳しい検査を受ければ十分だと思います。

また、関節の痛みもないのであれば、定期的に抗CCP抗体検査を受ける必要はありません。

Q 画像検査が異常なしでも治療をはじめたほうがいい？

手にこわばりがあり、肩も痛むので、病院へ行くと、関節リウマチと診断されました。リウマトイド因子（RF）、CRP、抗CCP抗体のいずれも陽性でした（特に抗CCP抗体の数値が高いと言われました）。炎症があると骨の破壊が進むと聞きましたが、X線検査、エコー検査が異常なしでも、メトトレキサート（商品名：リウマトレックス）を飲んだほうがよいのでしょうか。あまり薬を飲みたくないのと、自然治癒する人もいるらしいので、できればこのまま様子を見たいのですが、やはり早く治療を開始したほうがよいのでしょうか。

A 早期関節リウマチにメトトレキサートを使うべきかどうかというご質問だと思います。できれば薬は飲みたくないというお気持ちはわかりますが、もし関節リウマチだとしたら、発症後2年以内に治療を開始しないと、リウマチが不可逆的進行におちいってしまう可能性があります。

まずは、ほんとうに関節リウマチであるかどうかを確認し、さらに、進行するものかどうかをMRI、関節エコーなどを行った上で総合的に判断し、治療方針を決めるべきでしょう。
抗CCP抗体の数値が高い例は、一般的に進行が速いといわれますので、ぜひ一度、リウマチ専門医にご相談されることをおすすめします。

Q 薬を飲んでもRF値が下がらないが、このままの治療でいい？

３年前に関節リウマチを発症しました。当初の症状は手指の関節痛でした。リウマトイド因子（RF）の値が90前後で、メトトレキサートを処方されました。ところが、服用後もRF値が上がりつづけたので、メトトレキサートを増量し、さらに生物学的製剤のエタネルセプト（商品名：エンブレル）も飲みはじめました。現在、自覚症状はほとんどないのですが、このままエタネルセプトを飲みつづけてだいじょうぶでしょうか。

A リウマトイド因子（RF）値は、おおむね関節リウマチの病勢と一致しますが、一致しないこともあります。現在は、メトトレキサートとエタネルセプトの併用によって症状がおさまっているようですので、副作用がない限り、このままつづけてよいと思われます。

RF値だけを目印にすると、さらに薬を増量するなどして治療が過剰になるおそれがありますので、RF値はあまり気にしないで、むしろご自分の症状や炎症反応、画像検査などの所見を目印にして治療をつづけていけばよいと思います。

Q 間質性肺炎を合併している場合の関節リウマチの治療は？

１年前に間質性肺炎と診断され、ステロイドを服用しています。その後、関節リウマチと診断され、現在、ステロイドのほかに免疫抑制薬のタクロリムス（商品名：プログラフ）を服用しています。はじめのころは、CRP（炎症反応）、抗CCP抗体ともに高く、リウマチ反応も陽性でした。今後どうなるか心配なのですが、すぐに生物学的製剤による治療はできるでしょうか。

A 間質性肺炎は、関節リウマチの患者さんの約10～30％に見られます。間質性肺炎を合併している場合の関節リウマチの治療は、まず間質性肺炎の治療を優先します。間質性肺炎のほうが命にかかわるからです。

その場合の治療としては、副腎皮質ステロイド薬が中心となり、しばしばタクロリムス、あるいはシクロホスファミド（商品名：エンドキサン）などを併用し、生物学的製剤は使わないのが一般的です。生物学的製剤を使うと、感染症のリスクを高める可能性があり、また、間質性肺炎の症状を悪化させてしまうことがあるからです。

Q 生物学的製剤への移行のタイミングは？

関節リウマチになって5年目で、現在、48歳です。診断後、免疫抑制薬のメトトレキサートを2年ほど服用したあと、症状が安定したので減薬したところ、再び症状が悪化したため増薬し、約4カ月で以前のように安定しました。ただし、起床時に足の指先のむくみを感じるようになったので、X線検査をしたところ、足指の骨びらん（炎症による骨病変）が進んでいました。足指にむくみがあるだけで、痛みはあまりなく、日常生活には支障がないので、今後の治療法に悩みます。医師からは生物学的製剤の服用をすすめられていますが、現在はあまりつらくないので、このままメトトレキサートをつづけてもよいのではないかと思っています。医師がすすめるように生物学的製剤に切りかえたほうが、早く寛解するのでしょうか。

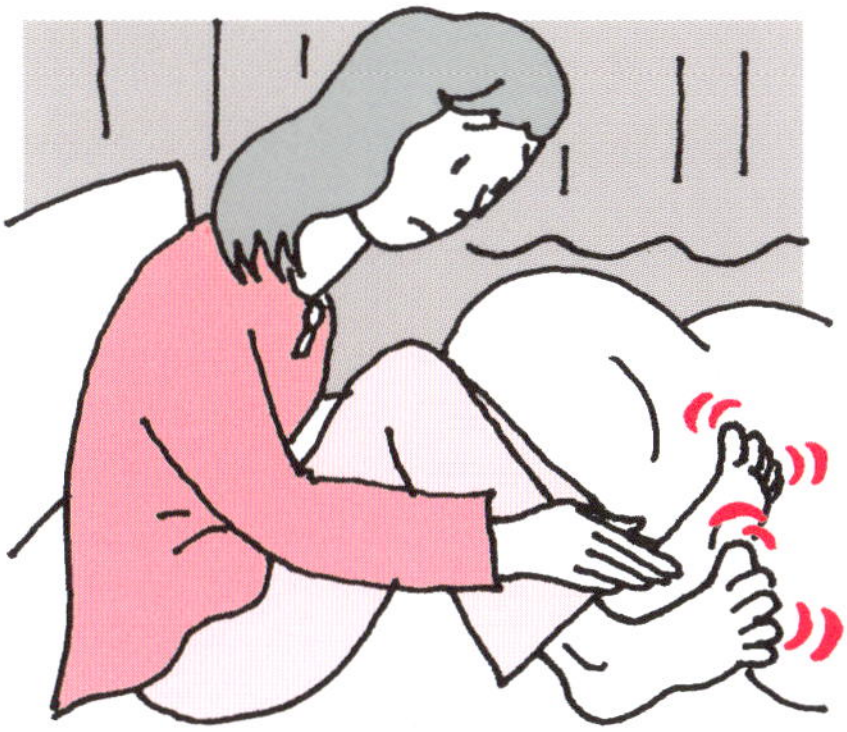

A 生物学的製剤のガイドラインには、症状や血液検査の結果だけではなく、X線検査で関節の病変の進行が確認された場合には、生物学的製剤の使用を考慮すること、とあります。

質問者の関節リウマチの状態がどのようなものかは、実際に診察してみないとわかりませんが、X線検査で骨破壊の進行が見られたとのことですので、現在も関節症状や炎症の所見があるなら、主治医の先生とよく相談された上で、そのほかの抗リウマチ薬の併用や生物学的製剤の開始を考えたほうがよいのではないかと思われます。

生物学的製剤は、関節症状を改善して寛解へ導く効果が高く、また、関節破壊を抑える作用が強いのが特徴です。

Q 寛解となったのでアダリムマブはやめてもいい？

1年ほど前に関節リウマチと診断され（RF陽性、抗CCP抗体陰性）、

メトトレキサートと生物学製剤のアダリムマブ（商品名：ヒュミラ）を処方されました。早期診断、早期治療のおかげで、ＣＲＰ（Ｃ反応性たんぱく）も陰性となりました。そこで、先生からアダリムマブをやめることをすすめられたのですが、ほんとうにやめてもだいじょうぶでしょうか。あるいは、メトトレキサートのほうをやめて、アダリムマブを残すという選択肢はあるのでしょうか。

A アダリムマブとメトトレキサートの併用で寛解となったあと、アダリムマブを中止してもよいかどうかに関してはいまも研究がつづけられており、寛解が維持できるケースが一部あることがわかっています。ただし、当然ですが、継続するほうが成績がよいことも確かです。

　したがって、経済的な問題や、感染症のリスクが高い（高齢者、肺の病気がある、糖尿病を合併している）など、患者さんごとの事情によりますが、患者さんがやめたいと希望すれば、中止することはできます。中止したことで、仮に再燃しても、再開することができます（まれに、アレルギーが出たり、再開しても効果が不十分な場合があります）。

　しかし、ご質問にある、メトトレキサートを中止してアダリムマブを残すという選択は、経済的な面と、有効性がやや落ちるという理由から、一般的ではありません。

　ただし、近年、メトトレキサートの長期連用が必ずしも安全ではないということも指摘されています（日本では、リンパ腫、ないしその前段階のリンパ増殖性疾患が多いことと、高齢になるにつれて骨髄障害などの副作用が出やすいことなど）。したがって、寛解後にアダリムマブ単独で治療をするという選択も、状況によってはありえます。

　いずれにしても、有効性の維持、長期の安全性、経済的な側面などを考慮して、個別に判断していくことになると思います。

Q 最初に生物学的製剤からはじめてだいじょうぶ？

37歳の娘が関節リウマチと診断されました。ただし、関節のはれや痛みはあまりなく、日常生活に特別の支障をきたす状態ではありません。医師は、炎症反応（ＣＲＰ）が陽性で、抗ＣＣＰ抗体の数値も高いので、積極的な治療をはじめたいとのことで、生物学的製剤のセルトリズマブペゴル（商品名：シムジア）から開始することになりました。リウマチの治療では、メトトレキサートの服用が第1段階での標準治療だと聞きましたが、娘の場合のように、いきなり生物学的製剤からはじめてもよ

いものなのでしょうか。

A 抗CCP抗体とCRPがともに陽性ということであれば、たぶん関節リウマチという診断はまちがいないと思われます。抗CCP抗体の数値が高い患者さんは、将来、関節破壊が進みやすいといわれています。したがって、メトトレキサート単独より、はじめからメトトレキサート+生物学的製剤で治療するほうが成績がよいのは確かです。

しかし、これはすべてのケースにあてはまるわけではなく、個人差があります。娘さんは、現在は関節症状も軽微で、日常生活にあまり支障もないとのことですので、ふつうはメトトレキサート単独からはじめるのが一般的です。

患者さんから、早く確実によくなりたいので生物学的製剤を使ってほしいという希望があれば別ですが、経済的にも大きな負担となりますので、娘さんの場合は、まずメトトレキサートで治療を開始しても、十分に満足な治療ができる可能性は高いと思われます。

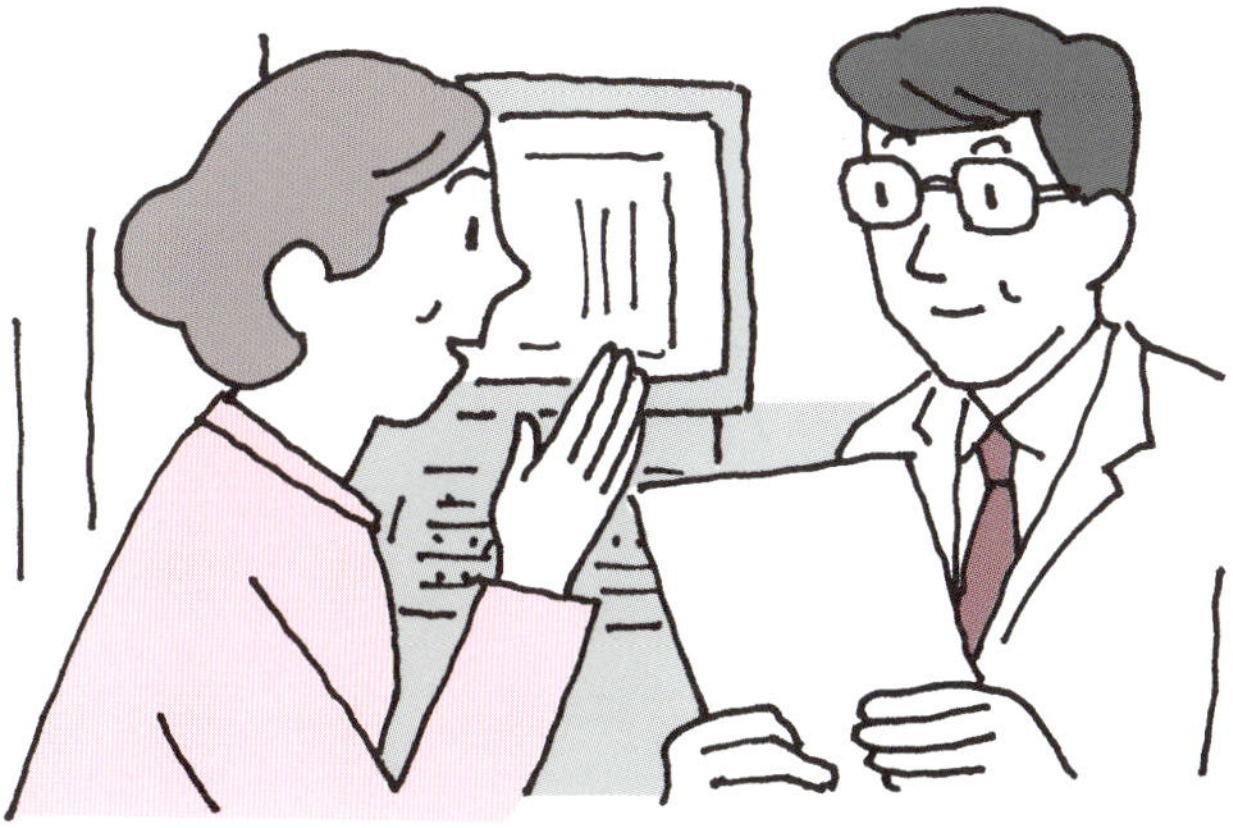

Q レミケード投薬中止のメリットとデメリットは？

現在、70歳です。30代前半で関節リウマチを発症しましたが、コントロール不良で、両膝人工関節置換術を受けました。50代後半から12～13年にわたり、生物学的製剤のインフリキシマブ（商品名：レミケード）を服用し、現在は寛解状態です。最近、医師からレミケードの投薬中止を打診され、不安を感じています。レミケード中止のメリット、デメリット、そして、もし中止して症状が悪化した場合の対処法（レミケードを再開できるのか、あるいは他剤を使うのかなど）を教えてください。

A レミケードは、ほかの抗リウマチ薬より寛解率が非常に高い薬で、症状が比較的重い患者さんの標準的治療となっています。また、症状が改善したあとで中止しても、寛解状態が維持できる場合が少なくありません。ですから、医師が中止しましょうと言ったのは、寛解の維持がかなり期待できるからではないかと思われます。

中止したあとの経過については、関節リウマチの再燃がまったくなかった例から再燃した例まで、さまざまでです。

中止によるメリットは、副作用の心配がなくなることと、経済的負担がなくなることなどです。

ご心配のような、中止後に急に症状が悪化するようなこと（リバウンド）はまずありません。仮に悪化しても、再び治療をはじめることで、同じような効果が期待できます。もし、レミケードで効果が見られなかったり、副作用が出た場合でも、ほかの生物学的製剤で対応することができますので、あまり心配する必要はないと思います。

Q 生物学的製剤を長く使っていると効かなくなる？

関節リウマチと診断されましたが、短期間で症状が急激に進んでしまいました。医師から生物学的製剤をすすめられましたが、どんなに効く薬でも、長く使っていると効かなくなってしまうのではないかと心配です。生物学的製剤の場合はどうなのでしょうか。

A 短期間で急激に進行しているということは、関節リウマチの活動性（病気の勢い）がとても高い状態だと思われます。これは、生物学的製剤がもっともよい適応となる状態です。

確かに、生物学的製剤も、長期間使用すれば、効果が徐々に低下する場合があります。特に、インフリキシマブ（商品名：レミケード）では、その頻度が高いとされています。しかし、いまは、将来のことを心配するより、まずは現在の活動性を低下させることが最優先です。

仮に、薬の効果が低下しても、ほかにもよい薬はたくさんあります。新薬も開発中ですし、将来、治療薬がなくなってしまうことはないと思います。それよりも、いましっかりと治療しておかないと、関節の破壊や変形が進行して、身体機能の障害が残り、元に戻れない状態になってしまいます。

できるだけ早く、生物学的製剤の使用を含めた積極的な治療を受けられることをおすすめします。

Q 寛解しても再燃することはある？

10年ほど前に足首がはれ、関節リウマチと診断されました。幸い、治療が成功して、寛解となりました。

しかし、2週間くらい前から、今度は左ひざがはれ、炎症反応も高くなり、抗生物質の点滴をしても数値が下がりません。痛みも微熱もあるのですが、寛解となっても、関節リウマチの症状がまた悪化するということはあるのでしょうか。

A

はれや痛みなど、関節リウマチの症状がほとんどない状態を寛解と呼びます（寛解と完治は異なります）。関節リウマチの治療の目標は、寛解を達成して、それを維持していくことだとされています。

しかし、中には、いままで効いていた薬の効果が弱くなったり、また、関節リウマチの症状自体が再び強くなったりして（再燃）、寛解が維持できないケースもあります。質問者の現在の左ひざ関節のはれが関節リウマチのためなのかどうかは、詳しく検査をしてみないとわかりませんが、一般的には、関節リウマチが寛解していても、再び症状が悪化するというのは、しばしば見られる経過です。

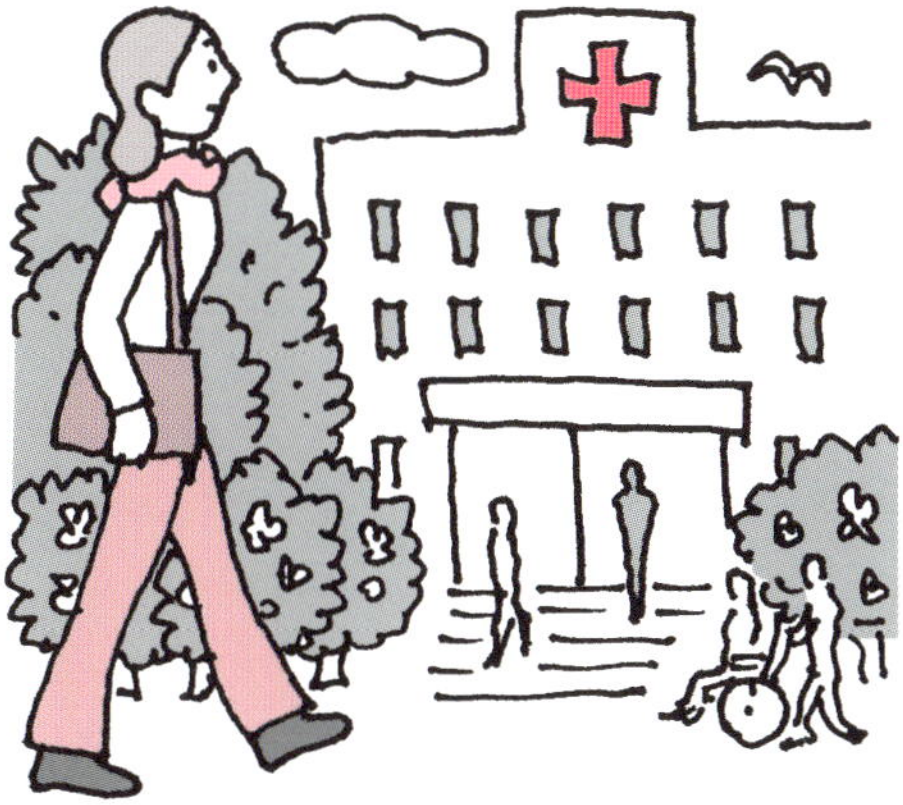

Q 関節リウマチは遺伝する？

母親が関節リウマチで、10年間の闘病の末に亡くなりました。母の症状はひどいもので、手指の関節は、いわゆる「スワン・ネック」状に曲がり、最後の2年間は寝たきりでした。私はまだ関節リウマチではありませんが、関節リウマチは遺伝することもあると聞き、いずれは私も母のようになるのではないかととても不安です。

A

関節リウマチは、なりやすい体質や素因を受け継ぐことがありますが、いわゆる遺伝性の病気ではありません。関節リウマチの患者さんで、親族内に関節リウマチの患者さんがいるのは１％程度とされています。

また、仮に関節リウマチを発症しても、早期であれば、いまはよい抗リウマチ薬がありますので、ひどい症状になることはまずありません。あまり心配しないようにしましょう。

（参考：日本リウマチ財団編『リウマチ患者さんのQ&A 第2版』、社会保険研究所、２０１７年 ほか）

な行

は行

ま行

や行

ら行

患者のための最新医学　リウマチ　改訂版　●索引●

あ行

か行

さ行

た行

監修者

竹内勤　たけうち つとむ

慶應義塾大学医学部リウマチ・膠原病内科教授。1955年生まれ。80年、慶應義塾大学医学部卒。同大学病院内科助手を経て、85年より約2年間、米国ハーバード大学ダナ・ファーバー研究所留学。帰国後は、埼玉医科大学副学長、同大学総合医療センターリウマチ・膠原病内科教授を経て、2009年、慶應義塾大学医学部リウマチ内科教授。13年、慶應義塾大学病院病院長。17年8月、慶應義塾常任理事。膠原病・リウマチの専門医として治療にあたるかたわら、厚生労働省の研究班に属するなど、研究・広報活動にも力を注ぐ。

〈編著書〉

『膠原病・リウマチは治る』(文春新書)、『関節リウマチ治療　実践バイブル』『リウマチ・膠原病診療ゴールデンハンドブック』(ともに南江堂)ほか

患者のための最新医学

リウマチ　改訂版

監修者　竹内　勤

発行者　高橋秀雄

発行所　**株式会社 高橋書店**

〒170-6014 東京都豊島区東池袋3-1-1 サンシャイン60 14階

電話　03-5957-7103

ISBN978-4-471-40831-2　©KAIRINSHA　Printed in Japan

本書の内容についてのご質問は「書名、質問事項(ページ、内容)、お客様のご連絡先」を明記のうえ、郵送、FAX、ホームページお問い合わせフォームから小社へお送りください。
回答にはお時間をいただく場合がございます。また、電話によるお問い合わせ、本書の内容を超えたご質問にはお答えできませんので、ご了承ください。本書に関する正誤等の情報は、小社ホームページもご参照ください。

【内容についての問い合わせ先】

書　面　〒170-6014 東京都豊島区東池袋3-1-1 サンシャイン60 14階　高橋書店編集部

ＦＡＸ　03-5957-7079

メール　小社ホームページお問い合わせフォームから　(https://www.takahashishoten.co.jp/)

【不良品についての問い合わせ先】

ページの順序間違い・抜けなど物理的欠陥がございましたら、電話03-5957-7076へお問い合わせください。
ただし、古書店等で購入・入手された商品の交換には一切応じられません。